护理专业学生综合实践能力培养系列教程

基础护理学
综合实践能力训练教程

JICHU HULIXUE
ZONGHE SHIJIAN NENGLI XUNLIAN JIAOCHENG

主编　徐海莉

郑州大学出版社
郑州

图书在版编目(CIP)数据

基础护理学综合实践能力训练教程/徐海莉主编. —郑州:郑州大学出版社,2020.5

护理专业学生综合实践能力培养系列教程

ISBN 978-7-5645-6527-5

Ⅰ.①基… Ⅱ.①徐… Ⅲ.①护理学-高等学校-教材 Ⅳ.①R47

中国版本图书馆 CIP 数据核字(2020)第 038950 号

郑州大学出版社出版发行
郑州市大学路 40 号　　邮政编码:450052
出版人:孙保营　　发行部电话:0371-66966070
全国新华书店经销
新乡市豫北印务有限公司印制
开本:787 mm×1 092 mm　1/16
印张:28.5
字数:695 千字
版次:2020 年 5 月第 1 版　　印次:2020 年 5 月第 1 次印刷

书号:ISBN 978-7-5645-6527-5　　定价:129.00 元

编审委员会名单

陈长英 郑州大学护理与健康学院

王丙申 郑州大学护理与健康学院

刘延锦 郑州大学第一附属医院

张红梅 河南省人民医院

张　艳 郑州大学护理与健康学院

编委名单

主　编　徐海莉

副主编　黄彩辉　孙莉莉　陈　静

编　委　（以姓氏笔画为序）

王　琼　郑州大学第一附属医院
王俊霞　郑州大学第一附属医院
王海播　河南省人民医院
付明倜　郑州大学第一附属医院
孙莉莉　郑州大学第一附属医院
杨滢瑞　河南省人民医院
吴玉鑫　郑州市第七人民医院
陈　静　郑州大学护理与健康学院
郑美琼　河南省人民医院
胡晓静　郑州大学第一附属医院
徐宏蕊　郑州大学第一附属医院
徐海莉　郑州大学第一附属医院
黄　静　河南省人民医院
黄彩辉　郑州大学第一附属医院
韩郁壬　郑州大学第一附属医院
程秋泓　河南省人民医院

编写说明

为深入贯彻新时代高等教育“以本为本”、推进“四个回归”的政策精神，全面振兴护理本科教育，落实郑州大学“加强通识、夯实基础、强化实践、激励创新”的本科人才培养途径，在郑州大学出版社苗萱主任的倡议、鼓励和有力推进下，郑州大学护理与健康学院结合近年护理学专业教育发展的特点，针对“本科临床实践能力相对薄弱、临床思维训练不足”的问题，组织郑州大学护理学科中的骨干人才参与编写“护理专业学生综合实践能力培养系列教程”丛书，拟全方位改革实验实践教学体系，尽快提升护理专业学生、新入职护士的护理临床综合实践能力。

该丛书的编写得到郑州大学护理与健康学院、郑州大学第一附属医院、第二附属医院、第三附属医院、第五附属医院、郑州大学附属人民医院（河南省人民医院）、附属中心医院护理部领导及部分专科护士长们的大力支持，各位编委们认真讨论操作细节、案例编制，精心设计操作图片，为丛书出版付出大量心血。该丛书是郑州大学护理学科临床与教学团队的智慧结晶，也是信息技术与实验教学融合渗透发展的体现。经过多轮讨论，将临床最新护理技术操作流程编写到丛书中，并附上了评分标准。

本丛书最大的特色在于：设置案例引导学生建立临床科研思维模式，并依据教育部《护理专业教学质量标准》的要求，增加了护理研究综合实验设计内容，引导学生进阶式开展科研实践见习、实习反思。此外，依据前期对学生的实验实践教学现状调查及征求学生意见，将在校实训与校外实习、见习内容衔接，体现护理技术操作、临床思维训练“一本通”特点。因此，本丛书也可供在校生、在岗护理人员参考。

鉴于丛书编写时间短，参编人员精力有限，可能在具体编写过程中还有部分细节有纰漏，欢迎广大读者积极提出宝贵的修改建议，编委会全体成员将衷心感谢读者的关注，并愿意修订丛书，为促进郑州大学“双一流”高校建设做出应有贡献。

编委会

2019 年 8 月 28 日

前言

为进一步提升学生的综合实践能力，促进护理专业实训教学改革，郑州大学护理与健康学院组织省内多家临床教学医院编写“护理专业学生综合实践能力培养系列教程”。该教程第一批共11个分册，以岗位胜任力为导向、以案例教学为切入点，体现最新教学理念，着重培养学生的临床应用能力。教材内容反映了最新的教学和临床要求，紧密联系教学、护士执业资格考试、专科护士培训大纲的要求，整合和优化课程体系和内容，贴近护理岗位的实际需要，旨在培养实践型护理人才。

本书共分15个模块，包含59项常用的基础护理操作。内容涉及无菌技术、饮食与给药技术、静脉输液与输血技术等。结合临床案例对各项操作的学习目标、实验目的、操作步骤、操作流程、注意事项等方面进行了详细的介绍，并制订了贴近临床操作的评分标准。以科学性、权威性、指导性、可操作性为宗旨，并把优质护理服务理念和责任制整体护理的服务模式贯穿其中，注重患者身份核查、隐私保护及健康教育等，使学生的临床护理技术操作科学化、规范化、标准化，护理人员的行为有章可循、有据可依。

本书由优秀的护理学实验教师和临床经验丰富的护理专家团队倾力合作编写而成，在编写过程中得到了省内多家临床教学医院的大力支持与帮助，在此对他们表示诚挚的感谢！

护理学是一门不断发展的学科，尽管我们在本书编写过程中付出了辛勤的汗水，多次修改和审校，但由于编者水平有限，书中难免有疏漏和不妥之处，敬请广大护理同仁不吝赐教，以便我们在今后的修订中不断完善。

编者

2019年4月

目录

模块一　卫生洗手法

项目一 洗手

【实验学时】

2 学时。

【实验类型】

技能型实验。

【学习目标】

1. 能说出洗手的指征。
2. 能熟练、正确应用七步洗手法。
3. 能列出洗手的注意事项及操作要点。

【实验目的】

1. 保持手部清洁,无致病微生物。
2. 避免交叉感染。

【临床案例】

患者王某某,女,42 岁。主诉:右下腹疼痛 1 d。诊断:急性阑尾炎。查体:患者右下腹压痛、反跳痛。体温 38.5 ℃,脉搏 92 次/min,呼吸 23 次/min,血压 125/85 mmHg(1 mmHg≈0.133 kPa)。医嘱:左氧氟沙星 100 mg,静脉滴注。护士行静脉输液前洗手。

【实验准备】

1. 护士准备:衣帽整洁,修剪指甲,取下手表、饰物,卷袖过肘。
2. 用物准备:流动水洗手设施、清洁剂、擦手纸(或感应式干手设施)、生活垃圾桶。

【操作步骤】

一、操作前评估

1. 评估洗手的指征。
2. 评估护士仪容、仪表是否符合规范。
3. 评估操作环境是否符合要求。

二、操作过程

1. 用肘部或其他适宜方法打开水源，调节水流和水温。

2. 在流动水下充分湿润双手，关闭水源，取适量无菌洗手液涂抹双手。

3. 洗掌心：两手掌心相对，手指并拢，相互揉搓。

4. 洗手背和指缝：将手心对手背，沿指缝方向相互揉搓，两手交替进行。

5. 洗掌侧指缝：掌心相对，两手交叉，沿指缝方向相互揉搓。

6. 洗指背：将一手各手指关节弯曲，呈半握拳状，将指背放在另一手掌心旋转、揉搓，两手交替进行。

洗手

7. 洗拇指：用一手握住另一手大拇指旋转、揉搓，两手交替进行。

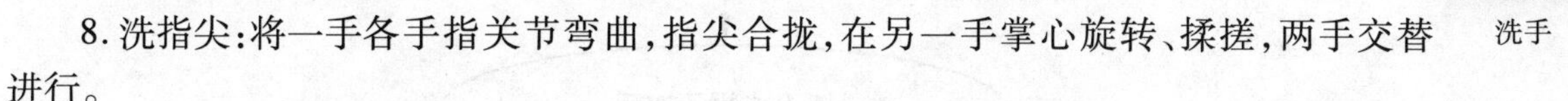

8. 洗指尖：将一手各手指关节弯曲，指尖合拢，在另一手掌心旋转、揉搓，两手交替进行。

9. 洗手腕：一手以螺旋式揉搓另一手腕部，两手交替进行，揉搓范围至腕上 10 cm。

10. 用流动水彻底冲净双手各部位。

11. 用肘部或其他适宜方法关闭水源。

12. 用一次性纸巾擦干或干手机烘干双手。

13. 将擦手纸扔入生活垃圾桶。

【操作流程图】

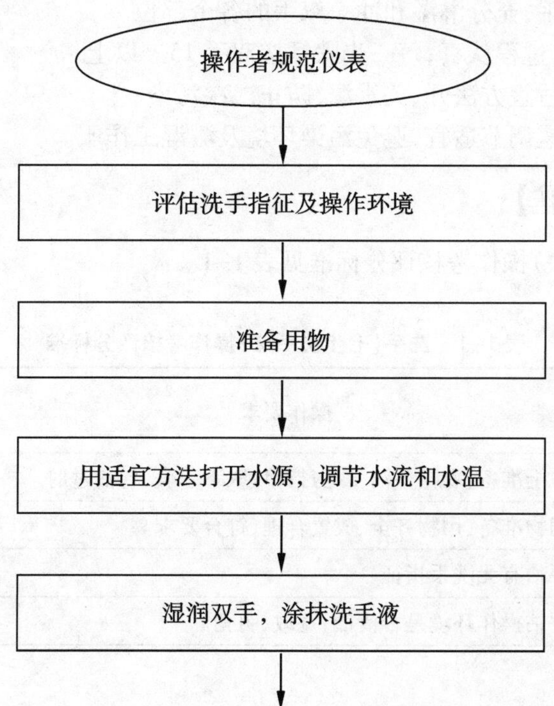

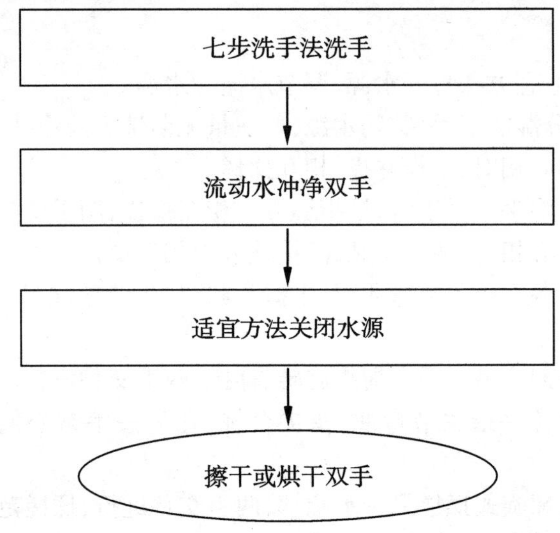

【注意事项】

1. 洗手的指征：无菌操作前、接触患者前、接触患者后、接触患者血液或体液后、接触患者周围物品后。

2. 操作者手部不能戴戒指、手镯、美甲等饰物，保持指甲及其周围组织清洁。

3. 在流动水下洗手，充分淋湿和冲净双手的各个部位。

4. 洗手方法正确，过程认真，每一步骤揉搓双手 15 s 以上。

5. 用肘部或其他适宜方法开、关水源，防止二次污染。

6. 水的温度及流速调节适宜，避免污染环境及溅湿工作服。

【操作评分标准】

洗手（七步洗手法）操作考核评分标准见表 1-1。

表 1-1　洗手（七步洗手法）操作考核评分标准

项目	操作要求	分值	考试评分	备注
操作前准备（5 分）	护士准备：衣帽整洁，修剪指甲，取下手表，卷袖过肘	2		
	用物准备：用物齐全、放置合理、符合要求	3		
评估（5 分）	评估有无洗手指征	3		
	评估操作环境是否清洁、宽敞、明亮	2		

续表 1–1

项目	操作要求	分值	考试评分	备注
操作要点（70分）	用肘部或适宜方法打开水源，调节水流和水温	6		
	湿润双手，关闭水源，取适量洗手液涂抹双手	6		
	洗掌心：掌心相对，手指并拢，相互揉搓	6		
	洗手背和指缝：将手心对手背，沿指缝方向相互揉搓，两手交替进行	6		
	洗掌侧指缝：掌心相对，两手交叉，沿指缝方向相互揉搓	6		
	洗指背：弯曲一手各手指关节，呈半握拳状，将指背放在另一手掌心旋转、揉搓，两手交替进行	6		
	洗拇指：用一手握住另一手大拇指旋转、揉搓，两手交替进行	6		
	洗指尖：弯曲一手各手指关节，指尖合拢，在另一手掌心旋转、揉搓，两手交替进行	6		
	洗手腕：一手以螺旋式揉搓另一手腕部，两手交替进行，揉搓范围至腕上 10 cm	6		
	用流动水冲净两手各个部位	6		
	用肘部或其他适宜方法关闭水源	5		
	用一次性纸巾擦干（或干手机烘干）双手	5		
操作后终末处置（5分）	将擦手纸扔入生活垃圾桶	5		
操作后评价（15分）	动作熟练、规范，符合操作原则	3		
	洗手范围符合要求	3		
	洗手时间符合要求	3		
	开关水源方法正确	2		
	使用后物品处理规范	2		
	周围环境及工作服未被溅湿	2		
总分		100		

【选择题】

1. 七步洗手法的洗手顺序是　　（　　）

A. 手心→手背和指缝→掌侧指缝→拇指→指背→指尖→手腕

B. 手心→掌侧指缝→手背和指缝→指背→拇指→指尖→手腕
C. 手心→手背和指缝→指背→掌侧指缝→拇指→指尖→手腕
D. 手心→手背和指缝→掌侧指缝→指背→拇指→指尖→手腕
E. 手心→手背和指缝→掌侧指缝→拇指→指尖→指背→手腕

2. 以下关于洗手的说法,正确的是 （　　）
A. 指甲稍长时可延长洗手时间　B. 接触患者后要立即洗手
C. 手上带有戒指时可延长洗手时间　D. 每一步骤的洗手时间为 20 s
E. 一个手指接触患者时可只洗此手指

3. 洗手腕时需洗至腕上 （　　）
A. 8 cm　B. 10 cm
C. 12 cm　D. 15 cm
E. 20 cm

4. 洗手时打开水源的方法不正确的是 （　　）
A. 可用手背打开水源　B. 可用肘部打开水源
C. 可用感应的方法打开水源　D. 可用脚踏的方式打开水源
E. 特殊情况下可用干手纸垫手打开水源

5. 以下洗手的注意事项不正确的是 （　　）
A. 用肘部或其他适宜方法打开水源　B. 操作者手部不能佩戴任何饰物
C. 应事先修剪指甲　D. 水流尽可能大
E. 充分揉搓和冲净双手的各个部位

【选择题答案】

1. D　2. B　3. B　4. A　5. D

【评判性思考】

1. 哪些情况下需要洗手?
2. 如何确保洗手的效果?

项目二 卫生手消毒

【实验学时】

2 学时。

【实验类型】

技能型实验。

【学习目标】

1. 能说出卫生手消毒指征。
2. 能熟练、正确应用七步洗手法。
3. 能列出卫生手消毒的注意事项及操作要点。

【实验目的】

1. 保持手部清洁,清除致病微生物。
2. 避免交叉感染。

【临床案例】

患者李某某,男,42 岁。主诉:腹部疼痛 1 d,呕血 1 h。诊断:肝硬化并上消化道出血。患者既往有乙肝病史 10 余年。医嘱:立即进行肝功能、血常规检查。护士给患者静脉采血后消毒双手。

【实验准备】

1. 护士准备:衣帽整洁,修剪指甲,洗手,戴口罩。
2. 用物准备:流动水洗手设施、清洁剂、擦手纸或感应式干手设施、生活垃圾桶、手消毒液。
3. 环境准备:操作环境清洁、宽敞、明亮。

【操作步骤】

一、操作前评估

1. 评估卫生手消毒的指征。
2. 评估操作环境是否符合要求。

二、操作过程

1. 按洗手步骤洗手并保持手的干燥。

2. 用手背按压取适量速干型手消毒液于另一手掌心，均匀涂抹至整个手掌、手背、手指和指缝，必要时增加至手腕及腕上 10 cm。

3. 洗掌心：两手掌心相对，手指并拢，相互揉搓。

4. 洗手背和指缝：将手心对手背，沿指缝方向相互揉搓，两手交替进行。

5. 洗掌侧指缝：掌心相对，两手交叉，沿指缝方向相互揉搓。

卫生手消毒

6. 洗指背：将一手各手指关节弯曲，呈半握拳状，将指背放在另一手掌心旋转、揉搓，两手交替进行。

7. 洗拇指：用一手握住另一手大拇指旋转、揉搓，两手交替进行。

8. 洗指尖：将一手各手指关节弯曲，指尖合拢，在另一手掌心旋转、揉搓，两手交替进行。

9. 洗手腕：一手以螺旋式揉搓另一手腕部，两手交替进行，揉搓范围至腕上 10 cm。

10. 按照揉搓洗手的步骤揉搓双手，保证消毒剂完全覆盖手部皮肤，揉搓时间至少 15 s，直至手部干燥。

【操作流程图】

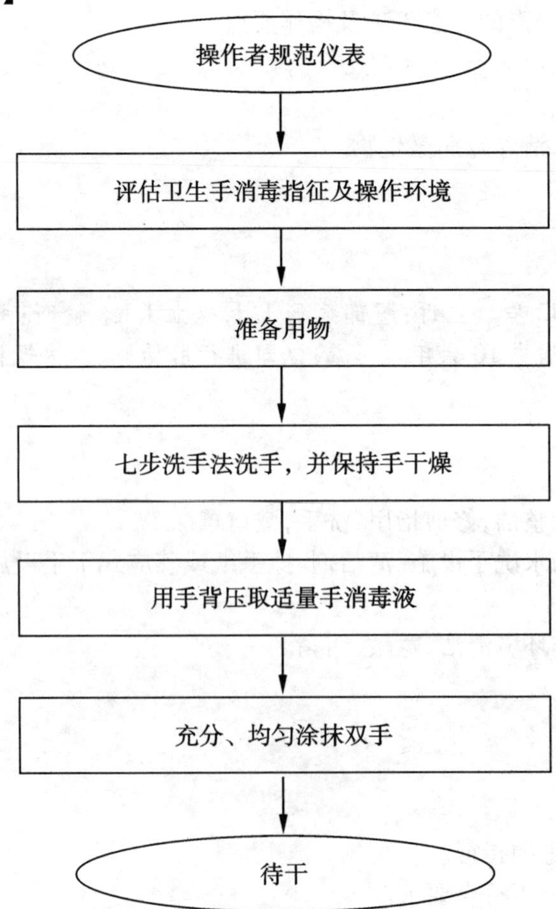

【注意事项】

1. 卫生手消毒前先洗手并保持手部干燥。

2. 操作者手部不能佩戴戒指、手镯、美甲等饰物，保持指甲及其周围组织清洁。

3. 不具备流动水洗手条件，且操作者手部无肉眼可见污染时，可使用卫生手消毒。但是卫生手消毒不能完全替代洗手。

4. 手消毒剂揉搓双手方法正确，过程认真，每一步骤揉搓双手 15 s 以上。

5. 用手背压取手消毒液，防止二次污染。

6. 下列情况下应先洗手，然后进行手卫生消毒

(1) 接触患者的血液、体液和分泌物后。

(2) 接触被传染性致病微生物污染的物品后。

(3) 直接为传染病患者进行检查、治疗、护理后。

(4) 处理传染病患者污物后。

【操作评分标准】

卫生手消毒操作考核评分标准见表 1-2。

表 1-2　卫生手消毒操作考核评分标准

项目	操作要求	分值	考试评分	备注
操作前准备 （10 分）	护士准备：衣帽整洁，修剪指甲，取下手表，卷袖过肘	6		
	用物准备：用物齐全、放置合理、符合要求	4		
评估 （10 分）	评估有无卫生手消毒指征	5		
	评估操作环境是否清洁、宽敞、明亮	5		
操作要点 （70 分）	用手背按压取适量速干型手消毒液于另一手掌心，均匀涂抹至整个手掌、手背、手指和指缝，必要时增加至手腕及腕上 10 cm	4		
	洗掌心：掌心相对，手指并拢，相互揉搓	9		
	洗手背和指缝：将手心对手背，沿指缝方向相互揉搓，两手交替进行	9		
	洗掌侧指缝：掌心相对，两手交叉，沿指缝方向相互揉搓	9		
	洗指背：弯曲一手各手指关节，呈半握拳状，将指背放在另一手掌心旋转、揉搓，两手交替进行	9		
	洗拇指：用一手握住另一手大拇指旋转、揉搓，两手交替进行	9		

续表 1-2

项目	操作要求	分值	考试评分	备注
操作要点（70 分）	洗指尖：弯曲一手各手指关节，将指尖合拢，在另一手掌心旋转、揉搓，两手交替进行	9		
	洗手腕：一手以螺旋式揉搓另一手腕部，两手交替进行，揉搓范围至腕上 10 cm	9		
	充分待干	3		
操作后评价（10 分）	动作熟练、规范，符合操作原则	4		
	洗手的范围符合要求	3		
	洗手的时间符合要求	3		
总分		100		

【选择题】

1. 以下对洗手与卫生手消毒的说法不正确的是 （　　）
   A. 每一步骤的洗手时间要超过 15 s
   B. 手部有肉眼可见的污染时要用流动水洗手
   C. 手部无肉眼可见污染时可用卫生手消毒
   D. 洗手时手部不可戴任何饰物
   E. 洗手与卫生手消毒可完全相互替代
2. 以下不是洗手指征的是 （　　）
   A. 无菌操作前　　B. 接触患者后
   C. 进入患者病房前　　D. 接触患者血液、体液后
   E. 接触患者前
3. 以下速干型手消毒液的取用方法不正确的是 （　　）
   A. 用手背压取　　B. 用指尖压取
   C. 用感应的方式接取　　D. 用脚踏的方式压取
   E. 特殊情况下请别人帮忙压取
4. 洗手前的准备工作包括 （　　）
   A. 修剪指甲　　B. 去掉手部戒指
   C. 去掉手表　　D. 卷袖过肘
   E. 以上全是
5. 关于卫生手消毒的说法正确的是 （　　）
   A. 速干型手消毒液要涂抹尽可能多
   B. 手消毒液可随便涂抹双手

C. 用手消毒液洗手后要尽可能长时间保持手部湿润,才能避免交叉感染

D. 揉搓时间长是关键

E. 七步洗手法要规范

【选择题答案】

1. E　2. C　3. B　4. E　5. E

【评判性思考】

1. 什么情况下必须进行卫生手消毒?

2. 洗手、卫生手消毒和外科手消毒的区别是什么?

模块二　铺床法

项目一 铺备用床法

【实验学时】

2 学时。

【实验类型】

技能型实验。

【学习目标】

1. 能正确说出床单位的基本构成。
2. 熟练掌握备用床的正确铺法。

【实验目的】

保持病室整洁,准备接收新患者。

【临床案例】

患者王某某,男,20 岁。主诉:右下腹疼痛 2 d。诊断:慢性阑尾炎。医嘱:住院治疗。青霉素 480 万 U+0.9% 氯化钠注射液 250 mL,静脉滴注。

【实验准备】

1. 护士准备:衣帽整洁,修剪指甲,洗手,戴口罩。
2. 用物准备(以被套法为例):治疗车、床、床垫、床褥、大单、被套、棉胎、枕套、枕芯。
3. 环境准备:病室内无患者进行治疗或进餐,酌情开窗通风。

【操作步骤】

一、操作前评估

1. 病室内无患者进行治疗或进餐。
2. 床单位及床旁设施性能完好。

二、操作过程

1. 洗手,戴口罩。
2. 按照铺床先后顺序备齐用物,携至床旁,移开床旁桌椅至合适位置,用物置于椅上。

3. 检查床垫或酌情翻转床垫，避免床垫局部长期受压变形。

4. 铺床褥：将床褥齐床头平铺在床垫上。

5. 铺大单

（1）取大单放于床褥上，中缝与床中线对齐，分别展开。

（2）铺近侧床头：一手托起床头的床垫，另一手伸过中线将大单折入床垫下，在距床头 30 cm 处，向上提起大单边缘，使其同床边垂直，呈一等边三角形，以床沿为界，将三角形分为两半，先将下半三角平整地塞于床垫下，再将上半三角翻下塞于床垫下。

（3）至床尾，拉紧大单，同法铺好床角。

（4）两手拉紧大单中部塞于床垫下。

（5）转至对侧，同法铺好对侧大单。

6. 套被套

铺备用床

（1）将被套正面向外，中线和床中线对齐，平铺于床上，被套上端距离床头 15 cm。

（2）将被套尾部开口端上层拉开至 1/3 处。

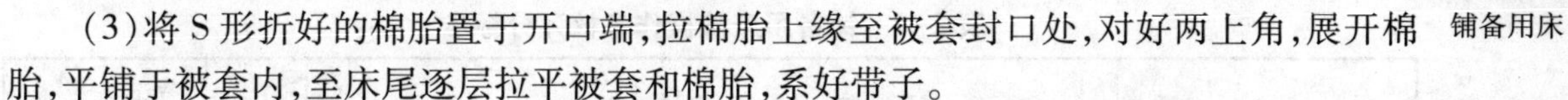

（3）将 S 形折好的棉胎置于开口端，拉棉胎上缘至被套封口处，对好两上角，展开棉胎，平铺于被套内，至床尾逐层拉平被套和棉胎，系好带子。

（4）盖被上端与床头平齐，两侧向内折叠与床沿平齐成被筒，尾端塞于床垫下。

7. 套枕套

（1）将枕套套在枕芯上，四角充实，系带。

（2）枕套开口端背门放置于床头。

8. 移回床旁桌椅。

9. 清理用物，洗手。

【操作流程图】

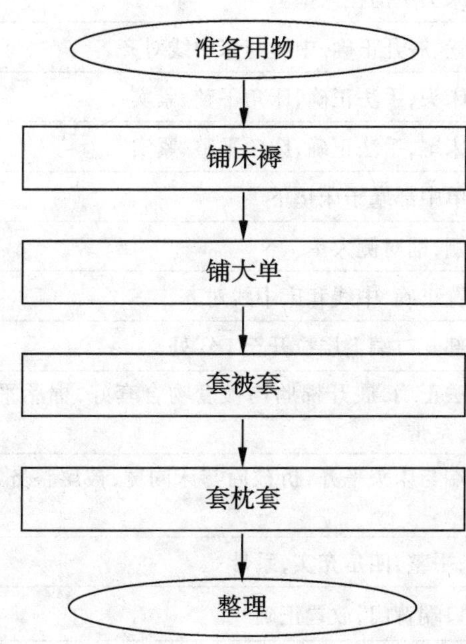

【注意事项】

1. 操作中尽量不扬灰尘,避免微生物的传播。

2. 患者进食或做诊疗时暂停铺床。

3. 操作中注意节力,保持较大支撑面,两脚分开,双腿屈膝,身体靠近床边,上身直立,确保身体平衡及正确运用人体力学原理。

4. 避免过多无用动作,减少走动次数。

5. 操作应轻稳、连续。

6. 大单、被套、枕套要平、整、紧、美。

【操作评分标准】

铺备用床法操作考核评分标准见表 2-1。

表 2-1 铺备用床法操作考核评分标准

项目	操作要求	分值	考试评分	备注
操作前准备（5 分）	护士准备:着装整洁,修剪指甲,洗手,戴口罩	2		
	用物准备:用物齐全、放置合理	3		
评估（5 分）	病室内无患者进行治疗或进餐	2		
	床单位及床旁设施性能完好	3		
操作要点（70 分）	携用物至床旁,移开床旁桌椅,用物置于椅上,检查床垫或根据需要翻转床垫	5		
	床褥齐床头平铺在床垫上	3		
	大单放置、展开正确,中缝与床中线对齐	6		
	铺近侧床头,手法正确,床角平整、紧实	6		
	铺近侧床尾,手法正确,床角平整、紧实	6		
	拉紧大单中部塞于床垫下	3		
	转至对侧,铺对侧大单	15		
	被套放置正确,中线和床中线对齐	5		
	被套尾部开口端上层拉开至 1/3 处	2		
	棉胎折法正确,展开棉胎与被套吻合套好,棉胎平铺于被套内,系带	8		
	盖被上端与床头平齐,折被筒与床同宽,被尾整齐,塞于床垫下	5		
	套枕套,平整,四角充实,系带	3		
	枕套开口端背门,放置正确	3		

续表 2-1

项目	操作要求	分值	考试评分	备注
操作后终末处置（5分）	移回床旁桌椅	3		
	清理用物，洗手规范	2		
操作后评价（15分）	操作熟练、规范，动作流畅、协调	5		
	床单位平整、紧实	4		
	注意人体力学原理的应用	3		
	操作时间符合要求	3		
总分		100		

【选择题】

1. 铺床法移开床旁桌的距离是 （　　）
   A. 10 cm　　B. 15 cm
   C. 20 cm　　D. 25 cm
   E. 30 cm
2. 以下关于铺床注意事项的描述不正确的是 （　　）
   A. 护士应注意遵守节力原则　　B. 避免在患者吃饭或治疗时进行
   C. 床单中缝要与床中线对齐　　D. 大单四角应平整、紧扎
   E. 枕头开口端应与门的方向保持一致
3. 为准备接收新患者，护士应铺什么床 （　　）
   A. 备用床　　B. 暂空床
   C. 麻醉床　　D. 治疗床
   E. 休息床

【选择题答案】

1. C　2. E　3. A

【评判性思考】

铺备用床时，如何遵循节力的原则？

项目二 铺暂空床法

【实验学时】

2 学时。

【实验类型】

技能型实验。

【学习目标】

1. 能正确说出暂空床的使用目的。
2. 能正确运用铺床法为暂时离床患者准备床单位。

【实验目的】

1. 供新住院患者或暂时离床患者使用。
2. 保持病室整洁。

【临床案例】

患者王某某，男，24 岁，因车祸撞伤右小腿，右足不能背屈半小时入院。主诉：右腿疼痛 1 h。诊断：右腓骨骨折。医嘱：右下肢数字化摄影（DR）。护士为患者准备床单位。

【实验准备】

1. 护士准备：衣帽整洁，修剪指甲，洗手，戴口罩。
2. 用物准备：治疗车、床、床垫、床褥、大单、被套、棉胎、枕套、枕芯、橡胶单及中单（或一次性中单）。
3. 环境准备：病室内无患者进行治疗或进餐。

【操作步骤】

一、操作前评估

1. 病室内无患者进行治疗或进餐。
2. 床单位及床旁设施性能完好。
3. 新入院患者的病情、诊断。

二、操作过程

1. 洗手，戴口罩。

2. 备齐用物携至床旁，移开床旁桌椅至合适位置，用物置于椅上。

3. 检查床垫或酌情翻转床垫。

4. 铺床褥：将床褥齐床头平铺在床垫上。

5. 铺大单

(1)取大单放于床褥上，中缝与床中线对齐，分别展开。

(2)铺近侧床头。

(3)铺近侧床尾。

(4)两手拉紧大单中部塞于床垫下。

(5)根据病情需要铺橡胶单和中单：将橡胶单、中单铺于大单之上，中线和床中线对齐，橡胶单、中单边缘下垂部分一起平整地塞入床垫下。

(6)转至对侧，同法铺好对侧大单、橡胶单和中单。

6. 套被套

铺暂空床

(1)将被套正面向外，中线和床中线对齐，平铺于床上，被套上端距离床头 15 cm。

(2)将被套尾部开口端上层拉开至 1/3 处。

(3)将 S 形折好的棉胎置于开口端，展开棉胎与被套吻合（同备用床），系好带子。

(4)盖被上端与床头平齐，两侧向内折成被筒与床沿平齐，尾端塞于床垫下。

(5)将盖被四折于床尾。

7. 套枕套

(1)将枕套套在枕芯上，四角充实，系带。

(2)枕套开口端背门放置床头。

8. 移回床旁桌椅。

9. 清理用物，洗手。

【操作流程图】

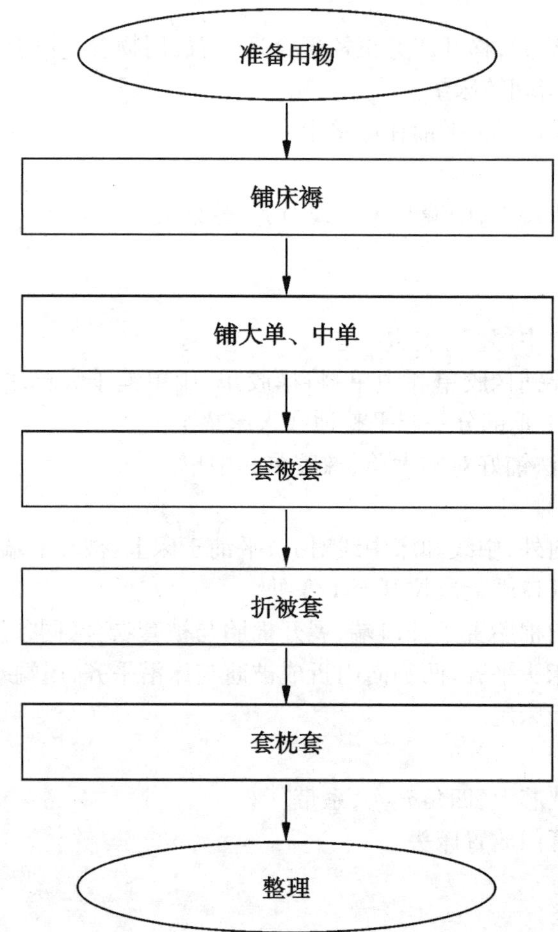

【注意事项】

1. 操作中尽量不扬灰尘，避免微生物的传播。

2. 患者进食或做诊疗时暂停铺床。

3. 操作中注意节力，保持较大支撑面，两脚分开，双腿屈膝，身体靠近床边，上身直立，确保身体平衡及正确运用人体力学原理。

4. 避免过多无用动作，减少走动次数。

5. 操作应轻稳、连续。

6. 大单、被套、枕套要平、整、紧、美。

7. 根据需要准备橡胶单、中单并按铺床顺序放置。

【操作评分标准】

铺暂空床法操作考核评分标准见表2-2。

表2-2 铺暂空床法操作考核评分标准

项目	操作要求	分值	考试评分	备注
操作前准备（5分）	护士准备:着装整洁,修剪指甲,洗手,戴口罩	2		
	用物准备:用物齐全、放置合理	3		
评估（5分）	新入院患者的病情、诊断	2		
	病室内无患者进行治疗或进餐	2		
	床单位及床旁设施性能完好	1		
操作要点（70分）	携用物至床旁,移开床旁桌椅,用物置于椅上,检查床垫或根据需要翻转床垫	3		
	将床褥齐床头平铺在床垫上	3		
	大单放置、展开正确,中缝与床中线对齐	5		
	铺近侧床头,手法正确,床角平整、紧实	5		
	铺近侧床尾,手法正确,床角平整、紧实	5		
	拉紧大单中部塞于床垫下	2		
	橡胶单和中单铺法正确	4		
	转至对侧,铺大单、橡胶单和中单	15		
	被套放置正确,中线和床中线对齐	4		
	将被套尾部开口端上层拉开至1/3处	3		
	棉胎折法正确,展开棉胎与被套吻合套好,棉胎平铺于被套内,系带	8		
	盖被上端与床头平齐,折被筒与床同宽,被尾整齐,塞于床垫下	4		
	盖被四折于床尾,折法正确且整齐	3		
	套枕套,平整,四角充实,系带	3		
	枕套开口端背门,放置正确	3		
操作后终末处置（5分）	移回床旁桌椅	3		
	清理用物,洗手规范	2		

续表 2-2

项目	操作要求	分值	考试评分	备注
操作后评价（15 分）	操作熟练、规范，动作流畅、协调	5		
	床单位平整、紧实	4		
	注意人体力学原理的应用	3		
	操作时间符合要求	3		
总分		100		

【选择题】

1. 对于暂时离床活动的患者，护士应该帮助他铺什么床（　　）

A. 备用床　　B. 暂空床

C. 麻醉床　　D. 治疗床

E. 休息床

2. 下面关于暂空床描述正确的是（　　）

A. 盖被三折叠与背门一侧　　B. 盖被三折叠与门同侧

C. 盖被不需要折叠　　D. 盖被四折于床尾

E. 盖被四折于床头

3. 暂空床的中单如果铺在中间，中单的上缘应距床头（　　）

A. 20 ~ 30 cm　　B. 10 ~ 20 cm

C. 齐床头　　D. 45 ~ 50 cm

E. 50 ~ 60 cm

【选择题答案】

1. B　2. D　3. D

【评判性思考】

1. 铺床时，如何遵循节力的原则？

2. 如何根据患者病情确定中单和橡胶垫铺的位置？

项目三 铺麻醉床法

【实验学时】

2 学时。

【实验类型】

技能型实验。

【学习目标】

1. 能正确说出麻醉床的使用目的。
2. 能熟练掌握麻醉床的正确铺法。

【实验目的】

1. 便于接收和护理麻醉手术后患者。
2. 使患者安全、舒适及预防并发症。
3. 床上用品不被血液、尿液或呕吐物等污染，保持床铺清洁。

【临床案例】

患者张某某，女，28 岁，主诉：近 3 d 声音异常沙哑，并时常感觉吞咽困难。诊断：甲状腺肿瘤。医嘱：行甲状腺切除术。术中生命体征平稳，麻醉清醒后送回病房。护士为患者准备床单位。

【实验准备】

1. 护士准备：衣帽整洁，修剪指甲，洗手，戴口罩。

2. 用物准备

(1)床上用物：治疗车、床、床垫、床褥、大单、被套、棉胎、枕套、枕芯、橡胶单 2 块、中单 2 块或一次性中单 2 条。

(2)麻醉护理盘：①治疗车备压舌板、开口器、舌钳、通气导管、牙垫、镊子、氧气导管或鼻塞管、吸痰管、治疗碗、棉签、纱布等；②治疗车外备血压计、听诊器、手电筒、弯盘、胶布、护理记录单、笔、心电监护仪。

(3)其他：输液架，必要时备吸氧及吸痰装置等。

3. 环境准备：病室内无患者进行治疗或进餐。

【操作步骤】

一、操作前评估

评估患者的病情、意识状态、生命体征、手术类型、麻醉类型等。

（参考解释语）

您好，请让我核对一下您的腕带好吗？张女士，您好，一会儿手术室的护士会来接您去手术室，请您放轻松，手术时间不会特别长，我会在这儿等您回来。

二、操作过程

1. 核对患者的床号、姓名、腕带。

2. 备齐用物携至床旁，移开床旁桌椅至合适位置，床上用物置于椅上。

3. 检查床垫或根据需要翻转床垫。

4. 铺床褥　将床褥齐床头平铺在床垫上。

5. 铺大单

（1）取大单放于床褥上，中缝与床中线对齐，分别展开。

（2）铺近侧床头。

（3）铺近侧床尾。

（4）两手拉紧大单中部塞于床垫下。

铺麻醉床

（5）根据患者的麻醉方式和手术部位，按需要铺橡胶单和中单：将橡胶单、中单中线和床中线对齐，铺在床头、床中部或床尾，边缘下垂部分平整地塞入床垫下。若需要铺在床中部，则橡胶单上端应距离床头 45 ~ 50 cm，中单应盖过橡胶单，以免橡胶单直接接触患者皮肤。铺床头的橡胶单和中单上缘应平齐床头放置，下端压在中部的橡胶单和中单上。

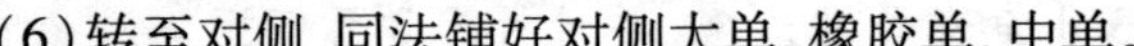

（6）转至对侧，同法铺好对侧大单、橡胶单、中单。

6. 套被套

（1）将被套正面向外，中线和床中线对齐，平铺于床上，被套上端距离床头 15 cm。

（2）将被套尾部开口端上层拉开至 1/3 处。

（3）将 S 形折好的棉胎置于开口端，展开棉胎与被套吻合（同备用床），系好带子。

（4）盖被上端与床头平齐，两侧向内折成被筒与床沿平齐，尾端向内折与床尾平齐。

（5）将盖被从靠近门的一侧扇形三折于背门一侧床边。

7. 套枕套

（1）将枕套套在枕芯上，四角充实，系带。

（2）枕套开口端背门横立放置于床头，防止患者躁动撞伤头部。

8. 移回床旁桌，床旁椅放在接收患者对侧的床尾，便于抬放术后患者。

9. 麻醉护理盘放在床旁桌上，其他物品按需要放置。

10. 清理用物，洗手。

【操作流程图】

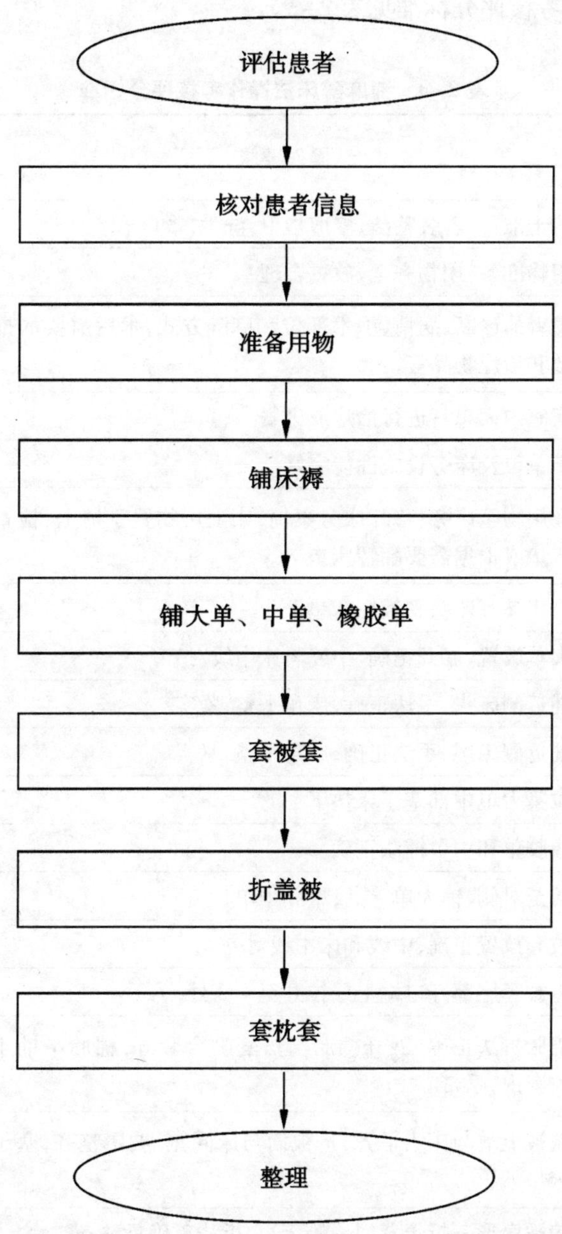

【注意事项】

1. 同备用床1～6条。
2. 铺麻醉床时，应更换清洁的被单、枕套，保证术后患者的舒适，避免感染的发生。
3. 中单要遮盖橡胶单，避免橡胶单与患者皮肤直接接触引起不适。
4. 术后护理用物要准备齐全，摆放要合理，便于患者及时得到抢救和护理。

【操作评分标准】

铺麻醉床法操作考核评分标准见表2–3。

表2–3 铺麻醉床法操作考核评分标准

项目	操作要求	分值	考试评分	备注
操作前准备（5分）	护士准备:着装整洁,修剪指甲,洗手,戴口罩	2		
	用物准备:用物齐全、放置合理	3		
评估（5分）	患者的诊断、病情、手术部位和麻醉方式,术后需要的抢救和治疗物品等	2		
	病室内无患者进行治疗或进餐	2		
	床单位及床旁设施性能完好	1		
操作要点（70分）	携用物至床旁,移开床旁桌椅,床上用物置于椅上,检查床垫或根据需要翻转床垫	4		
	将床褥齐床头平铺在床垫上	3		
	大单放置、展开正确,中缝与床中线对齐	5		
	铺近侧床头,手法正确,床角平整、紧实	5		
	铺近侧床尾,手法正确,床角平整、紧实	5		
	拉紧大单中部塞于床垫下	2		
	橡胶单和中单铺法正确	4		
	转至对侧,铺大单、橡胶单和中单	15		
	被套放置正确,中线和床中线对齐	5		
	将被套尾部开口端上层拉开至1/3处	2		
	棉胎折法正确,展开棉胎与被套吻合套好,棉胎平铺于被套内,系带	6		
	盖被上端与床头平齐,折被筒与床同宽,被尾整齐,塞于床垫下	4		
	盖被扇形三折于背门一侧床边,折法正确且整齐	4		
	套枕套,平整,四角充实,系带	3		
	枕套开口端背门,放置正确	3		
操作后终末处置（5分）	正确放置床旁桌椅	2		
	放置麻醉盘及其他用物	2		
	清理用物,洗手规范	1		

续表 2-3

项目	操作要求	分值	考试评分	备注
操作后评价（15 分）	操作熟练、规范，动作流畅、协调	5		
	床单位平整、紧实	4		
	注意人体力学原理的应用	3		
	操作时间符合要求	3		
总分		100		

【选择题】

1. 铺麻醉床最主要的目的是 （　　）
   A. 接收新患者　　B. 方便暂时离床患者使用
   C. 便于接收麻醉术后的患者　　D. 供手术过程中使用
   E. 便于急救患者使用
2. 下面关于麻醉床盖被折法的描述正确的是 （　　）
   A. 盖被三折叠于背门一侧　　B. 盖被三折叠与门同侧
   C. 盖被不需要折叠　　D. 盖被三折于床尾
   E. 盖被四折于床尾
3. 患者张某，肠梗阻术后回病区，护士应给他准备 （　　）
   A. 备用床　　B. 暂空床
   C. 麻醉床　　D. 治疗床
   E. 木板床

【选择题答案】

1. C　2. A　3. C

【评判性思考】

1. 什么情况下应铺麻醉床？
2. 患者手术的麻醉类型对麻醉床的铺法有何影响？

项目四 卧床患者更换床单法

【实验学时】

2 学时。

【实验类型】

技能型实验。

【学习目标】

1. 能熟练为患者更换床单及被服。
2. 能熟练与患者交流,取得患者的配合。

【实验目的】

1. 保持患者床单位整洁、舒适。
2. 预防压疮等并发症的发生。
3. 保持病室整洁、美观。

【临床案例】

患者丁某某,男,45 岁,神志清,精神差,主诉:畏寒、发热伴咳嗽、咯痰 10 余天。诊断:重度肺炎。医嘱:一级护理,哌拉西林舒巴坦钠 3 g+5% 葡萄糖氯化钠注射液 250 mL,静脉滴注,每天 1 次。床单被分泌物弄脏,患者因全身疲乏无力,无法下床,现需要给患者进行床上更换床单及被服。

【实验准备】

1. 护士准备:衣帽整洁,修剪指甲,洗手,戴口罩。

2. 用物准备:护理车、污衣袋、大单、中单、被套、枕套、扫床盆、床刷、床刷套、污物桶,必要时备清洁衣裤和便器。

3. 患者准备:患者了解更换床单、被服的目的、方法和注意事项,能够根据自己的活动能力配合操作。

4. 环境准备:病室内患者无治疗、进餐等,酌情关闭门窗,遮挡患者。

【操作步骤】

一、操作前核对、评估、与患者沟通

1. 核对患者的床号、姓名、腕带。

2. 评估患者的病情、自理能力、意识状态、有无活动受限等，周围患者有无治疗或进餐等。

3. 向患者解释操作目的、注意事项和配合方法，根据需要关闭门窗、遮挡患者。

（参考解释语）

您好，请让我核对一下您的腕带好吗？丁先生，您好，我是您的责任护士小胡。您的床单脏了，我帮您更换一下，由于您无法下床，我会指导您配合我在床上进行更换。另外，您需要使用便器吗？好的，请您稍候，我去准备一下马上过来。

二、操作过程

1. 备齐用物携至床旁，移开床旁桌椅至合适位置，床上用物置于椅上。

2. 检查床垫或根据需要翻转床垫。

3. 酌情放平床头、床尾支架。

（参考解释语）

丁先生，我来帮您翻身到对侧，请您把手放于胸腹部，屈膝。好，您这样躺可以吗？您有什么不舒服，请随时示意我。

4. 松开床尾盖被，枕头移向对侧，协助患者背对护士侧卧于床的对侧，盖好被子，拉起对侧床档。

5. 更换近侧床单

卧床患者更换床单

（1）从床头至床尾松开近侧各层床单。

（2）中单污染面向内翻卷塞在患者身下，扫净橡胶单上的渣屑，然后将橡胶单搭在患者身上，再将大单污染面向内翻卷塞在患者身下，扫净床褥。

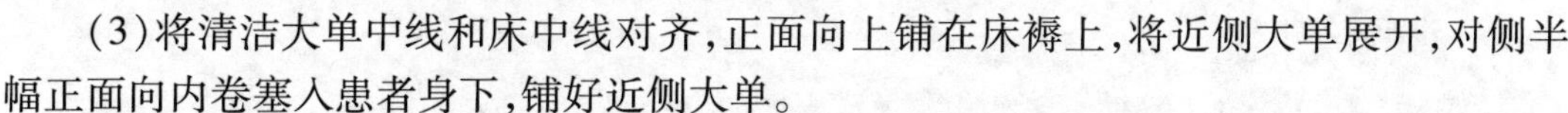

（3）将清洁大单中线和床中线对齐，正面向上铺在床褥上，将近侧大单展开，对侧半幅正面向内卷塞入患者身下，铺好近侧大单。

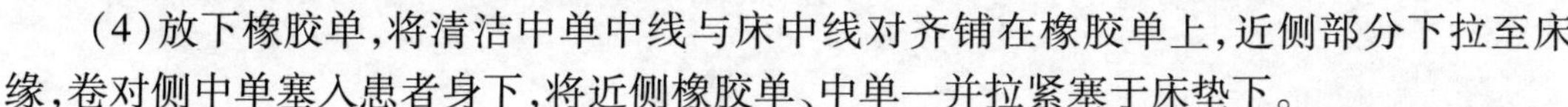

（4）放下橡胶单，将清洁中单中线与床中线对齐铺在橡胶单上，近侧部分下拉至床缘，卷对侧中单塞入患者身下，将近侧橡胶单、中单一并拉紧塞于床垫下。

（参考解释语）

丁先生，这边床单已经换好了，我来帮您躺平。来，请双手交叉放于胸前，翻身到我这侧，您这样躺舒服吗？您有什么不舒服，请随时示意我。

6. 协助患者平卧，将枕头移向近侧，再协助患者翻身侧卧于铺好的一侧，拉起近侧床档。

7. 更换对侧床单

（1）护士转向对侧，放下床档，松开各层床单，取出污中单放在床尾，扫净橡胶单，搭在患者身上，将污大单从床头卷至床尾和污中单一并放入污衣袋中。取下污大单及中单

时注意污染面向内卷。

(2)从床头至床尾扫净床褥上的渣屑,取下床刷套放在护理车下层污物桶内,床刷放在护理车上层。

(3)从患者身下拉出清洁大单铺好,再展开橡胶单和中单铺好。

(参考解释语)

丁先生,现在床单我们已经换好了,我帮您躺平,您这样躺可以吗?

8. 协助患者平卧。

(参考解释语)

丁先生,您放轻松,我现在帮您把被套换一下好吗?您跟着我的引导做就行。

9. 更换被套

(1)铺清洁被套于盖被上,打开被套尾端开口,解开污被套尾端带子,在污被套内将棉胎纵向三折,手持棉胎头端呈S形折叠拉出放于清洁被套内,套好拉平,系带。

(2)嘱患者协助抓住被套,从床头至床尾撤出污被套放于污衣袋内。

(3)将盖被两侧向内折成被筒与床沿平齐,尾端塞于床垫下。

(参考解释语)

丁先生,我帮您把头抬起来,换一下枕套。

10. 取出枕头,更换枕套,拍松,放于患者头下。

11. 酌情摇起床头、床尾支架,协助患者取舒适卧位。

12. 移回床旁桌椅,开窗通风。

(参考解释语)

丁先生,被服已经给您更换过了,您这样躺舒服吗?那您好好休息,如果有什么需要请随时按床头铃呼叫我。

13. 清理用物,送洗污被单,洗手。

【操作流程图】

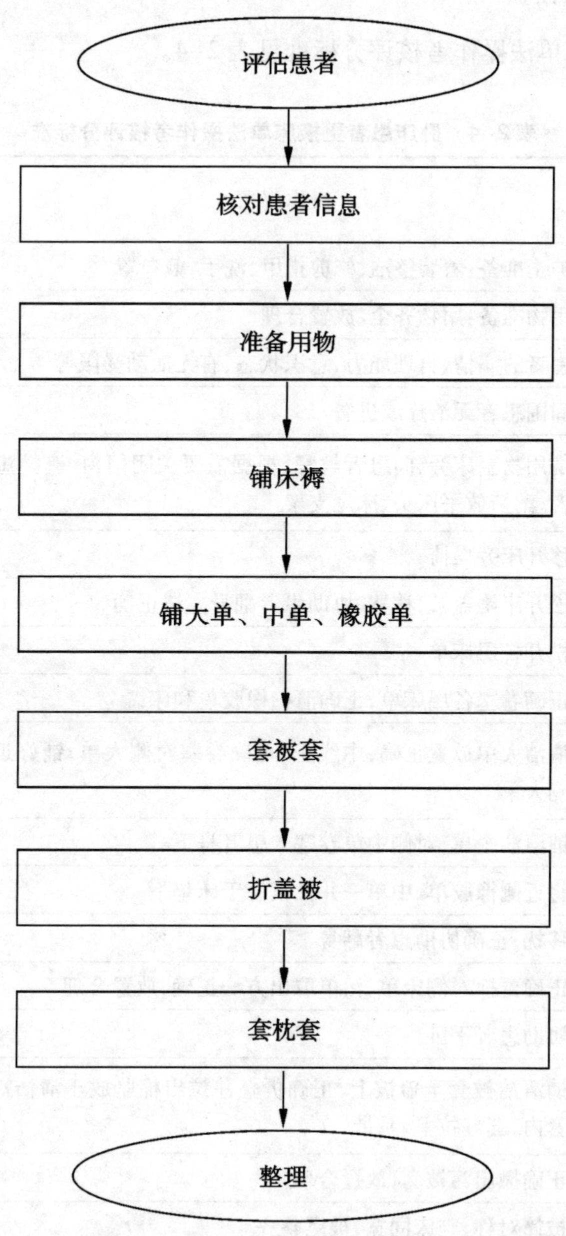

【注意事项】

1. 操作中保证患者安全、舒适，协助患者翻身侧卧时要防止坠床，注意保暖。
2. 操作中协助患者妥善安置各种导管，保持通畅。
3. 在操作过程中，应注意与患者交流，随时观察患者的反应及病情变化。
4. 清洁床单的正面不得接触污单的污染面，棉胎不得接触污被套外面。

5. 污被单放在规定位置，以减少污染。

【操作评分标准】

卧床患者更换床单法操作考核评分标准见表2-4。

表2-4　卧床患者更换床单法操作考核评分标准

项目	操作要求	分值	考试评分	备注
操作前准备（5分）	护士准备：着装整洁，修剪指甲，洗手，戴口罩	2		
	用物准备：用物齐全、放置合理	3		
评估（5分）	患者的病情、自理能力、意识状态、有无活动受限等	3		
	周围患者无治疗或进餐	2		
操作要点（70分）	携用物至床旁，向患者解释，根据需要关闭门窗、遮挡患者，酌情放平床头、床尾支架	4		
	移开床旁桌椅	2		
	松开床尾盖被，移枕，协助患者翻身方法正确	3		
	松开各层床单	2		
	正确卷塞各层床单，正确清扫橡胶单和床褥	4		
	清洁大单放置正确，中线正，正确卷塞对侧大单，铺好近侧大单	8		
	铺清洁中单，对侧中单卷塞入患者身下	2		
	将近侧橡胶单、中单一并拉紧塞于床垫下	2		
	移枕，正确协助患者翻身	2		
	正确更换对侧床单，污单取出方法正确，放置合理	15		
	协助患者平卧	2		
	铺清洁被套于盖被上，正确折叠并拉出棉胎放于清洁被套内，套好拉平，系带	10		
	正确撤出污被套，放置合理	2		
	被筒对称，与床同宽，被尾整齐	5		
	更换枕套，拍松，正确放置	4		
	酌情摇起床头、床尾支架，协助患者取舒适卧位	3		
操作后终末处置（5分）	还原床旁桌椅，开窗通风	3		
	清理用物，洗手规范	2		

续表 2-4

项目	操作要求	分值	考试评分	备注
操作后评价（15 分）	操作熟练、规范，动作流畅、协调	3		
	床单位平整、紧实	3		
	注意患者安全，注意为患者遮盖	3		
	利用人体力学原理，注意节力	3		
	与患者沟通自然，语言通俗易懂	3		
总分		100		

【选择题】

1. 铺床时，不符合节力原则的一项是　（　　）
   A. 铺床时备齐用物，按铺床顺序放置用物
   B. 铺床时身体靠近床边
   C. 上身保持一定弯度
   D. 两腿稍分开，并稍屈膝
   E. 上身尽量保持直立
2. 下列关于卧床患者更换床单法的描述中，不正确的是　（　　）
   A. 适用于生活不能自理、昏迷、危重等长期卧床的患者
   B. 更换床单前要询问患者是否使用便器
   C. 协助意识不清的患者翻身侧卧时应拉起床档，以防坠床
   D. 橡胶单由远侧向近侧卷至中线，再塞于患者身下
   E. 套被套时，先将棉胎取出，把污被套撤下后再铺清洁的被套

【选择题答案】

1. C　2. E

【评判性思考】

在进行卧床患者更换床单法的操作中，如何指导患者进行配合？

模块三　患者的卧位

项目一 协助患者移向床头法

【实验学时】

1 学时。

【实验类型】

技能型实验。

【学习目标】

1. 在护理操作过程中能与患者做好沟通交流,并正确指导患者配合。
2. 掌握协助患者移向床头的方法。

【实验目的】

1. 协助滑向床尾而不能自行移动的患者移向床头,恢复舒适而安全的卧位。
2. 预防压疮、坠积性肺炎等并发症的发生。
3. 适应治疗、护理的需要。

【临床案例】

患者丁某某,女,34 岁。主诉:发现食管纵隔瘘 1 个月余。诊断:食管纵隔瘘。患者 1 个月前因进食后发热伴寒战、咳嗽、咳痰,诊断为"食管纵隔瘘"。给予抗感染后行"食管造影并支架植入术+营养管置入术",术后病情稳定,现为求复查入院。现患者一般情况可,鼻饲饮食正常,由于患者需要抬高床头半坐位鼻饲,造成身体向床尾移位,需协助患者移向床头。

【实验准备】

1. 护士准备:衣帽整洁,修剪指甲,洗手,戴口罩。
2. 用物准备:根据病情准备好软枕等物品。
3. 患者准备
(1)了解移向床头的目的、过程及配合要点。
(2)情绪稳定,愿意合作。

【操作步骤】

一、操作前核对、评估、与患者沟通

1. 核对床号、姓名、腕带。

2. 评估患者的病情、意识状态、生命体征及躯体活动能力，患者损伤的部位和理解合作程度。

3. 向患者或家属解释移向床头法目的、方法及配合要点。

（参考解释语）

丁女士，您好，请让我核对一下您的腕带好吗？我是您的责任护士小王，您现在的病情稳定，由于您每天鼻饲饮食需抬高床头，造成身体向床尾移位，舒适度差，为了您有个舒适的卧位，现在需要帮您向床头移位，请您放松，我会指导您如何配合。

二、操作过程

1. 移动患者

（1）一人协助患者移向床头法

1）协助患者仰卧屈膝，双手握住床头栏杆，双脚蹬床面。固定床脚轮，妥当安置各种导管及输液装置，必要时将盖被折叠至床尾或一侧。

2）护士一手稳住患者双脚，另一手在臀部提供助力，使其移向床头。

（2）两人协助患者移向床头法

（参考解释语）

丁女士，我来协助您摆好体位。请您平卧，双腿弯曲，两手握住床头栏杆，双脚蹬床面。

协助患者移向床头

1）患者仰卧屈膝。

2）两名护士分别站于床的两侧，交叉托住患者颈肩和臀部或一人托住颈、肩部及腰部，另一人托住臀部及腘窝部，两人同时抬起患者移向床头。

（参考解释语）

丁女士，请您平卧，两腿弯曲。

2. 舒适安全　放回软枕，视病情需要摇起床头或支起靠背架，协助患者取舒适卧位，整理床单位。

（参考解释语）

丁女士，您这样躺着舒服吗？还有其他的需要吗？如果有需要请及时按呼叫器叫我，我也会经常来看您的，谢谢您的配合。

【操作流程图】

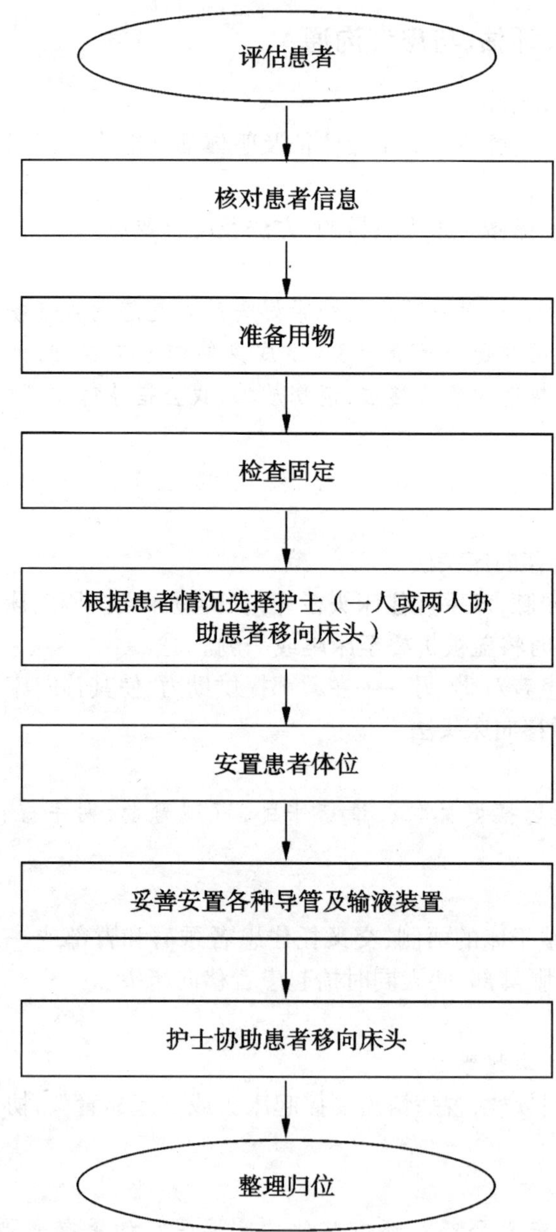

【注意事项】

1. 移动患者时应将患者抬离床面,不可拖、拉、推等,以免擦伤患者皮肤。

2. 移动患者时应将软枕横立于床头以保护头部,避免撞伤。

3. 如患者身上有各种导管,移动前应安置妥当,移动后检查导管是否脱落、移位、扭曲等,以保持通畅。

【操作评分标准】

协助患者移向床头法操作考核评分标准见表3-1。

表3-1　协助患者移向床头法操作考核评分标准

项目	操作要求	分值	考试评分	备注
操作前准备（5分）	护士准备:衣帽整洁,修剪指甲,洗手,戴口罩	3		
	用物准备:用物齐全、放置合理	2		
评估（5分）	评估患者的病情、自理能力及心理状况、身高、体重,评估引流管、伤口的情况,并倾听患者有无排泄或其他需要	3		
	向患者解释移向床头的目的、方法、注意事项及配合要点,取得患者的配合	2		
操作要点（70分）	携用物至患者床旁,核对患者信息	5		
	固定床脚轮,移开床旁桌	5		
	妥善安置患者身上的各种导管,将盖被折叠至床尾或一侧	10		
	视患者病情放平床头将软枕横立于床头,避免撞伤患者	10		
	一人协助患者移向床头法:协助患者仰卧屈膝,双手握住床头栏杆,双脚蹬床面,护士一手稳住患者双脚,另一手在臀部提供助力抬起患者移向床头 两人协助患者移向床头法:协助患者仰卧屈膝,两名护士分别站于床的两侧,交叉托住患者颈肩和臀部;或一人托住颈、肩部及腰部,另一人托住臀部及腘窝部,两人同时抬起患者移向床头	30		
	放回软枕,抬高床头,观察患者被搬动后病情有无变化	10		
操作后终末处置（10分）	协助患者取舒适卧位,整理床单位	3		
	做好患者健康教育,交代注意事项	2		
	整理用物,按消毒技术规范要求分类整理使用后物品	5		
	洗手,记录	1		
操作后评价（10分）	语言通俗易懂,态度和蔼,沟通有效	2		
	全过程动作熟练、规范,符合操作原则	3		
	注意遵循节力原则,护士动作轻稳,避免对患者的拖、拽等动作,防止关节脱位,使患者舒适、安全	5		
总分		100		

【选择题】

1. 一名护士协助患者移向床头,护士的做法不妥的是 （ ）
A. 向患者解释以取得合作
B. 移动之前应固定床脚轮
C. 将软枕横立于床头
D. 搬运时患者双手放在胸腹前
E. 患者仰卧屈膝
2. 两名护士协助患者移向床头时,下列做法不妥的是 （ ）
A. 患者仰卧屈膝
B. 两人站在床的两侧
C. 一人托臀部
D. 一人托颈、肩、腰
E. 两人同时抬起患者移向床头
3. 两名护士协助患者移向床头,下列操作方法正确的是 （ ）
A. 一人托住颈部和肩部,一人托住腰部和臀部
B. 一人托住颈部和背部,一人托住臀部和腋窝
C. 一人托住颈肩部和腰部,一人托住背部和臀部
D. 一人托住颈肩部和腰部,一人托住臀部和腘窝
E. 一人托住颈部和腰部,一人托住臀部和小腿
4. 协助患者移向床头,正确的做法是 （ ）
A. 护士靠近床头
B. 护士一手放患者肩部,一手放其臀部助力移向床头
C. 患者双下肢伸直,双腿抵住床尾
D. 枕头置于床旁椅
E. 患者仰卧屈膝
5. 协助患者移向床头时,错误的是 （ ）
A. 动作轻稳,协调一致
B. 保持各种管道通畅
C. 枕头置于床旁椅
D. 避免拖、拉患者
E. 遵循节力原则
6. 护士协助患者移向床头时,下面做法不妥的是 （ ）
A. 视病情放平床头支架
B. 患者仰卧双脚蹬床面
C. 护士一手伸入患者肩部,另一手托臀部
D. 请患者双手抓住床垫
E. 护士、患者协作配合,同时开始上移
7. 护士查房时发现子宫切除术后 3 d 患者身体滑向床尾,该护士协助将患者移向床头,正确的方法是 （ ）
A. 尽快完成,不必向患者解释说明
B. 移动之前应固定床轮,松开盖被
C. 移动之前应将枕头移到床尾
D. 移动时患者双手放在胸腹前

E. 一手托住患者颈部，一手托住患者膝部

8. 不能活动的患者，护士协助其移向床头需要用　（　）

A. 一人法　B. 两人法

C. 三人法　D. 四人法

E. 慢慢移动

【选择题答案】

1. D　2. C　3. D　4. B　5. C　6. D　7. B　8. B

【评判性思考】

协助患者移向床头过程中，如何保证患者的舒适和安全？

项目二 协助患者翻身侧卧法

【实验学时】

1 学时。

【实验类型】

技能型实验。

【学习目标】

1. 掌握协助患者翻身侧卧的方法及注意事项。
2. 能正确使用节力原则对患者进行卧位的更换。
3. 在护理操作过程中能与患者做好沟通交流,并正确指导患者配合。

【实验目的】

1. 协助特殊患者更换卧位,提高患者的舒适感。
2. 满足检查、治疗和护理的需要,如背部皮肤护理、更换床单或整理床单位等。
3. 预防并发症,如压疮、坠积性肺炎等。

【临床案例】

患者宋某某,男,36 岁。主诉:突发性右上腹疼痛 2 h 余。诊断:急性胆囊炎。完善检查,遂行手术切除术,术后带有引流管。为预防压疮及提高患者的舒适度,医嘱:每 2 h 翻身 1 次。

【实验准备】

1. 护士准备:衣帽整洁,修剪指甲,洗手,戴口罩。
2. 用物准备:根据病情准备好软枕、床档。
3. 患者准备

(1)了解翻身侧卧的目的、过程及配合要点。

(2)情绪稳定,愿意合作。

4. 环境准备:环境宽敞,便于操作。

【操作步骤】

一、操作前核对、评估、与患者沟通

1. 核对患者的床号、姓名、腕带。

2. 评估患者的年龄、体重、病情、治疗情况，心理状态及合作程度，确定翻身方法和所需用物。

3. 向患者解释翻身侧卧的目的、方法及配合要点。

二、操作过程

1. 固定床脚轮。

2. 妥当安置各种导管及输液装置，必要时将盖被折叠至床尾或一侧。

3. 协助患者仰卧，两手放于腹部，两腿屈曲。

（参考解释语）

宋先生，您好，让我核对一下您的腕带好吗？我是您的责任护士小王，由于您手术后带有引流管，刀口尚未愈合，为了保证您的舒适度及避免您长时间卧床引发相关并发症，需要为您翻身，希望您能配合我。请您平卧，双手放于腹部，两腿屈曲。

4. 翻身

（1）一人协助患者翻身侧卧法

1）先将患者双下肢移向靠近护士侧的床沿，再将患者肩、腰、臀部向护士侧移动。

2）护士一手托肩，另一手托膝部，轻轻将患者推向对侧，使其背向护士。

（2）两人协助患者翻身侧卧法

1）两名护士站在床的同一侧，一人托住患者颈肩部和腰部，另一人托住臀部和腘窝部，同时将患者抬起移向近侧。

协助患者翻身侧卧

2）两人分别托住患者肩、腰部和臀、膝部或一人托住颈、肩部及腰部，轻推，使患者转向对侧。

5. 按侧卧位的要求，在患者背部、胸前及两膝间放置软枕，使患者安全舒适，必要时使用床档。

6. 检查并安置患者肢体各关节处于功能位置，各种管道保持通畅。

7. 观察背部皮肤并进行护理，记录翻身时间及皮肤状况，做好交接班。

（参考解释语）

宋先生，现在的体位舒服吗？（患者：舒服。）还有其他的需要吗？如果有需要请及时按呼叫器叫我，我也会经常来看您的，谢谢您的配合。

【操作流程图】

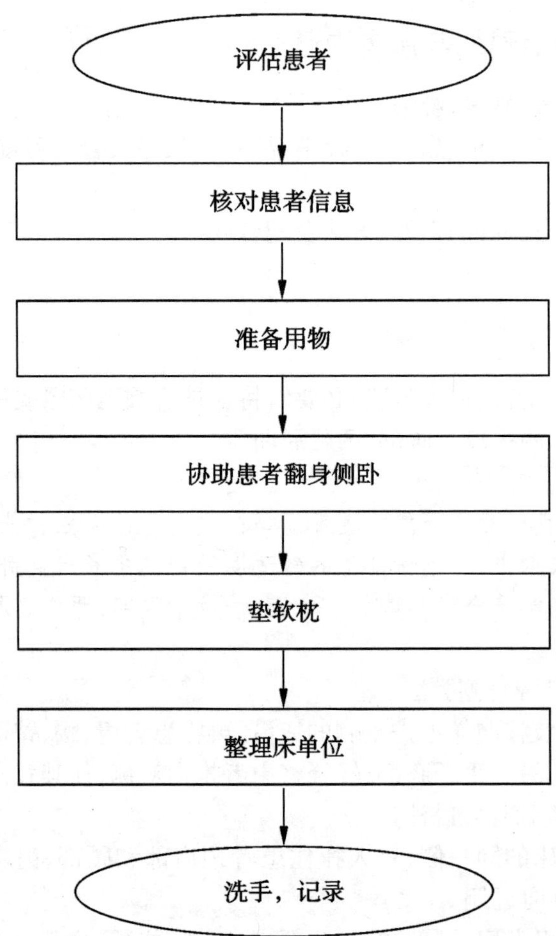

【注意事项】

1. 护士应注意节力原则。翻身时，让患者尽量靠近护士，使重力线通过支撑面来保持平衡，缩短重力臂而省力。

2. 移动患者时动作应轻稳，不可拖、拉，以免擦伤皮肤。应将患者身体稍抬起再行翻身。轴线翻身法翻转时，要维持躯干的正常生理弯曲，避免翻身时脊柱错位而损伤脊髓。翻身后，需用软枕垫好肢体，以维持舒适而安全的体位。

3. 根据患者病情及皮肤受压情况，确定翻身间隔的时间。如发现皮肤发红或破损应及时处理，酌情增加翻身次数，同时记录于翻身卡上，并做好交接班。

4. 若患者身上有各种导管或输液装置时，应先将导管安置妥当，翻身后仔细检查导管是否有脱落、移位、扭曲、受压，以保持导管通畅。

5. 为手术患者翻身前应先检查伤口敷料是否潮湿或脱落，如已脱落或被分泌物浸湿，应先更换敷料并固定妥当后再行翻身，翻身后注意伤口不可受压；颈椎或颅骨牵引者，翻身时不可放松牵引，并使头、颈、躯干保持同一水平翻动；翻身后注意牵引方向、位置及牵引力是否正确；颅脑手术者，头部转动过剧可引起脑疝，导致患者突然死亡，故应卧于健侧或平卧；石膏固定者，应注意翻身后患处位置及局部肢体的血运情况，防止受压。

【操作评分标准】

协助患者翻身侧卧法操作考核评分标准见表3-2。

表3-2　协助患者翻身侧卧法操作考核评分标准
（以一人协助患者翻身侧卧为例）

项目	操作要求	分值	考试评分	备注
操作前准备（5分）	护士准备：衣帽整洁，修剪指甲，洗手，戴口罩	2		
	用物准备：用物齐全、放置合理	3		
评估（5分）	评估环境是否隐蔽，室温是否适宜	1		
	评估患者的年龄、病情、体重、意识状态、治疗情况、心理状态、合作程度、皮肤状况	2		
	评估自理能力，活动耐力、有无导管、牵引、夹板固定，身体有无移动障碍	1		
	评估患者体位是否舒适	1		
操作要点（70分）	核对患者信息，解释并取得合作	5		
	固定床脚轮	5		
	妥善安置各种导管及输液装置，松开被尾，必要时将盖被折叠至床尾或一侧，拉起对侧护栏	10		
	协助患者仰卧，双手放于腹部，双腿屈曲	6		
	护士将患者近侧肩部稍托起，抬起患者上身移向近侧	8		
	将患者臀部、下肢抬起移近并屈膝，使患者尽量靠近护士	8		
	护士一手托肩，一手托膝，轻轻将患者转向对侧，背向护士，翻身过程中注意患者安全，避免拖、拉患者，保护局部皮肤	10		
	在患者腰背部、两膝间及胸前垫上软枕，将患者摆好舒适的体位，肢体各关节处于功能位	7		
	检查患者背部皮肤、敷料、导管等情况，妥善固定导管	6		
	对于颅骨牵引、脊髓损伤、脊椎手术等患者按轴线翻身法翻身，翻身过程中注意患者安全，避免拖、拉患者，保护皮肤，正确使用床档。烦躁患者选用约束带（口述）	5		

续表 3-2

项目	操作要求	分值	考试评分	备注
操作后终末处置（5 分）	向患者交代注意事项	2		
	清理用物，洗手，记录（记录患者情况，翻身时间、所取卧位、患者皮肤情况、处理、记录翻身卡并做好交班）	3		
操作后评价（15 分）	患者明确翻身的目的并配合	5		
	无并发症发生，患者安全、舒适	5		
	操作熟练、稳重、节力	5		
总分		100		

【选择题】

1. 患者李女士，75 岁，体重约 40 kg，某护士独自为患者翻身时，下面操作不正确的是 （　　）
   A. 患者两下肢移向护士侧
   B. 让患者两腿屈曲
   C. 让患者仰卧，两手放于腹部
   D. 一手扶肩一手扶膝，轻推患者，使其面对护士
   E. 各种导管安置妥当
2. 两人协助患者翻身侧卧法，正确的是 （　　）
   A. 适用于体重较轻的患者
   B. 适用于病情较重的患者
   C. 两名护士分别站在床的两侧
   D. 一人托头及腰部，另一人托臀及足部
   E. 两人同时抬起患者移向远侧
3. 帮助术后带有引流管的患者翻身侧卧时，下列方法正确的是 （　　）
   A. 翻身前夹闭引流管
   B. 两人翻身时着力点分别位于肩、腰、臀、膝部
   C. 翻身后再更换伤口敷料
   D. 翻身后将患者上面腿稍伸直，下面腿弯曲
   E. 在患者两膝之间夹上软枕
4. 患者牛女士，79 岁，体重约 41 kg，护士独自为其翻身时，以下操作不正确的是 （　　）
   A. 将患者肩部、臀部移向护士侧床沿　B. 将患者双下肢移近护士侧床沿
   C. 协助或嘱患者屈膝　D. 一手托肩一手托膝部
   E. 轻推患者，使其面对护士

5. 患者刘女士,60 岁,体重约 70 kg,两名护士共同为患者翻身,以下操作不正确的是 (　　)

A. 两名护士站在床的同侧　　B. 一人托臀部和腘窝
C. 一人托患者腰背部　　D. 两人同时抬起患者
E. 轻推患者转向对侧

6. 患者李先生,45 岁,颅内血肿清除术后第 2 天,护士需要为患者更换卧位,以下操作错误的是 (　　)

A. 将患者导管妥善固定后再翻身　　B. 让患者卧于患侧
C. 注意节力原则　　D. 先换药再翻身
E. 两人协助患者翻身

【选择题答案】

1. D　2. B　3. B　4. E　5. C　6. B

【评判性思考】

1. 在翻身过程中,应该如何保证患者的安全、舒适?
2. 侧卧患者为促进舒适,软枕常垫于哪些位置比较合理?

模块四 运送患者法

项目一 平车运送法

【实验学时】

1 学时。

【实验类型】

技能型实验。

【学习目标】

1. 能说出各种患者搬运法的目的及注意事项。
2. 能正确操作挪动法及一人、两人、三人、四人法搬运患者。
3. 能正确应用平车运送患者。
4. 能熟练与患者交流,适时进行健康教育,随时观察患者身体状况。

【实验目的】

运送行动不便的患者入院,做各种特殊检查、治疗、手术或转运。

【临床案例】

患者丁某某,女,50 岁,因车祸急诊入院,主诉:剧烈头痛、恶心 6 h 余。急诊颅脑 CT 检查提示:右侧额颞叶脑挫伤伴血肿形成,右颞硬脑膜外血肿,颅底骨折。诊断:颅脑损伤,颅底骨折。入院后急诊手术,手术过程顺利,术后第 2 天,患者意识恢复,医嘱:复查颅脑 CT。

【实验准备】

1. 护士准备:衣帽整洁,修剪指甲,洗手,戴口罩。

2. 物品准备:平车、带套的毛毯或棉被,骨折患者应有木板垫于平车上,并将骨折部位固定稳妥,颈椎、腰椎骨折患者或病情较重的患者,应备有帆布中单或布中单。

3. 患者准备

(1)患者和家属了解平车运送法的目的、意义、过程、注意事项及配合操作的要点。

(2)做好运送前的准备。

4. 环境准备:环境宽敞,便于操作。

【操作步骤】

一、操作前核对、评估、与患者沟通

1. 核对患者的床号、姓名、腕带。

2. 评估患者的病情、意识状态、生命体征及躯体活动能力，患者损伤的部位和理解合作程度。

3. 评估操作环境是否宽敞、安全，地面无湿滑、无障碍物，便于操作。

（参考解释语）

您好，请问您叫什么名字？让我核对一下您的腕带好吗？丁女士您好，我是您的责任护士小李，昨天您做了手术，手术过程很顺利，您现在病情稳定，为了进一步观察您的病情，术后医嘱做一个头部CT，现在我们准备用平车送您过去，我去取平车，等会请您配合我一下，我去准备一下马上过来。

二、操作过程

1. 移开床旁桌、松开盖被，帮助患者移向床边，将平车与床平行并紧靠床边。

2. 推平车大轮端至床尾，使平车紧靠床缘，制动闸制动。

3. 松开盖被，协助穿衣。

（参考解释语）

丁女士，现在我们要送您去做CT，我们来帮您移到平车上。请您配合我们一下好吗？我们会很小心的，您不必紧张。

4. 安置好患者身上的导管，避免导管脱落、受压或液体反流。

5. 搬运患者上平车。

（参考解释语）

丁女士，一会儿请您配合着我们的指导，如果有不舒服请一定要告诉我们。

平车运送法

（1）挪动法（适用于能在床上配合的患者） 护士抵住平车，帮助患者按上身、臀部、下肢的顺序向平车挪动（如果从平车移向床上时，顺序是下肢→臀部→上身），协助患者躺卧舒适，盖好盖被。

（2）一人搬运法（适用于儿童、体重较轻的患者）

1）协助患者移至床边。

2）协助患者屈膝，护士一手臂自患者近侧腋下伸至对侧肩部外侧，另一手臂伸入患者大腿下，患者双臂交叉于搬运者颈后，护士抱起患者移步转身，轻轻放于平车上，使患者躺卧舒适，盖好盖被。

（3）两人搬运法（适用于体重较重、不能活动的患者）

1）甲、乙两人站在患者同侧床旁，协助患者将上肢交叉放于胸前。

2）护士甲一手臂伸至患者头、颈、肩下方，另一手臂伸至患者腰部下方；护士乙一手臂伸至患者臀部下方，另一手臂伸至患者膝部下方，两人同时抬起患者至近侧床缘，再同时抬起患者稳步向平车处移动，将患者轻放于平车上，盖好盖被。

(4)三人搬运法(适用于体重超重、不能活动的患者)

1)三名护士(甲、乙、丙)站于床同侧,将患者移至床边。

2)护士甲一手臂托住患者的头颈肩下方,另一手臂托住腰部,护士乙双手托住患者背、腰、臀部;护士丙双手托住患者膝部及双足,三人同时抬起患者至近侧床缘,再同时抬起患者稳步向平车处移动,轻放于平车中央,使患者躺卧舒适,盖好盖被。

(5)四人搬运法(适用于病情危重或颈、腰椎骨折等患者)

1)移开床旁桌、椅,推平车与床平行并紧靠床边。

2)将帆布兜或中单放于患者腰、臀部下方。

3)搬运者甲、乙分别站于床头和床尾;搬运者丙、丁分别站于病床和平车的一侧,搬运者甲抬起患者的头、颈、肩;搬运者乙抬起患者的双足;搬运者丙、丁分别抓住帆布兜或者中单四角,四人同时抬起患者向平车处移动。

4)将患者放于平车中央,协助其躺好,盖好盖被。

6. 整理床单位,铺暂空床。

7. 询问患者感受,交代注意事项。

(参考解释语)

丁女士,您现在感觉怎么样?您配合得很好,现在您已经在平车上了,我帮您把车旁的护栏拉上,请您将手交叉到胸前,这样出去的时候就不会撞到门框或墙壁了,您有什么不舒服的一定要告诉我,很快就到CT室了,做CT时会有专门的医生、护士告诉您注意事项和配合方法,请您不要紧张。

8. 松开平车制动闸,推患者至目的地。

【操作流程图】

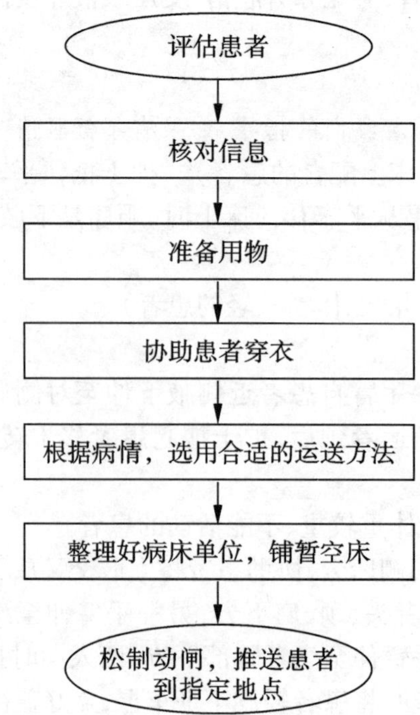

【注意事项】

1. 严格执行查对制度。

2. 在操作过程中注意保护患者的隐私，并采取适当的保暖措施，防止患者着凉，注意动作轻稳、准确，确保患者安全、舒适。

3. 运送过程中，患者头部应卧于大轮端，以减轻由于转动过多或颠簸所引起的不适；护士站在患者头侧，以利于观察病情，避免引起并发症；平车上、下坡时，患者的头部应在高处，以防引起患者不适。

4. 有引流管及输液管时，要固定妥当并保持通畅。

5. 运送骨折患者，平车上要垫木板，并将骨折部位固定好。

6. 运送过程中要保持车速平稳，进出门时，应先将门打开，不可用车撞门，以免震动患者、损坏建筑物。

7. 冬季要注意保暖，以免受凉，保证患者的持续性治疗不受影响。

【操作评分标准】

平车运送法操作考核评分标准见表4-1。

表4-1　平车运送法操作考核评分标准

项目	操作要求	分值	考试评分	备注
操作前准备（5分）	护士准备：衣帽整洁，修剪指甲，洗手，戴口罩	3		
	用物准备：用物齐全、放置有序	2		
评估（5分）	患者的姓名、年龄、病情、诊断、生命体征、意识状态、肢体活动度、肢体肌力、合作程度、治疗、伤口、管道情况及有无约束、平车各部件性能是否良好	2		
	评估患者周围环境（安全、地面无湿滑、无障碍物）	1		
	向清醒患者告知使用平车的目的、方法及配合要点	1		
	询问大小便情况	1		
操作要点（70分）	查对患者，再次解释，态度和蔼取得信任合作	5		
	安置好患者身上的管道，松开盖被	5		
	挪动法：移动方法、顺序正确 用力正确	6 4		
	一人法：移动方法、顺序正确 用力正确	6 4		
	两人法：移动方法、顺序正确 用力正确	6 4		

续表 4-1

项目	操作要求	分值	考试评分	备注
操作要点（70 分）	三人法:移动方法、顺序正确 用力正确	6 4		
	四人法:移动方法、顺序正确 用力正确	6 4		
	根据病情协助患者取舒适体位,重新检查各导管,拉好护栏,盖好盖被	10		
操作后终末处置（5 分）	整理好床单位,铺暂空床	2		
	松制动闸,推至指定地点	3		
操作后评价（15 分）	搬运患者时妥善安置导管,避免脱落、受压或液体逆流	4		
	搬运过程中注意节力原则,注意职业防护,人文关怀	4		
	运送过程中,护士应站于患者的头侧,密切观察病情变化,颅脑损伤、颌面部外伤及昏迷的患者,应将头偏向一侧。发生心搏呼吸骤停、窒息等情况时,就地抢救	4		
	固定护栏,不合作/躁动不安患者使用约束带	3		
总分		100		

【选择题】

1. 用平车运送患者时,做法不正确的是 （　　）
   A. 冬季注意为患者保暖
   B. 头部应置于大轮端,上、下坡时告知患者
   C. 下坡时使患者头在低处一端
   D. 注意观察患者生命体征
   E. 保持行车平稳,维持治疗
2. 颈椎骨折患者应用哪种搬运方法 （　　）
   A. 两人法　　B. 三人法
   C. 四人法　　D. 一人法
   E. 挪动法
3. 用挪动法协助患者自行从床到平车时,正确的顺序应为 （　　）
   A. 臀部→上身→下肢　　B. 臀部→下肢→上身
   C. 下肢→臀部→上身　　D. 上身→臀部→下肢
   E. 上身→下肢→臀部
4. 用平车转运患者时应核对 （　　）

A. 医嘱、床号、姓名、ID 号/住院号　　B. 了解转运目的
C. 核对患者姓名、ID 号/住院号　　D. 核对患者姓名、性别
E. 核对患者姓名、出生年月

5. 一人搬运法适用于　　(　　)
A. 不能自己活动、体重较重者　　B. 病情许可、体重较轻者
C. 适用于危重患者　　D. 病情许可、能配合动作者
E. 腰椎骨折患者

6. 两人搬运法应为　　(　　)
A. 甲:一手臂托住患者颈肩部,另一手臂托住患者腰部;乙:一手臂托住患者臀部,另一手臂托住患者腘窝部
B. 甲:一手臂托住患者颈肩部,另一手臂托住患者背部;乙:一手臂托住患者臀部,另一手臂托住患者小腿部
C. 甲:一手臂托住患者肩部,另一手臂托住患者腰部;乙:一手臂托住患者大腿部,另一手托住患者腘窝部
D. 甲:一手臂托住患者颈部,另一手臂托住患者腰部;乙:一手臂托住患者臀部,另一手臂托住患者腘窝部
E. 甲:一手臂托住患者颈肩部,另一手臂托住患者背部;乙:一手臂托住患者腰部,另一手臂托住患者腘窝部

7. 三人搬运法应为　　(　　)
A. 甲:托住患者头部;乙:托住患者背、臀部;丙:托住患者小腿
B. 甲:托住患者颈、肩部;乙:托住患者臀部;丙:托住患者腘窝
C. 甲:托住患者头肩部;乙:托住患者背部;丙:托住患者腘窝
D. 甲:托住患者肩部;乙:托住患者背、臀部;丙:托住患者腘窝
E. 甲:托住患者头、颈、肩部;乙:托住患者背、臀部;丙:托住患者腘窝

8. 用平车运送患者上、下坡时,患者头部应在高处一端的主要目的是　　(　　)
A. 以免血压下降　　B. 以免呼吸不畅
C. 以免头部充血不适　　D. 以防坠车
E. 有利于与患者交谈

9. 用平车转送患者时,挪动法中,平车与病床的位置是　　(　　)
A. 平行　　B. 呈钝角
C. 呈锐角　　D. 平车置于床尾
E. 平车置于床头

10. 用平车转送患者时,四人搬运法中,平车与病床的位置应为　　(　　)
A. 平车与病床平行放置,紧靠床边　　B. 平车与病床呈钝角放置,紧靠床边
C. 平车与病床呈锐角放置,紧靠床边　　D. 平车放置在床尾,紧靠床边
E. 平车置于床头,紧靠床边

【选择题答案】

1. C　2. C　3. D　4. A　5. B　6. A　7. E　8. C　9. A　10. A

【评判性思考】

使用平车运送患者时应注意什么？运送过程中需要注意什么？

项目二　轮椅运送法

【实验学时】

1 学时。

【实验类型】

技能型实验。

【学习目标】

1. 能说出轮椅运送法的注意事项及适用对象。
2. 能正确实施轮椅运送法的操作。
3. 能熟练与患者交流,适时进行健康教育,随时观察患者身体状况。

【实验目的】

1. 护送不能行走但能坐起的患者入院、出院、检查、治疗或室外活动。
2. 帮助患者下床活动,促进血液循环和体力恢复。

【临床案例】

患者张某某,男,38 岁,查体发现胆囊结石 10 余年,主诉:右上腹痛伴呕吐 2 d。收入院,诊断:胆囊结石。完善相关检查后全麻下行腹腔镜胆囊切除术,手术顺利,术后病情平稳,术后 5 d,遵医嘱:轮椅运送复查腹部彩超。

【实验准备】

1. 护士准备:衣帽整洁,修剪指甲,洗手,戴口罩。

2. 物品准备:轮椅(各部件性能良好)、毛毯(根据季节酌情准备)、别针、软枕(根据患者需要)、外衣(根据患者需要)。

3. 患者准备

(1)患者和家属了解轮椅运送法的目的、意义、过程、注意事项及配合操作的要点。

(2)做好运送前的准备。

4. 环境准备:环境宽敞、便于操作。

【操作步骤】

一、操作前核对、评估、与患者沟通

1. 核对患者的床号、姓名、腕带。

2. 评估患者的体重、意识状态、病情与躯体活动能力，患者损伤的部位和理解合作程度。

3. 评估操作环境是否宽敞、安全，地面无湿滑、无障碍物，便于操作。

4. 向患者或家属解释轮椅使用方法及配合要点。

（参考解释语）

您好，让我核对一下您的腕带好吗？张先生您好，我是您的责任护士小李，您的手术过程很顺利，您身体恢复得很好，病情稳定，为了进一步观察您的病情，术后医嘱需要做腹部彩超检查，现在我们准备用轮椅送您过去，我先去取轮椅，等会儿请您配合我一下，我去准备一下马上过来。

二、操作过程

1. 将轮椅推至患者床旁，使椅背与床尾平齐，椅面朝向床头，扳制动闸将轮椅制动，翻起脚踏板。

2. 安置好患者身上的导管，避免导管脱落、受压或液体反流。

（参考解释语）

张先生，为了方便操作。现在我们来帮助您移到轮椅上，请您不要紧张。

3. 撤掉盖被，扶患者坐起，协助患者穿衣、裤、袜子。

轮椅运送法

（参考解释语）

张先生，请您以手掌撑在床面上，双足垂床缘，双手置于我的肩上，我们协助您穿好鞋子。

4. 护士双手环抱患者腰部，协助患者下床。

5. 协助患者转身，嘱患者用手扶住轮椅把手，坐于轮椅中。翻下脚踏板，协助患者将双足置于脚踏板上。

6. 整理床单位，铺暂空床，观察患者，确定无不适后，放松制动闸，推患者至目的地。

（参考解释语）

张先生，您现在感觉怎么样？您配合得很好，现在您已经坐在轮椅上了，请您将双手紧握轮椅扶手，身子向后倾，这样下坡时会比较安全，您有什么不舒服的一定要告诉我，很快就到彩超室了，做彩超时会有专门的医生、护士告诉您注意事项和配合方法，请您不要紧张。

7. 协助患者下轮椅

（1）将轮椅推至床尾，使椅背与床尾平齐，患者面向床头。

（2）扳制动闸将轮椅制动，翻起脚踏板。

（3）解除患者身上固定的毛毯别针。

（参考解释语）

张先生，我们现在下轮椅，我扶着您慢慢地站起来，转身稳稳地坐到床缘。

（4）协助患者站起、转身、坐于床缘。协助患者脱去鞋子及保暖外衣，躺卧舒适，盖好盖被。

（5）整理床单位。

（参考解释语）

张先生，您的检查已经做完了，您配合得很好，休息一会，吃些东西，我把床头呼叫器放您枕边，有什么不舒服的按呼叫器叫我们，我们也会随时过来看望您。谢谢您的配合。

【操作流程图】

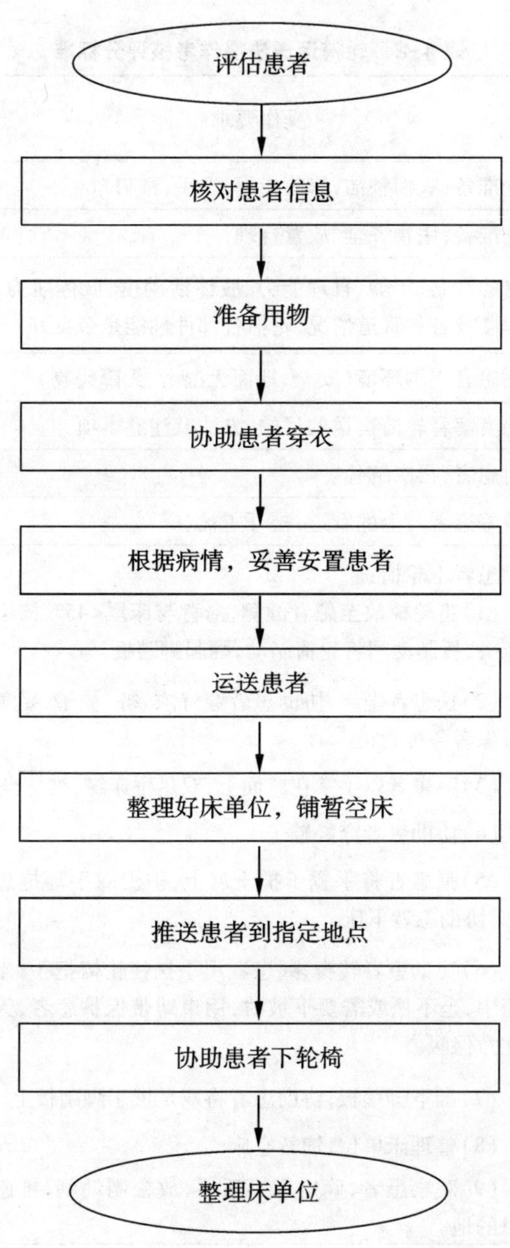

【注意事项】

1. 保证患者安全、舒适。
2. 根据室外温度适当增加衣服、盖被，以免患者受凉。
3. 告知患者在搬运过程中，如感不适立刻向护士说明，防止意外发生。

【操作评分标准】

轮椅运送法操作考核评分标准见表4–2。

表4–2 轮椅运送法操作考核评分标准

项目	操作要求	分值	考试评分	备注
操作前准备（5分）	护士准备：衣帽整洁，修剪指甲，洗手，戴口罩	2		
	用物准备：用物齐全、放置合理	3		
评估（5分）	患者的姓名、年龄、自理能力、肢体活动度、肢体肌力、合作程度及各种管道情况，轮椅各部件性能是否良好	3		
	评估患者周围环境（安全、地面无湿滑、无障碍物）	1		
	向患者解释轮椅运送的目的、方法及注意事项	1		
操作要点（70分）	查对患者，再次解释	2		
	安置好患者身上的管道，松开盖被	5		
	协助患者上轮椅： （1）将轮椅放至患者健侧，椅背与床尾<45°，椅面朝向床头，扳制动闸将轮椅制动，翻起脚踏板	5		
	（2）扶患者坐起，协助患者穿好衣、裤、袜子，妥善处理好患者各种管道	6		
	（3）嘱患者以手掌在床面上，双足垂床缘，维持坐姿	5		
	（4）协助患者穿好鞋子	2		
	（5）嘱患者将手置于护士肩上，护士双手环抱患者腰部，协助患者下床	8		
	（6）协助患者转身，嘱患者用手扶住轮椅把手，坐于轮椅中，坐不稳或需要下坡时，用束缚带保护患者，天冷时注意保暖	6		
	（7）翻下脚踏板，协助患者将双足置于脚踏板上	5		
	（8）整理床单位，铺暂空床	5		
	（9）观察患者，确定无不适后，放松制动闸，推患者至目的地	5		

续表 4-2

项目	操作要求	分值	考试评分	备注
操作要点（70 分）	协助患者下轮椅： （1）将轮椅推至床另一侧的床尾，使轮椅与床尾< 45°，患者面向床头，扳制动闸将轮椅制动，翻起脚踏板，协助患者站起、转身、坐于床缘	8		
	（2）协助患者脱去鞋子及保暖外衣，结合病情安置合适体位，注意保暖，整理床单位。推轮椅至原处放置，规范洗手	8		
操作后终末处置（5 分）	整理好床单元，铺暂空床	2		
	松制动闸，推至指定地点	3		
操作后评价（15 分）	关爱患者，沟通有效，注意保护患者隐私	5		
	确保患者安全、舒适，注意保暖	3		
	遵循节力原则，速度适宜	3		
	用物备齐、保证性能良好，操作熟练，人文关怀	4		
总分		100		

【选择题】

1. 使用轮椅运送患者时，下列做法错误的是　（　　）
   A. 随时观察患者面色　B. 用毛毯将患者围好防着凉
   C. 下坡时速度要慢　D. 嘱患者自行上、下车
   E. 嘱患者尽量靠前坐
2. 辅助老人上下轮椅时，为确保患者安全，应做到　（　　）
   A. 嘱患者手扶把手，靠前坐　B. 行进中患者不可前倾身
   C. 翻下脚踏板，向后坐　D. 护士站轮椅前，固定轮椅
   E. 下坡减慢速度，防滑坡
3. 护士用轮椅运送患者前应评估轮椅的　（　　）
   A. 款式　B. 生产厂家
   C. 品牌　D. 安全性能
   E. 生产日期
4. 用轮椅接送患者时，轮椅位置应为　（　　）
   A. 放在病房门口　B. 放在床头，面向床尾
   C. 放在床旁，面向床尾　D. 面向床头，椅背与床尾平齐
   E. 放在床旁，面向床头

5. 患者坐在轮椅上时，为防止跌倒，应嘱患者 （　　）

A. 扶好扶手，尽量向后坐　　B. 扶好扶手，尽量向前坐

C. 两手放膝上，尽量向前坐　　D. 两手放膝上，尽量向后坐

E. 两手放胸前，尽量向前坐

6. 关于轮椅运送法的叙述错误的是 （　　）

A. 接患者时椅背与床尾平齐　　B. 闸应制动

C. 护士站在轮椅一侧　　D. 患者应抬头后靠

E. 身体不平衡者，可系安全带

7. 关于轮椅运送法的叙述正确的是 （　　）

A. 保证患者安全

B. 保证患者舒适

C. 根据室外温度适当增加衣服、盖被，以免患者受凉

D. 告知患者在搬运过程中，如感不适立刻向护士说明，防止意外发生

E. 以上都正确

8. 轮椅运送患者需要准备的用物包括 （　　）

A. 轮椅

B. 毛毯（根据季节酌情准备）

C. 别针、软枕（根据患者需要）

D. 外衣（根据患者需要）

E. 以上都是

【选择题答案】

1. D　2. E　3. D　4. D　5. A　6. C　7. E　8. E

【评判性思考】

使用轮椅运送患者时应注意什么？

模块五　无菌技术

项目一 无菌持物钳使用法

【实验学时】

1 学时。

【实验类型】

技能型实验。

【学习目标】

1. 能正确使用无菌持物钳取放无菌物品。
2. 在操作中正确应用无菌技术操作原则。

【实验目的】

取放和传递无菌物品,保持无菌物品的无菌状态。

【临床案例】

患者赵某某,女,35 岁,以"右上肢外伤后疼痛、出血 2 h"为主诉入院,完善相关检查,诊断:右上肢撕脱伤,立即给予右上肢外伤清创缝合术,遵医嘱给予术后换药 1 次。张护士按无菌操作方法进行用物准备,协助医生换药,现使用无菌持物钳取无菌纱布。

【实验准备】

1. 护士准备:衣帽整洁,修剪指甲,洗手,戴口罩。
2. 用物准备:无菌持物钳、盛放无菌持物钳的容器。
3. 环境准备:清洁、宽敞、明亮、定期消毒。

【操作步骤】

一、操作前评估

1. 评估操作环境是否符合无菌技术操作要求。
2. 评估操作者仪表是否符合规范。

二、操作过程

1. 准备

(1)护士准备:衣帽整齐,洗手,戴口罩。

(2)用物准备:无菌持物钳 1 套、手表、笔。物品摆放有序。

2. 检查:检查无菌持物镊包标签上的名称、灭菌有效期及包外灭菌化学指示物是否变色,包布有无破损、潮湿等。

3. 取钳:打开包布,检查包内灭菌化学指示物是否变标准黑色,取出持物镊缸,放于治疗台上。

4. 标注:在包外灭菌化学指示物上注明开启日期和时间,粘贴于无菌镊缸口缘下 2 cm 处。

5. 取无菌持物钳:一手打开盛放无菌持物钳的容器盖,手持无菌持物钳上 1/3 处,闭合钳端,将钳移至容器中央,垂直取出,关闭容器盖,注意双手不要跨越无菌区。

无菌持物钳使用法

6. 使用无菌持物钳:保持钳端向下,在腰部以上视线范围内活动,不可倒转向上。

7. 放无菌持物钳:用后一手闭合钳端,一手打开容器盖,快速垂直放回容器,关闭容器盖,注意钳端不能触碰容器壁。

8. 整理用物,洗手。

【操作流程图】

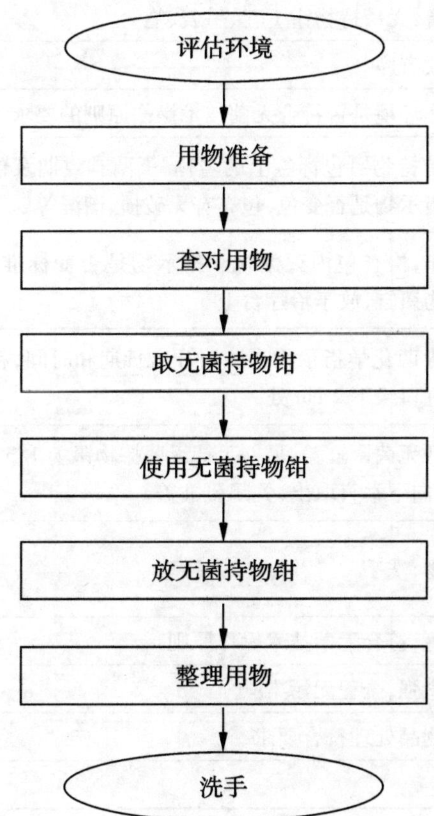

【注意事项】

1. 严格遵循无菌操作原则。

2. 取、放无菌持物钳时应闭合钳端,不可触及容器口边缘。

3. 无菌持物钳不能夹取未灭菌物品,不能夹取油纱布,不能用于换药或消毒皮肤,以防被污染。

4. 始终保持前端向下,不可触及非无菌区;距离较远时,应将持物钳或容器一起移至操作处就地使用。

5. 首次使用时应记录打开日期、时间及签名;已开启的干燥无菌持物钳及容器应每4 h更换一次,如有污染或可疑污染应立即更换并重新灭菌。

【操作评分标准】

无菌持物钳使用法操作考核评分标准见表5-1。

表5-1　无菌持物钳使用法操作考核评分标准

项目	操作要求	分值	考试评分	备注
操作前准备（15分）	护士准备:衣帽整齐,修剪指甲,洗手,戴口罩	5		
	用物准备:无菌持物钳1套、手表、笔	5		
	物品摆放有序	5		
评估(5分)	评估操作环境是否符合无菌技术操作原则的要求	5		
操作要点（55分）	检查无菌持物镊包标签上的名称、灭菌有效期及包外灭菌化学指示物是否变色,包布有无破损、潮湿等	20		
	打开包布,检查包内灭菌化学指示物是否变标准黑色,取出持物镊缸,放于治疗台上	10		
	在包外灭菌化学指示物上注明开启日期和时间,粘贴于无菌镊缸口缘下2 cm处	10		
	一手打开无菌镊缸盖,另一手持无菌持物镊上1/3处,闭合镊端,向下垂直取出,关闭镊缸盖	15		
操作后处置（5分）	整理用物,洗手	5		
操作后评价（20分）	操作熟练,符合无菌技术操作原则	10		
	无菌观念强,全程无污染	5		
	用过的物品处理符合要求	5		
总分		100		

【选择题】

1. 已开启的干燥无菌持物钳及容器的有效期为　（　　）
   A. 4 h　　B. 6 h
   C. 8 h　　D. 12 h
   E. 24 h
2. 无菌持物钳的正确使用方法是　（　　）
   A. 可夹取任何无菌物品　　B. 取放无菌持物钳时,钳端应闭合
   C. 手术室持物钳每周消毒 1 次　　D. 使用时钳端向上
   E. 使用后钳端应闭合放置
3. 无菌持物钳的正确使用方法是　（　　）
   A. 可以夹取任何无菌物品
   B. 手术室及门诊换药室使用均应每日消毒 1 次
   C. 到远处夹取物品应持无菌持物钳速去速回
   D. 取无菌持物钳时钳端无须闭合
   E. 钳端向上,不可跨越无菌区域

【选择题答案】

1. A　2. B　3. B

【评判性思考】

为什么不能用无菌持物钳夹取油纱布?

项目二 无菌容器使用法

【实验学时】

1 学时。

【实验类型】

技能型实验。

【学习目标】

1. 能正确取用无菌容器内的无菌物品。
2. 在操作中正确应用无菌技术操作原则。

【实验目的】

用于盛放无菌物品并保持其无菌状态。

【临床案例】

患者赵某某,男,40 岁,以“全身多处疼痛伴右上肢无力 1 d”为主诉入院,完善相关检查,诊断:多发伤。立即给予伤口处清创缝合术,术后医嘱给予换药 1 次。李护士按无菌操作方法进行用物准备,协助医生换药,现使用无菌持物钳取无菌容器内物品。

【实验准备】

1. 护士准备:衣帽整洁,修剪指甲,洗手,戴口罩。
2. 用物准备:盛有无菌持物钳的无菌罐、盛放无菌物品的容器,常用的无菌容器有无菌盒、罐、盘等,无菌容器内盛灭菌器械、棉球、纱布等。
3. 环境准备:清洁、宽敞、明亮、定期消毒。

【操作步骤】

一、操作前评估

1. 评估操作环境是否符合无菌技术操作要求。
2. 评估操作者仪表是否符合规范。

二、操作过程

1. 检查:核对无菌容器包的名称、书写内容、灭菌有效期,检查包外灭菌化学指示物是否变色均匀,包布有无潮湿、破损等。

2. 取无菌容器:将无菌容器包平放在清洁、干燥、平坦的台面上,揭下包外灭菌化学指示物,打开外角再按原折顺序打开左右两角。检查包内灭菌化学指示物,是否变色均匀。无菌持物镊(钳)取出无菌容器,置于治疗台面上。

3. 开盖:取物时,一手打开容器盖,内面向上置于稳妥处或拿在手中。

无菌容器使用法

4. 放置无菌物品:置入无菌敷料或倒入无菌溶液。

5. 关盖:容器盖立即由一边折叠向内盖上,避免容器内无菌物品在空气中暴露过久,注意双手不要跨越无菌区。

6. 处理:整理用物,洗手。

【操作流程图】

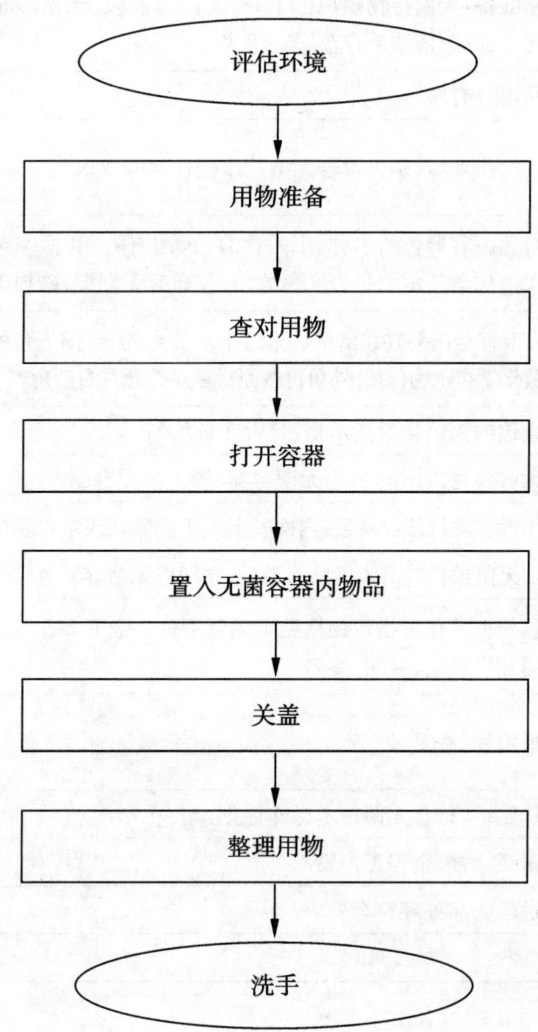

【注意事项】

1. 严格遵循无菌操作原则。
2. 无菌物品一旦取出,即使未用,也不可再放回无菌容器内。
3. 首次打开无菌容器应记录开启日期、时间及签名;开启后,24 h 内有效。

【操作评分标准】

无菌容器使用法操作考核评分标准见表 5-2。

表 5-2 无菌容器使用法操作考核评分标准

项目	操作要求	分值	考试评分	备注
操作前准备 (15 分)	护士准备:衣帽整齐,修剪指甲,洗手,戴口罩	5		
	用物准备:无菌持物镊(钳)1 套、无菌容器包、无菌纱布或无菌棉球、清洁治疗盘、笔、手表	5		
	物品摆放有序	5		
操作前评估 (5 分)	评估操作环境,是否符合无菌技术操作原则要求	5		
操作要点 (65 分)	核对无菌容器包的名称,书写内容,灭菌有效期,检查包外灭菌化学指示物是否变色均匀,包布有无潮湿、破损等	20		
	将无菌容器包平放在清洁、干燥、平坦的台面上,揭下包外灭菌化学指示物,打开外角再按原折顺序打开左右两角	10		
	检查包内灭菌化学指示物,是否变色均匀	5		
	用无菌持物镊(钳)取出无菌容器,置于治疗台面上	10		
	操作者一手打开容器盖,内面朝上置于稳妥处或拿在手中	5		
	置入无菌敷料或倒入无菌溶液后,立即将无菌容器盖盖严	10		
	将包外灭菌化学指示物粘贴于无菌镊缸口缘下 2 cm 处,注明开启日期、时间、签名	5		
操作后处理 (5 分)	整理用物,洗手	5		
全程质量标准 (10 分)	操作熟练,符合无菌技术操作原则	4		
	无菌观念强,全程无污染	3		
	用过的物品处理符合要求	3		
总分		100		

【选择题】

1. 已开启的无菌容器的有效期为　　（　　）

A. 8 h　　B. 12 h

C. 24 h　　D. 7 d

E. 1 个月

2. 病区盛放消毒溶液的容器每周更换消毒　　（　　）

A. 1 次　　B. 2 次

C. 3 次　　D. 4 次

E. 5 次

3. 取用无菌溶液时,应首先核对　　（　　）

A. 瓶签　　B. 瓶身有无裂缝

C. 瓶盖有无松动　　D. 溶液有无沉淀

E. 溶液有无混浊

【选择题答案】

1. C　2. B　3. A

【评判性思考】

1. 简述清洁区操作注意事项。
2. 简述使用无菌持物钳取出无菌容器内物品时的注意事项。

项目三 无菌包使用法

【实验学时】

1 学时。

【实验类型】

技能型实验。

【学习目标】

1. 能说出无菌包操作原则。
2. 能正确说出使用无菌包的注意事项。
3. 能熟练进行无菌包技术操作。

【实验目的】

取出无菌包内物品并保持无菌状态,供无菌操作使用。

【临床案例】

患者张某某,男,36 岁,以“右手拇指受伤 2 h”为主诉入院,完善相关检查,诊断:右手拇指开放性外伤,立即给予右手拇指外伤清创缝合术,术后医嘱给予换药 1 次。王护士按无菌操作方法进行用物准备,协助医生换药,现取无菌包内无菌治疗巾。

【实验准备】

1. 护士准备:衣帽整洁,修剪指甲,洗手,戴口罩。
2. 用物准备:无菌包一个、无菌持物镊(钳)缸 1 套。
3. 环境准备:环境符合无菌操作要求。

【操作步骤】

一、操作前核对、评估

1. 评估环境是否符合无菌技术操作要求。

2. 检查无菌包布有无松散、破损、潮湿,包布外的灭菌化学指示物是否变色均匀;查对无菌包的名称、有效灭菌日期、灭菌标识。

二、操作过程

1. 将无菌包平放在清洁、干燥、平坦的台面上，揭下包外灭菌化学指示物，按折叠顺序逐层打开无菌包；若双层包裹的无菌包，内层无菌巾使用无菌持物钳打开。

2. 用无菌持物钳夹取物品，包内物品一次未用完，在未污染的情况下，按原折痕包好，注明开包日期、时间、签名，有效期为 24 h。

无菌包使用法

3. 包内物品一次全部取出时，可将包托在手中打开，另一手将包布四角抓住，使包内物品妥善投置于无菌区域内。

【操作流程图】

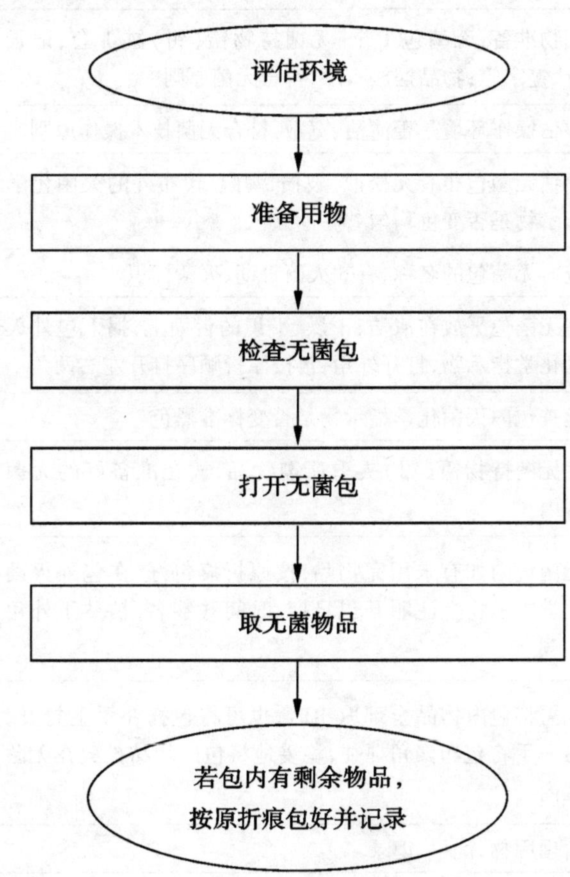

【注意事项】

1. 严格遵循无菌操作原则。

2. 打开包布时手只能接触包布四角外面，不可触及包布内面，不可跨越无菌区；包内物品未用完，应按原折痕包好，注明开包日期、时间并签名，限 24 h 内使用。

3. 无菌包过期、潮湿或包内物品被污染时，均需重新灭菌。包布有破损时不能使用。

4. 无菌包应按消毒日期顺序放置在固定的柜橱内，并保持清洁、干燥，与非灭菌包分开放置，并定时检查无菌包是否过期。

【操作评分标准】

无菌包使用法操作考核评分标准见表5-3。

表5-3 无菌包使用法操作考核评分标准

项目	操作要求	分值	考试评分	备注
操作前准备（10分）	护士准备：衣帽整洁，修剪指甲，洗手，戴口罩	3		
	用物准备：无菌包1个、无菌持物镊（钳）缸1套、记录纸、签字笔；物品摆放有序，符合无菌原则	7		
评估（5分）	评估操作环境是否清洁、宽敞，符合无菌技术操作原则	2		
	评估无菌包布有无松散、破损、潮湿，包布外的灭菌化学指示物是否变色均匀	3		
操作要点（75分）	查对无菌包的名称、有效灭菌日期、灭菌标识	5		
	将无菌包平放在清洁、干燥、平坦的台面上，揭下包外灭菌化学指示物，打开外角，再按原折顺序打开左右两角	20		
	检查包内灭菌化学指示物是否变标准黑色	5		
	用无菌持物镊（钳）夹取所需物品，放在准备好的无菌区内	15		
	无菌包内如有未用完物品，按原折痕包好，在包外灭菌化学指示物上注明开包日期、时间并签名，粘贴于外角一侧	10		
	如需将包内物品全部取出时，也可将包托在手上打开，另一手将包布四角抓住，稳妥地将包内物品投放在无菌区内	15		
	清理用物，洗手，记录	5		
全程质量标准（10分）	操作熟练，符合无菌技术操作原则	3		
	无菌观念强，全程无污染	4		
	用过的物品处理符合要求	3		
总分		100		

【选择题】

1. 无菌包打开后未用完,可保留的时间是　　(　　)

A. 4 h　　B. 8 h

C. 12 h　　D. 24 h

E. 48 h

2. 无菌包被浸湿应　　(　　)

A. 重新灭菌后备用　　B. 晾干后备用

C. 马上使用　　D. 烤干后备用

E. 在 24 h 内使用

3. 关于无菌包保管原则的说法,错误的是　　(　　)

A. 无菌包和非无菌包应分开放置

B. 应放在清洁干燥物品柜内

C. 应注明灭菌日期

D. 无菌包一经打开,包内物品不可再用

E. 无菌包的有效期一般为 7 d

【选择题答案】

1. D　2. A　3. D

【评判性思考】

1. 无菌技术操作前评估哪些内容?
2. 无菌持物钳的种类有哪些?各自适用的范围是什么?
3. 如何保管无菌包?

项目四 倒取无菌溶液法

【实验学时】

1 学时。

【实验类型】

技能型实验。

【学习目标】

1. 能说出倒取无菌溶液操作原则。
2. 能正确说出倒取无菌溶液的注意事项。
3. 能熟练倒取无菌溶液。

【实验目的】

使无菌溶液保持无菌状态,供治疗护理用。

【临床案例】

患者赵某某,女,60 岁,以“摔伤 7 h”为主诉入院,完善相关检查,诊断:左股骨骨折,行急诊手术,术后医嘱给予换药 1 次。丁护士按无菌操作方法进行用物准备,协助医生换药,现配合医生倒取无菌溶液。

【实验准备】

1. 护士准备:衣帽整洁,修剪指甲,洗手,戴口罩。
2. 用物准备:无菌溶液 1 瓶、无菌容器 1 个、无菌棉签、消毒液、启瓶器、弯盘。
3. 环境准备:环境符合无菌操作要求。

【操作步骤】

一、操作前核对、评估

1. 评估操作环境是否符合无菌技术操作要求。
2. 按要求取出无菌溶液,清洁瓶身,核对无菌溶液名称、浓度、剂量、有效期。
3. 检查瓶体有无裂缝,瓶盖有无松动,对光检查溶液有无混浊、沉淀、变质等。

二、操作过程

1. 开启瓶盖，消毒瓶塞，待干后按无菌原则打开瓶塞。

2. 将贴有标签的一面握于手掌中，倒出少量溶液旋转冲洗瓶口，再由原处按需要量倒入无菌容器中。

倒取无菌溶液法

3. 立即将瓶塞盖好，必要时对瓶塞进行消毒，在瓶签上注明开瓶日期、时间并签名，放回原处。

4. 清理用物，洗手，记录。

【操作流程图】

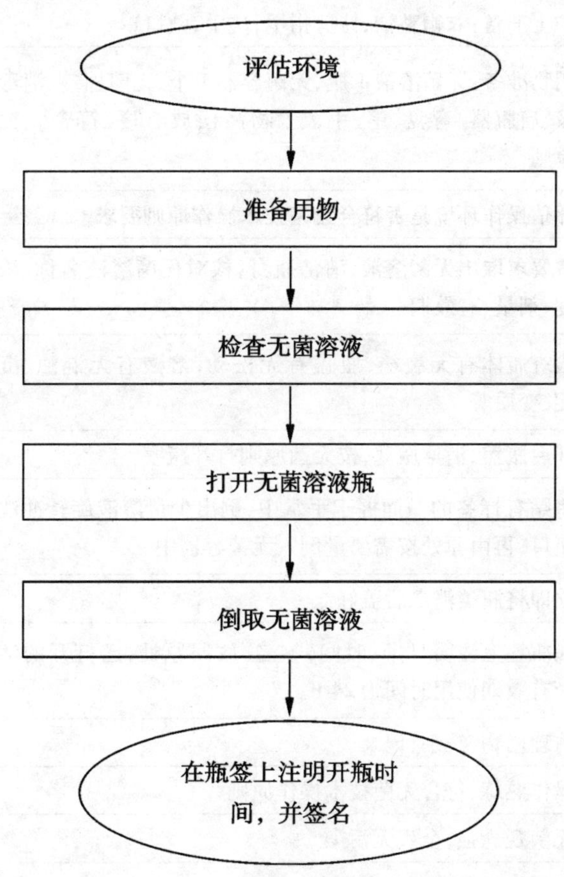

【注意事项】

1. 严格遵循无菌操作原则，不可跨越无菌区。

2. 取用无菌溶液前，应先检查并核对，确保溶液正确、质量可靠；手不可触及瓶口及瓶塞内面，防止瓶塞污染；倒溶液时，勿使瓶口接触容器口周围；已开启的溶液应在标签上注明开瓶日期及时间后放回原处。

3. 不可将物品伸入无菌溶液瓶内蘸取溶液，倾倒液体时不可直接接触无菌溶液瓶口，已倒出的溶液不可再倒回瓶内以免污染剩余液体。

4. 已开启的溶液瓶内的溶液，有效期 24 h。

【操作评分标准】

倒取无菌溶液法操作考核评分标准见表 5-4。

表 5-4　倒取无菌溶液法操作考核评分标准

项目	操作要求	分值	考试评分	备注
操作前准备 （20 分）	护士准备：衣帽整洁，修剪指甲，洗手，戴口罩	3		
	用物准备：无菌溶液 1 瓶、无菌容器 1 个、无菌棉签、消毒液、启瓶器、弯盘、笔、手表。物品摆放有序，符合无菌原则	5		
	评估操作环境是否符合无菌技术操作原则要求	2		
	按要求取出无菌溶液，清洁瓶身，核对无菌溶液名称、浓度、剂量、有效期	5		
	检查瓶体有无裂缝，瓶盖有无松动，溶液有无混浊、沉淀、变质等	5		
操作要点 （70 分）	开启瓶盖，消毒瓶塞，按无菌原则打开瓶塞	15		
	将贴有标签的一面握于手掌中，倒出少量溶液旋转冲洗瓶口，再由原处按需要量倒入无菌容器中	15		
	立即将瓶盖消毒后盖好	15		
	在瓶签上注明日期、时间，签名，放回原处，已打开的溶液有效期使用时间为 24 h	15		
	清理用物，洗手，记录	10		
全程质量标准 （10 分）	操作熟练，符合无菌技术操作原则	3		
	无菌观念强，全程无污染	4		
	用过的物品处理符合要求	3		
总分		100		

【选择题】

1. 取用无菌溶液时下列哪项违背了无菌原则 ( )
   A. 打开瓶盖,常规消毒瓶塞 B. 旋转倒出少量溶液
   C. 手握瓶直接倒入无菌容器内 D. 倒液后即消毒瓶塞盖回
   E. 剩余溶液在 24 h 内使用
2. 倒取无菌溶液时,先倒去少量溶液的目的是 ( )
   A. 练习操作,以便从原处倒出 B. 减少瓶内溶液
   C. 检查瓶口是否有裂缝 D. 检查液体是否清亮
   E. 冲洗瓶口

【选择题答案】

1. C 2. E

【评判性思考】

倒无菌溶液时是否可以直接倒出？为什么？

项目五 铺无菌盘法

【实验学时】

1 学时。

【实验类型】

技能型实验。

【学习目标】

1. 了解铺无菌盘的目的及用物准备。
2. 熟悉铺无菌盘的注意事项。
3. 掌握无菌操作原则、操作方法,增强无菌观念。

【实验目的】

形成无菌区,放置无菌物品,以供治疗护理时使用。

【临床案例】

患者赵某某,男,30 岁,以“外伤致右肘疼痛、出血、活动障碍 7 h”为主诉入院,完善相关检查,诊断:右肘关节开放性骨折并血管伤,立行急诊手术,术后医嘱给予换药 1 次。王护士协助医生换药,按无菌操作方法进行用物准备。

【实验准备】

1. 护士准备:衣帽整洁,修剪指甲,洗手,戴口罩。
2. 用物准备:无菌治疗巾、无菌持物钳及容器、无菌物品、治疗盘、记录纸、笔、手表。
3. 环境准备:环境清洁、宽敞明亮。

【操作步骤】

一、操作前评估

1. 评估操作环境是否符合无菌技术操作要求。
2. 评估操作者仪表是否符合规范。

二、操作过程

1. 评估环境，洗手，戴口罩。

2. 准备用物，合理摆放用物。

3. 检查无菌包有无破损、潮湿，包外灭菌化学指示物是否变色均匀、书写内容是否齐全规范，灭菌有效期是否合格。

4. 打开无菌包，使无菌物品暴露，检查灭菌指示化学物是否变色均匀，用无菌持物钳夹取一块治疗巾放于洁净的治疗盘内。

铺无菌盘法

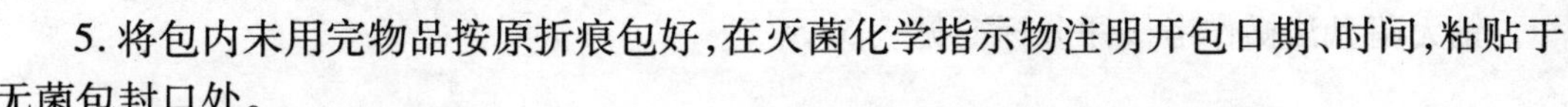

5. 将包内未用完物品按原折痕包好，在灭菌化学指示物注明开包日期、时间，粘贴于无菌包封口处。

6. 双层铺盘法：双手捏住无菌治疗巾一边外面两角，轻轻抖开，从远到近，3 折成双层底，上层呈扇形折叠，开口边向外；放入无菌物品；拉平扇形折叠层，盖于物品上。

7. 记录铺盘时间并签名。

8. 整理用物，洗手。

【操作流程图】

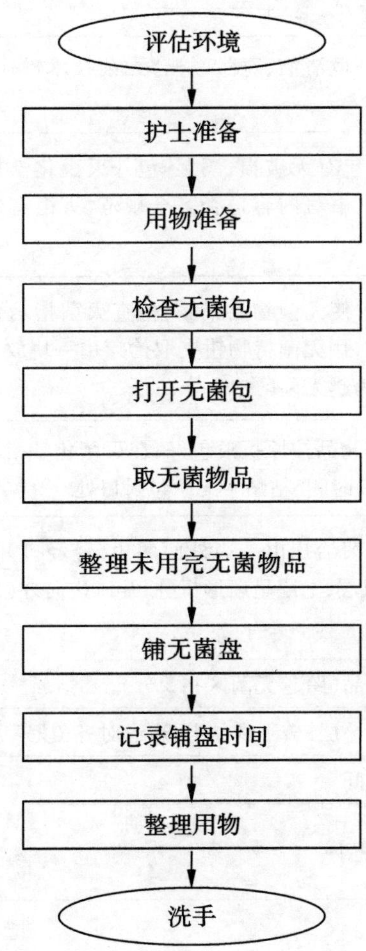

【注意事项】

1. 严格遵循无菌操作原则。
2. 铺无菌盘区域须清洁、干燥,无菌巾避免潮湿、污染。
3. 铺巾时不可触及无菌面,不可跨越无菌区。
4. 铺好的无菌盘注明日期及时间,尽早使用,有效期不超过4 h。

【操作评分标准】

铺无菌盘法操作考核评分标准见表5-5。

表5-5 铺无菌盘法操作考核评分标准

项目	操作要求	分值	考试评分	备注
操作前准备(15分)	护士准备:衣帽整洁,修剪指甲,规范洗手,戴口罩	4		
	用物准备:无菌治疗巾、无菌持物钳及容器、无菌物品、治疗盘、记录纸、笔、手表	3		
	环境准备:环境清洁、宽敞,符合无菌技术操作要求,物品摆放有序	8		
操作要点(70分)	检查无菌巾包有无破损、潮湿,包外灭菌化学指示物是否变色均匀、书写内容是否齐全规范,灭菌有效期是否合格	8		
	打开无菌包,使无菌物品暴露,检查灭菌指示化学物是否变色均匀,用无菌持物钳夹取治疗巾一块放于洁净的治疗盘内(跨越无菌区扣5分)	15		
	包内未用完物品按原折痕包好,在灭菌化学指示物上注明开包日期、时间,粘贴于无菌包封口处	10		
	双手捏住无菌治疗巾一边外面两角,轻轻抖开,从远到近,3折成双层,上层呈扇形折叠,开口边向外(跨越无菌区扣5分)	15		
	放入无菌物品(跨越无菌区扣5分)	8		
	拉平扇形折叠层,盖于物品上,边缘对齐盖好	8		
	记录铺盘时间	6		
操作后终末处置(5分)	整理用物,洗手	5		

续表 5-5

项目	操作要求	分值	考试评分	备注
操作后评价（10 分）	操作有序，方法正确，用物摆放合理	2		
	符合无菌技术操作原则	5		
	操作环境符合要求	3		
总分		100		

【选择题】

1. 有关无菌盘的使用方法，错误的是 （　　）
   A. 无菌盘铺好后应注明铺盘时间，在 4 h 内使用
   B. 未用过的无菌巾，一旦受潮变湿应晾干后再用
   C. 无菌巾内无菌物品放置有序
   D. 铺无菌盘前，应确保治疗盘清洁、干燥
   E. 一次性无菌巾使用后应弃入医疗废物桶内
2. 铺无菌盘时，下列哪项做法是错误的 （　　）
   A. 用无菌持物钳夹取治疗巾　　B. 注意使治疗巾边缘对齐
   C. 有效期不超过 6 h　　D. 治疗巾开口部分及两侧反折
   E. 有效期不超过 4 h

【选择题答案】

1. B　2. C

【评判性思考】

铺好的无菌盘无菌区在后续操作应注意什么？

项目六 戴、脱无菌手套法

【实验学时】

1 学时。

【实验类型】

技能型实验。

【学习目标】

1. 了解戴、脱无菌手套的目的及用物准备。
2. 熟悉戴、脱无菌手套操作注意事项。
3. 掌握无菌操作原则、操作方法，增强无菌观念。

【实验目的】

执行无菌操作或接触无菌物品时戴手套，以确保患者及工作人员安全，避免交叉感染及自身感染，防止病原体的传播。

【临床案例】

患者王某某，女，65 岁，以“多饮、多食、多尿、体重减轻 2 年，右足跟部溃破 6 个月余”为主诉入院，诊断：2 型糖尿病，糖尿病足。遵医嘱给予右足部清创换药 1 次。李护士备齐物品，戴无菌手套，协助医生换药。

【实验准备】

1. 护士准备：衣帽整洁，修剪指甲，洗手，戴口罩。
2. 用物准备：无菌手套、弯盘、手消毒液。
3. 环境准备：清洁、宽敞、明亮。

【操作步骤】

一、操作前评估

1. 评估操作环境是否符合无菌技术操作要求。
2. 评估操作者仪表是否符合规范。

二、操作过程

1. 检查核对无菌手套袋上的号码、灭菌标志及灭菌时间，包装是否完整、干燥，打开手套袋，检查袋内灭菌指示卡及手套放置是否正确。

2. 两手同时掀开手套袋开口处，分别捏住两只手套的反折部分(手套内面)，取出手套，将两只手套五指对准，先戴一只手，再以戴好手套的手指插入另一只手套的反折内面，同法戴好。

戴、脱无菌手套法

3. 戴上手套后，双手交叉，检查手套有无破损。

4. 脱手套：一手捏住另一手套腕部外面，翻转脱下；再以脱下手套的手插入另一手套内翻转脱下。

5. 将用过的手套放入医疗废物桶里。

6. 整理用物、洗手。

【操作流程图】

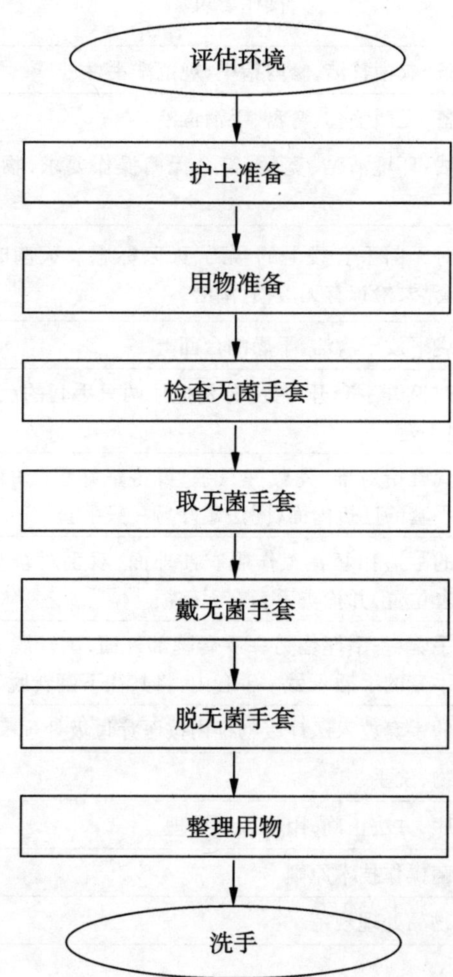

【注意事项】

1. 严格遵循无菌操作原则。

2. 注意修剪指甲以防刺破手套,选择适合手掌大小的手套尺码。

3. 戴手套时注意未戴手套的手不可触及手套的外面;已戴手套的手不可触及未戴手套的手及另一只手套的内面(非无菌面)。

4. 戴手套后如发现有破洞或可疑污染应立即更换。

5. 脱手套时应立即翻转脱下,避免强拉。

【操作评分标准】

戴、脱无菌手套法操作考核评分标准见表5-6。

表5-6 戴、脱无菌手套法操作考核评分标准

项目	操作要求	分值	考试评分	备注
操作前准备(15分)	护士准备:衣帽整洁,修剪指甲,规范洗手,戴口罩	5		
	用物准备:无菌手套、弯盘、手消毒液	2		
	环境评估:环境清洁、宽敞,符合无菌操作要求,物品摆放有序	8		
操作要点(70分)	检查核对无菌手套袋上的号码、灭菌标志及灭菌时间,打开手套袋,检查有无破损、潮湿	10		
	将手套袋平放于清洁、干燥的台面上	10		
	两手同时掀开手套开口处,分别捏住两只手套的反折部分,取出手套	10		
	将两手套五指对准,先戴一只手,再将戴好手套的手插入另一手套的反折内面,同法戴好另一只手套	15		
	将手套的翻边扣套在工作服衣袖外面,双手对合交叉,调整手套位置,并检查手套有无破损	15		
	脱无菌手套:一手捏住另一手套腕部外面,翻转脱下;再将脱下手套的手插入另一手套内,将其往下翻转脱下	10		
操作后终末处置(5分)	将用过的手套放入医疗废物桶内按医疗垃圾处理	2		
	整理用物,洗手	3		
操作后评价(10分)	操作有序,方法正确,用物放置合理	2		
	符合无菌操作技术原则	5		
	使用后物品处理规范	3		
总分		100		

【选择题】

1. 戴无菌手套进行操作时,正确的是　　　　　　　　　　　　　　　　　　　　　　（　　）
   A. 手套内面为无菌区,应保持其无菌
   B. 未戴手套的手可触及手套的外面
   C. 已戴手套的手不可触及另一手套的内面
   D. 戴手套前可不必洗手,但要修剪指甲
   E. 戴好手套后两手应置于胸部以上水平
2. 无菌操作中发现手套破裂后应　　　　　　　　　　　　　　　　　　　　　　　　（　　）
   A. 用无菌纱布将破裂处包好　　　　　　B. 用胶布将破损处包好
   D. 立即更换　　　　　　　　　　　　　C. 再加一副手套
   E. 无须在意

【选择题答案】

1. C　2. D

【评判性思考】

为糖尿病足患者换药时发现无菌手套有破洞是否可以继续使用？为什么？

模块六　隔离技术

项目一 口罩使用法

【实验学时】

1 学时。

【实验类型】

技能型实验。

【学习目标】

1. 能说出口罩的分类。
2. 能掌握纱布口罩、外科口罩、医用防护口罩的佩戴方法。
3. 能正确掌握佩戴口罩目的、注意事项。

【实验目的】

1. 阻止对人体有害的可见或不可见的物质吸入呼吸道。
2. 防止飞沫污染无菌物品或清洁物品。
3. 保护工作人员和患者,防止感染和交叉感染。

【临床案例】

患者丁某某,女,35 岁,主诉:恶心、呕吐、腹泻 8 h。诊断:急性胃肠炎,患者轮椅急诊入院。医嘱:10% 硫酸镁注射液 10 mL+50% 葡萄糖注射液 20 mL,静脉注射。李护士需要进治疗准备室配药,佩戴一次性医用防护口罩。

【实验准备】

1. 护士准备:衣帽整洁,修剪指甲,洗手。
2. 用物准备:一次性医用防护口罩、手消毒液、医疗废物桶。

【操作步骤】

一、操作前核对、评估

1. 环境清洁、宽敞、明亮。
2. 护士衣帽整洁,洗手。
3. 选择口罩,包装无破损、潮湿,在有效期内。

二、操作过程

1. 衣帽整洁,修剪指甲,洗手。

2. 纱布口罩:操作者手持口罩,将口罩罩住鼻、口及下巴,口罩上方带系于头顶中部,下方带系于颈后。

3. 外科口罩

(1)操作者打开外包装,手持口罩将口罩罩住鼻、口及下巴,口罩上方带系于头顶中部,下方带系于颈后;若系带是耳套式,则分别将系带系于左右耳。

(2)将双手十指指尖放在鼻夹上,从中间位置开始,用手指向内按压,并逐步向两侧移动,根据鼻梁形状塑造鼻夹,不可单手按压鼻夹。

(3)调整系带的松紧,用力呼气,检查密合性。

4. 医用防护口罩

口罩使用法

(1)一手托住口罩,有颜色的一面向外,浅色朝内;有鼻夹的一面朝上。

(2)将口罩罩住鼻、口及下巴,鼻夹部位向上紧贴面部。

(3)另一手将下方系带拉过头顶,放在颈后双耳下。

(4)上方系带拉过头顶中部。

(5)将双手指尖放在金属鼻夹上,从中间位置开始,并逐步向两侧移动,根据鼻梁形状塑造鼻夹。不可单手按压鼻夹。

(6)将双手完全盖住口罩,快速呼气,检查密合性,如有漏气应调整鼻夹位置,调整到不漏气为止。

(7)脱口罩:手消毒液洗手,先解开下面的系带,再解开上面的系带,用手指捏住系带将口罩取下丢入医疗废物袋内,流动水洗手。不要接触口罩外侧面(污染面)。

【操作流程图】

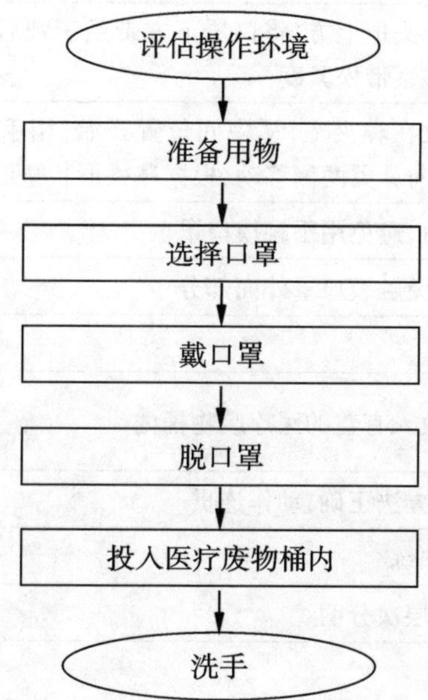

【注意事项】

1. 选用不同种类的口罩:从事一般诊疗活动时可佩戴纱布口罩或医用外科口罩,手术室工作或护理免疫功能低下的患者、进行体腔穿刺等操作时应戴医用外科口罩;接触经空气传播或近距离接触经飞沫传播的呼吸道传染病患者时,应佩戴医用防护口罩。

2. 始终保持口罩的清洁、干燥;口罩潮湿、受到患者血液或体液污染后,应立即更换。

3. 医用外科口罩只能一次性使用,每 4 h 更换一次,纱布口罩应每天更换、清洁与消毒,污染或疑似污染应及时更换。

4. 正确佩戴口罩,不应只用一只手捏鼻夹;戴上口罩后,不可悬于胸前,更不能用污染的手触摸口罩;每次佩戴医用防护口罩进入工作区域前,应进行密合性检查。

5. 脱口罩前后应洗手,使用后的一次性口罩应放入医疗废物桶内。

【操作评分标准】

外科口罩使用操作考核评分标准见表 6-1。

表 6-1　外科口罩使用操作考核评分标准

项目	操作要求	分值	考试评分	备注
操作前准备（5 分）	护士准备:衣帽整洁,洗手(七步洗手法)	2		
	用物准备:一次性口罩、手消毒液,有效期、包装完好	3		
评估(5 分)	评估操作环境是否适宜	5		
操作要点（70 分）	取出一次性口罩,取出方法正确,不接触口罩内侧面	10		
	口罩有颜色的一面向外,浅色朝内;有鼻夹的一面朝上	10		
	上方带系于头顶上方,将口罩下方带系于颈后。根据面部形状调整系带松紧度	10		
	双手指尖放在鼻夹上,从中间位置开始,用手指向内按压,并逐步向鼻翼两侧移动,根据鼻梁形状塑形	10		
	佩戴口罩后,避免用手触摸口罩	15		
	脱口罩,避免触摸口罩外面部分	10		
	洗手	5		
操作后终末处置（5 分）	用后口罩放入有盖的医疗废物桶内	5		
操作后评价（15 分）	操作有序,方法正确,动作连贯	5		
	操作流程熟练	5		
	动作规范,层次分明	5		
总分		100		

【选择题】

1. 护士在日常工作中使用口罩应注意　(　　)
   A. 口罩用后应取下,将污染面向外对折
   B. 一次性口罩使用时间不超过 8 h
   C. 纱布口罩应每 24 h 更换一次
   D. 每次接触严密隔离的传染患者后应立即更换
   E. 口罩不戴的时候可以将污染面向内挂在胸前
2. 正确佩戴口罩不包含哪项内容　(　　)
   A. 可用一只手捏鼻夹
   B. 戴上口罩后,不可悬于胸前
   C. 不能用污染的手触摸口罩
   D. 每次佩戴医用防护口罩进入工作区域前,应进行密合性检查
   E. 佩戴口罩前应洗手
3. 以下哪种情况不需要佩戴医用外科口罩　(　　)
   A. 护理免疫功能低下的患者
   B. 进行体腔穿刺等操作时
   C. 接触经空气传播或近距离接触经飞沫传播的呼吸道传染病患者时
   D. 进行有创操作过程中阻止血液、体液和飞溅物传播
   E. 手术室工作者
4. 任何环境下口罩的使用不能超过　(　　)
   A. 4 h　　B. 6 h
   C. 8 h　　D. 12 h
   E. 24 h
5. 护理经飞沫传播的传染病患者时应佩戴哪种口罩　(　　)
   A. 纱布口罩　　B. 外科口罩
   C. 医用防护口罩　　D. 防晒口罩
   E. 以上都不对
6. 口罩使用不正确的是　(　　)
   A. 脱口罩后必须洗手
   B. 口罩使用最长不超过 24 h
   C. 接触血液、体液传染病患者需要戴医用外科口罩
   D. 外科手术后要更换口罩
   E. 传染性非典型性肺炎患者及其家属建议佩戴纱布口罩
7. 下列口罩使用正确的是　(　　)
   A. 正确佩戴口罩,双手示指捏鼻夹
   B. 戴上口罩后,可悬于胸前
   C. 可以用污染的手触摸口罩

D. 每次佩戴医用防护口罩后直接进入工作区域

E. 不必进行密合性检查

8. 下面做法正确的是 ( )

A. 始终保持口罩的清洁、干燥

B. 口罩潮湿,继续使用

C. 受到患者血液或体液污染后,不予理会

D. 鼻子瘙痒时可以去挠

E. 使用后的口罩可以放入生活垃圾桶内

9. 医护人员在进行有创操作过程中,佩戴以下哪种口罩可以阻止血液、体液和飞溅物传播 ( )

A. 纱布口罩 B. 外科口罩

C. 医用防护口罩 D. 密合性口罩

E. 防尘口罩

10. 下列佩戴口罩的做法正确的是 ( )

A. 可一只手提鼻夹

B. 医用外科口罩可以重复使用

C. 口罩污染后 4 h 内可不更换

D. 每次佩戴医用防护口罩前应进行密合性检查

E. 任何操作都要戴口罩

【选择题答案】

1. D 2. A 3. C 4. E 5. C 6. E 7. A 8. A 9. B 10. D

【评判性思考】

1. 简述佩戴口罩的注意事项。

2. 纱布口罩、医用外科口罩、医用防护口罩佩戴的时机是什么?

项目二 穿、脱隔离衣法

【实验学时】

1 学时。

【实验类型】

技能型实验。

【学习目标】

1. 能正确说出隔离技术操作原则。

2. 能正确说出穿、脱隔离衣的目的,注意事项。

3. 正确进行穿、脱隔离衣操作,能进行隔离区域划分及理解不同隔离区域的要求。

【实验目的】

1. 防止病原微生物播散,避免交叉感染。

2. 保护医务人员避免受到血液、体液和其他感染性物质污染。

【临床案例】

患者李某某,女,38 岁。主诉:反复发热、咳嗽 3 个月,消瘦 5 个月。诊断:肺癌。医嘱:物理降温,护士进出病室需穿、脱隔离衣。

【实验准备】

1. 护士准备:衣帽整洁,修剪指甲,洗手,戴口罩。

2. 用物准备:隔离衣、洗手池、刷子数把(放治疗碗内)、肥皂液或消毒液、弯盘、小毛巾、挂衣架。

【操作步骤】

一、操作前评估

评估患者的病情、治疗与护理、隔离的种类及措施、穿隔离衣的环境。

二、操作过程

1. 穿隔离衣

(1)查对隔离衣的型号及是否完好、有无潮湿。

(2)取衣:手持衣领,取下隔离衣,清洁面朝向自己,衣领两端向外折齐,露出肩袖内口。

(3)穿袖:一手持衣领,另一手伸入一侧袖内,持衣领的手向上拉衣领,将衣袖穿好,换手持衣领,依上法穿好另一袖。

(4)系领:两手持衣领,由领子中央顺着边缘由前向后系好衣领,系衣领时袖口不可触及衣领、面部和帽子。

(5)系袖口:扣好袖口或系上袖带(带松紧的袖口则无须系袖口)。

(6)系腰带:将隔离衣一边(约在腰下 5 cm 处)逐渐向前拉,见到衣边捏住,同法捏住另一侧衣边。两手在背后将衣边边缘对齐,向一侧折叠,一手按住折叠处,另一手将腰带拉至背后折叠处,腰带在背后交叉,回到前面打一活结系好。后侧边缘须对齐,折叠处不能松散。若隔离衣被穿过,手不可触及隔离衣的内面;隔离衣后侧下部边缘如有衣扣,则扣上;穿好隔离衣后,双臂保持在腰部以上,视线范围内;不得进入清洁区,避免接触清洁物品。

穿、脱隔离衣法

2. 脱隔离衣

(1)解腰带:解开腰带,在前面打一活结。如隔离衣后侧下部边缘有衣扣,则先解开。

(2)解袖口:解开袖口,将衣袖上拉,在肘部将部分衣袖塞入工作衣袖内,充分暴露双手;不可将衣袖外侧塞入袖内。

(3)消毒双手:不能将隔离衣沾湿。

(4)解衣领:解开领带或领口,保持衣领清洁。

(5)脱衣袖:双手持带将隔离衣从胸前向下拉,两手分别捏住对侧衣领内侧清洁面下拉脱去袖子。衣袖不可污染手及手臂;双手不可触及隔离衣外面;如还需使用,一手伸入另一侧袖口内,拉下衣袖过手(遮住手),再用衣袖遮住的手在外面握住另一衣袖的外面并拉下袖子,两手在袖内使袖子对齐,双臂逐渐退出。

(6)处理:将隔离衣污染面向里,衣领及衣边卷至中央,一次性隔离衣投入医疗废物桶内,如为需换洗的布制隔离衣放入污衣回收袋内清洗消毒后备用。如隔离衣还可使用,双手持领,将隔离衣两边对齐,挂在衣钩上,如挂在半污染区,清洁面向外;挂在污染区则污染面向外。

(7)整理用物,洗手。

【操作流程图】

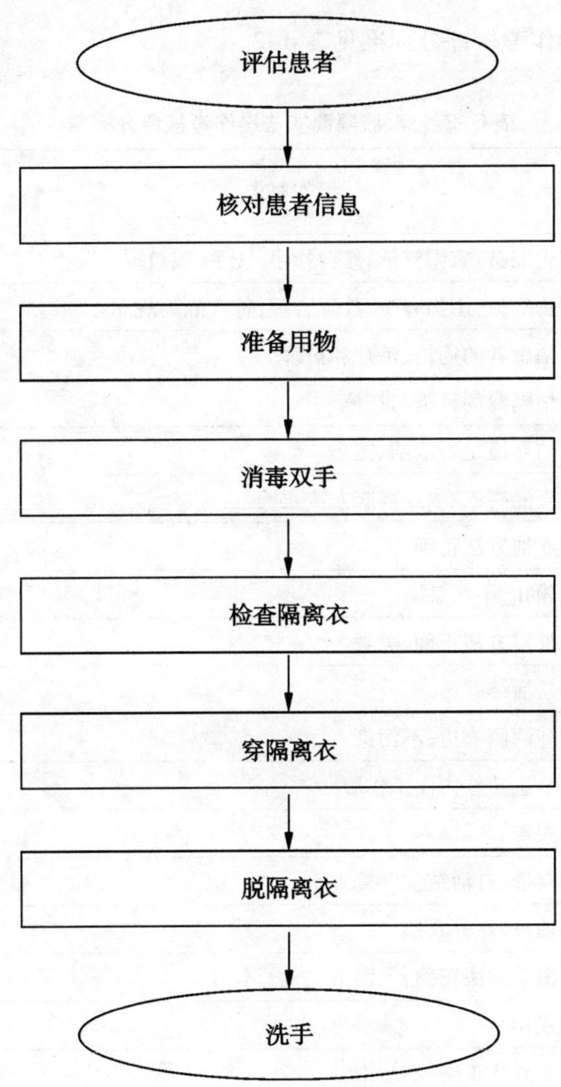

【注意事项】

1. 隔离衣长短要合适，须全部遮盖工作服，有潮湿和破洞不可使用。

2. 隔离衣每日更换，接触不同病种患者时应更换隔离衣。

3. 穿、脱隔离衣过程中避免污染衣领、面部、帽子和清洁面，始终保持衣领清洁。

4. 穿好隔离衣后，双臂保持在腰部以上，视线范围内；不得进入清洁区，避免接触清洁物品。

5. 消毒手时不能沾湿隔离衣，隔离衣也不可触及其他物品。

6. 脱下的隔离衣还需使用时，如挂在半污染区，清洁面向外；挂在污染区则污染面向外。

【操作评分标准】

穿、脱隔离衣法操作考核评分标准见表6-2。

表6-2 穿、脱隔离衣法操作考核评分标准

项目	操作要求	分值	考试评分	备注
操作前准备 (5分)	护士准备:衣帽整洁,修剪指甲,洗手,戴口罩	2		
	用物准备:用物齐全、放置合理,符合隔离观念	3		
评估 (5分)	评估患者的病情、治疗和护理	2		
	评估隔离的种类与措施	2		
	评估环境是否清洁、宽敞	1		
操作要点 (70分)	检查隔离衣、取隔离衣方法正确	2		
	穿衣袖方法正确	5		
	系领扣,不污染	5		
	扎袖口方法正确、美观	4		
	解松活结	4		
	对齐两侧衣边,不污染	7		
	完全遮盖住内面工作服	4		
	系腰带	4		
	解腰带、打活结	4		
	解袖口、塞好衣袖	5		
	消毒手方法正确,无污染	8		
	解领扣	2		
	脱衣方法正确,不污染	8		
	折衣正确、符合要求	3		
	挂衣区域位置正确,无污染	5		
操作后终末处置 (5分)	用物整理、归位,洗手	5		
操作后评价 (15分)	严格执行查对隔离原则及措施	5		
	操作熟练,符合操作规程	5		
	知识掌握灵活准确、条理清晰,操作过程重点突出	5		
总分		100		

【选择题】

1. 患者女性,23 岁。诊断为“甲型肝炎”收住院。护士护理患者穿过的隔离衣,被视为清洁部位的是　　(　　)
   A. 胸前　　B. 领口
   C. 背部　　D. 袖口
   E. 腰带以下
2. 关于穿、脱隔离衣的操作方法,错误的是　　(　　)
   A. 隔离衣应完全覆盖工作服　　B. 穿隔离衣后不得进入清洁区
   C. 隔离衣应每日更换　　D. 隔离衣挂在半污染区,污染面向外
   E. 穿隔离衣前,应备齐一切用物
3. 传染病区护士的隔离衣应　　(　　)
   A. 挂在治疗室,污染面向外　　B. 挂在值班室,污染面向外
   C. 挂在走廊,污染面向外　　D. 挂在走廊,清洁面向外
   E. 挂在病房,清洁面向外
4. 挂在衣钩上已穿过的隔离衣,被视为清洁的部位是　　(　　)
   A. 衣领　　B. 袖口
   C. 腰部以上　　D. 腰部以下
   E. 胸部以上
5. 护士接触患者后脱下隔离衣的正确步骤是　　(　　)
   A. 消毒手,解袖扣,解领扣,脱衣袖,解腰带,脱去隔离衣
   B. 解袖扣,消毒手,解领扣,脱衣袖,解腰带,脱去隔离衣
   C. 解袖扣,消毒手,解领扣,解腰带,脱衣袖,脱去隔离衣
   D. 消毒手,解袖扣,解腰带,解领扣,脱衣袖,脱去隔离衣
   E. 解腰带,解袖扣,消毒手,解领扣,脱衣袖,脱去隔离衣
6. 穿隔离衣时用物准备中不需要的是　　(　　)
   A. 隔离衣　　B. 刷子数把(放治疗碗内)
   C. 肥皂液或消毒液　　D. 弯盘
   E. 治疗碗
7. 穿、脱隔离衣的方法是　　(　　)
   A. 取隔离衣时污染面朝向自己　　B. 衣领附近内外面均为清洁面
   C. 穿好隔离衣后可进入清洁区　　D. 隔离衣用后清洁面向外后置于污衣袋内
   E. 以上均不对
8. 穿隔离衣不正确的是　　(　　)
   A. 隔离衣长短要合适,须全部遮盖工作服,有破洞不可使用
   B. 保持衣领清洁,系领子时污染的袖口不可触及衣领、面部和帽子
   C. 穿隔离衣后可以进入清洁区
   D. 隔离衣每天更换,如有潮湿或污染,应立即更换

E. 以上均不对

【选择题答案】

1. B　2. D　3. D　4. A　5. E　6. E　7. B　8. C

【评判性思考】

1. 什么是清洁区、污染区、半污染区?
2. 如何正确使用隔离衣?
3. 接触感染源后,如何消毒洗手?

模块七 清洁护理

项目一　口腔护理法

【实验学时】

2 学时。

【实验类型】

技能型实验。

【学习目标】

1. 能根据患者口腔情况,选择正确的口腔护理液。
2. 能正确说出口腔护理的目的、注意事项。
3. 在操作过程中能够与患者进行良好的沟通,并正确指导患者。
4. 能够对患者进行口腔卫生保健知识的健康教育。

【实验目的】

1. 保持口腔清洁、湿润,预防口腔感染等并发症。
2. 预防口臭、口垢,增进食欲,维持口腔正常功能。
3. 观察口腔黏膜、舌苔的变化,以及有无特殊口腔气味,以获取病情观察的动态信息。

【临床案例】

患者丁某某,男,67 岁,主诉:胃部胀痛不适伴间断黑便 16 个月余,诊断:胃癌晚期,骨髓转移。查体:神志清楚,精神差,留置有鼻肠管,鼻饲饮食,消瘦,体质虚弱,生活部分自理,口腔异味重,医嘱:口腔护理,每天 2 次。

【实验准备】

1. 护士准备:衣帽整洁,修剪指甲,洗手,戴口罩。

2. 用物准备

(1)治疗车上层:口腔护理包(弯盘、治疗碗内棉球 18 ~20 只、弯头止血钳、镊子、压舌板)、水杯(内盛漱口溶液)、吸水管、棉签、手电筒、石蜡油棉球、纱布数块、治疗巾及口腔护理溶液。治疗盘外备手消毒液。必要时备开口器和口腔外用药物(按需备用冰硼散、口腔溃疡膏、西瓜霜、锡类散等)。

(2)治疗车下层:生活垃圾桶、医疗废物桶。

3. 患者准备：了解口腔护理的目的、配合要点及注意事项。

4. 环境准备：宽敞，明亮。

【操作步骤】

一、操作前核对、评估、与患者沟通

1. 核对患者的床号、姓名、腕带。

2. 向患者解释口腔护理的目的、配合要点及注意事项，以取得合作。

3. 评估患者的病情、意识状态、生命体征，口腔卫生状况的评估包括口唇、口腔黏膜、牙龈、牙齿、舌、腭、唾液和口腔气味等。

4. 评估操作环境是否安全，室温是否适宜。

口腔护理

（参考解释语）

您好，请让我核对一下您的腕带好吗？丁先生您好，我是您的责任护士小胡。由于您长期经鼻肠管喂食，并且口腔清洁不到位，现口腔内异味大，为了使您口腔舒适、无异味，现在遵医嘱给您进行口腔护理，帮助您减轻痛苦。您需要先去卫生间吗？我先来帮您检查一下口腔内情况好吗？好，放松，轻轻张开嘴。（护士：口腔内无活动义齿，黏膜完整无红肿及破溃，口腔内异味重。）丁先生，您现在口腔内无红肿及破溃，但异味较重，现在给您进行口腔护理，操作时请您尽量放松，我会指导您如何进行配合的。好的，请您稍候，我们马上开始。

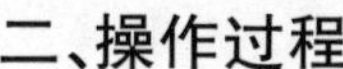

二、操作过程

1. 协助患者取侧卧或仰卧位、头偏向护士，洗手。

（参考解释语）

丁先生，为了方便操作，我来帮您取一个舒适的卧位。请不要紧张！

2. 治疗巾围于患者颈下及枕上，放弯盘于口角旁。

3. 清点棉球，以生理盐水棉球湿润口唇，观察口腔情况，如有活动义齿协助患者取出。

4. 协助患者漱口。

（参考解释语）

丁先生，我现在把治疗巾先给您围上，弯盘放在您的口角以方便我放置用后的棉球，也方便您吐出口腔内的护理液。丁先生，我现在先用生理盐水棉球湿润一下您的口唇，会有点咸，来，再漱漱口，漱完口我们就开始。

5. 嘱患者咬合上、下齿，用压舌板轻轻分开左侧颊部，擦洗左侧牙齿的外面，沿纵向擦洗牙齿，按顺序由臼齿洗向门齿。同法擦洗对侧。

6. 嘱患者张口，依次擦洗左上内侧面→左上咬合面→左下内侧面→左下咬合面→颊部黏膜。

（参考解释语）

丁先生，已经擦洗好一侧了，您配合得很好，您现在张口累吗？好，不累我们就准备

擦洗另一侧,请您继续配合我好吗?谢谢您。

7. 嘱患者张口,依次擦洗右上内侧面→右上咬合面→右下内侧面→右下咬合面→颊部黏膜。

(参考解释语)

丁先生,这一侧也擦洗好了,您配合得很好,现在我们准备擦洗舌面和上腭,会有一点恶心、不舒服,我会尽量不去碰触到您的咽部,请您继续配合我好吗?谢谢您。

8. 擦洗舌面及硬腭,清点棉球。

9. 协助患者漱口,擦净口周。

10. 再次评估口腔状况。

11. 口唇干裂涂石蜡油,如有溃疡面遵医嘱涂擦药物。

(参考解释语)

丁先生,您配合得很好,已经擦洗结束了,来,请再漱一次口。您口唇有点干,给您涂点石蜡油,保持口唇湿润。

12. 撤去治疗巾,协助患者取舒适卧位。

13. 整理用物,洗手。

(参考解释语)

丁先生,已经为您做完口腔护理了。建议您平时可多漱口,以保持口腔湿润及口腔的清洁,口腔内清洁无异味您不是也舒适了嘛。丁先生,这次口腔护理就结束了。您这样躺着舒服吗?还有其他的需要吗?如果有需要请及时按呼叫器叫我,我也会经常来看您的,谢谢您的配合。

【操作流程图】

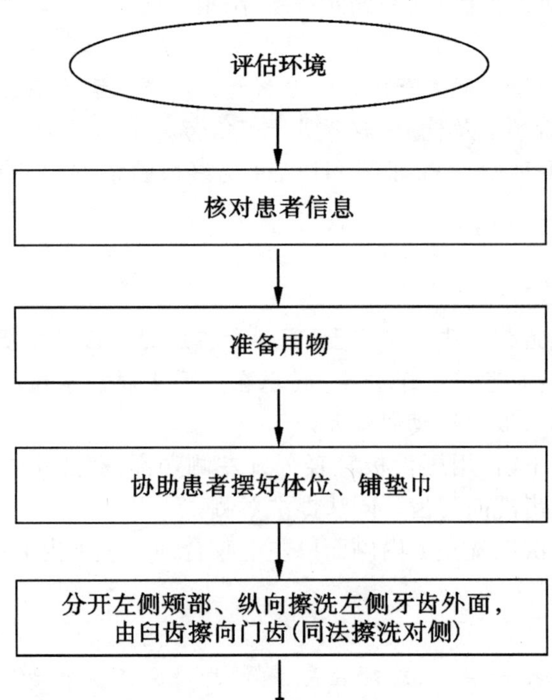

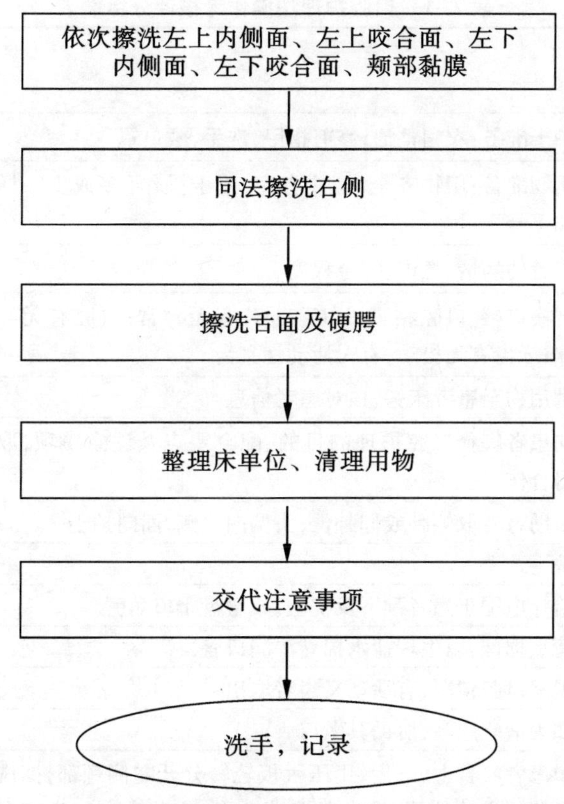

【注意事项】

1. 擦洗时动作要轻,以免损伤口腔黏膜,特别是对凝血功能较差的患者。

2. 昏迷患者禁忌漱口,需用开口器,应从臼齿处放入,对牙关紧闭者不可用暴力使其开口。擦洗时棉球不宜过湿,以防溶液误吸入呼吸道。棉球要用止血钳夹紧,每次1个,防止遗留在口腔,必要时要清点棉球数量。

3. 长期应用抗生素者,应观察口腔黏膜有无真菌感染。

4. 对活动义齿应先取下,用牙刷刷洗义齿的各面,用冷水冲洗干净,待患者漱口后再戴上。暂时不用的义齿,可浸于冷水杯中备用,每日更换一次清水。不可将义齿泡在热水或乙醇内,以免义齿变色、变形和老化。

5. 传染病患者用物须按消毒隔离原则处理。

【操作评分标准】

口腔护理法操作考核评分标准见表7-1。

表 7-1　口腔护理法操作考核评分标准

项目	操作要求	分值	考试评分	备注
操作前准备（5 分）	护士准备：衣帽整洁，修剪指甲，洗手，戴口罩	3		
	用物准备：用物齐全，摆放有序，便于操作（多或少一样扣 1 分）	2		
评估（10 分）	患者的病情、意识、配合程度	5		
	观察口唇、口腔黏膜、牙龈、舌苔有无异常；口腔有无异味；牙齿有无松动，有无活动性义齿	5		
操作要点（70 分）	携用物至患者床旁，核对患者信息	2		
	向患者解释口腔护理的目的、配合要点及注意事项，取得合作	2		
	协助患者取侧卧或仰卧位，头偏向一侧，面向护士	3		
	洗手	2		
	治疗巾围于患者颈下及枕上，放弯盘于口角旁	5		
	清点棉球，以生理盐水棉球湿润口唇	2		
	观察口腔情况，有活动义齿者取出	2		
	如为清醒患者，协助其漱口	2		
	嘱患者咬合上、下齿，用压舌板轻轻分开左侧颊部，擦洗左侧牙齿的外面，沿纵向擦洗牙齿，按顺序由臼齿洗向门齿。同法擦洗对侧	10		
	嘱患者张口，依次擦洗左上内侧面→左上咬合面→左下内侧面→左下咬合面→颊部黏膜	15		
	同法擦洗右侧	10		
	擦洗舌面及硬腭，清点棉球	5		
	协助清醒患者漱口，擦净口周	5		
	再次评估口腔状况	2		
	口唇干裂者涂石蜡油，有溃疡面者遵医嘱涂擦药物	3		
操作后终末处置（5 分）	撤去治疗巾，协助患者取舒适卧位	3		
	整理用物，洗手	2		
操作后评价（10 分）	患者感觉舒适，口腔清洁无异味	2		
	关心患者，健康教育到位	2		
	操作时避免弯钳触及牙龈或口腔黏膜	2		
	操作熟练，符合操作规程	2		
	知识掌握灵活准确、条理清晰，操作过程重点突出	2		
总分		100		

【选择题】

1. 口腔护理的目的不包括 (　　)
   A. 保持口腔清洁　　B. 去除口腔异味
   C. 预防口腔感染　　D. 清除口腔内一切细菌
   E. 评估口腔变化
2. 为昏迷患者进行口腔护理,防止误吸的措施是 (　　)
   A. 使用开口器从臼齿放入　　B. 由外向内擦洗牙齿各面
   C. 协助患者用吸水管漱口　　D. 血管钳夹紧棉球,并挤出过多液体
   E. 取下的活动性义齿浸泡在冷开水中
3. 下列不需要进行特殊口腔护理的患者是 (　　)
   A. 昏迷　　B. 禁食
   C. 高热　　D. 鼻饲
   E. 下肢外伤
4. 口臭患者应选用的漱口液是 (　　)
   A. 1% ~4% 碳酸氢钠　　B. 0.1% 乙酸
   C. 等渗盐水　　D. 2% 呋喃西林
   E. 朵贝尔溶液
5. 对长期应用抗生素的患者,观察口腔应特别注意 (　　)
   A. 有无牙结石　　B. 有无真菌感染
   C. 口唇是否干裂　　D. 有无口臭
   E. 牙龈有无肿胀、出血
6. 血小板减少性紫癜患者做口腔护理应特别注意 (　　)
   A. 涂龙胆紫　　B. 棉球不可过湿
   C. 取下假牙　　D. 动作轻稳勿伤黏膜
   E. 擦拭时勿触及咽部
7. 为昏迷患者进行口腔护理时,不需要准备的用物是 (　　)
   A. 棉球　　B. 血管钳
   C. 开口器　　D. 吸水管
   E. 手电筒
8. 口腔有铜绿假单胞菌感染的患者应选用的漱口液是 (　　)
   A. 0.02% 呋喃西林溶液　　B. 1% ~3% 过氧化氢溶液
   C. 2% ~3% 硼酸溶液　　D. 0.1% 醋酸溶液
   E. 生理盐水
9. 昏迷患者需用开口器时,应从 (　　)
   A. 门齿放入　　B. 舌底
   C. 尖牙处放入　　D. 臼齿处放入
   E. 以上都不是

10. 用于真菌感染的漱口液是 （　　）

A. 生理盐水
B. 4% 碳酸氢钠
C. 3% 过氧化氢
D. 3% 硼酸
E. 朵贝尔溶液

【选择题答案】

1. D　2. D　3. E　4. E　5. B　6. D　7. D　8. D　9. D　10. B

【评判性思考】

1. 昏迷患者使用开口器时，为何要从臼齿放入？
2. 如何预防患者口腔异味？
3. 擦洗口腔时，为何要按一定顺序擦洗？

项目二　压疮的预防及护理技术

【实验学时】

2 学时。

压疮的预防及护理技术

【实验类型】

技能型实验。

【学习目标】

1. 能正确复述压疮预防的目的及注意事项。
2. 能正确复述压疮的临床分期、治疗方法。
3. 在操作中能正确应用擦洗皮肤、翻身、按摩、更换衣服的手法，掌握正确的翻身方法和局部减压方法。
4. 在操作过程中能与患者进行良好的沟通交流，并正确指导患者。
5. 操作中能正确运用人体力学的原理，方法正确，符合节力原则。

【实验目的】

1. 促进皮肤的血液循环，预防压疮等并发症的发生。
2. 观察患者的一般情况，了解皮肤有无破损，满足患者的身心需要。
3. 掌握压疮的定义、分期、评估及处理方法。

压疮的预防

【临床案例 1】

患者陈某某，男，66 岁。主诉：腹胀、食欲不振 2 个月，加重伴呕血 2 d。诊断：①胃癌；②消化道出血。医嘱：二级护理、皮肤护理。护士给予患者皮肤护理，预防压疮的发生。

【实验准备】

1. 护士准备：衣帽整洁，修剪指甲，洗手，戴口罩。
2. 用物准备：治疗车上层备毛巾、浴巾、脸盆（内盛温水）、清洁衣物、扫床刷、刷套、手消毒液。治疗车下层备生活垃圾桶、医疗废物桶。
3. 患者准备：了解压疮预防的目的、方法、注意事项和配合要点。

4. 环境准备:环境宽敞、明亮,屏风遮挡。

【操作步骤】

一、操作前核对、评估及解释

1. 核对患者的床号、姓名、性别等信息。
2. 评估患者
(1)年龄、病情、意识状态及治疗等。
(2)心理状态及合作程度。
(3)皮肤卫生情况、躯体活动能力、有无感觉异常、有无大小便失禁。
3. 向患者及家属解释压疮预防的目的、方法、注意事项和配合要点。
(参考解释语)

您好,您是1床陈先生吧。陈先生,我是您的责任护士小王,让我核对一下您的腕带。您现在感觉怎么样?由于您长期卧床、消瘦、黑便,皮肤受压会变红,甚至出现水疱、破溃等情况,为了保持您的皮肤清洁干爽,预防压疮,等会儿由我来给您擦洗皮肤、翻身、按摩,好吗?您需要去卫生间吗?还有别的需要吗?好的,请您稍候,我去准备一下马上过来。

二、操作过程

1. 携用物至患者床旁,核对患者床号、姓名、腕带。
2. 调节室温,屏风遮挡,注意保护患者隐私。
3. 移床旁椅至操作同侧的床尾,将盛有温水的脸盆放在床尾床旁椅上,松开床尾盖被。
4. 协助患者取侧卧位,背向操作者。
(1)患者双手放于腹部,双腿屈曲。
(2)先将患者双下肢移向靠近护士侧的床沿,再将患者肩、腰、臀部向护士侧移动,不可拖、拉、拽,以免擦破皮肤。
(3)一手臂托肩,一手臂托膝部轻轻将患者推向对侧,使其背向护士。
(4)在背部、胸前、两膝间放置软枕。
(参考解释语)

陈先生,您好,现在我帮您翻个身,请您配合我好吗?

5. 铺浴巾,暴露患者背部、肩部、上肢及臀部,将身体其他部位用盖被盖好,将浴巾纵向铺于患者身下。
6. 清洁背部:用毛巾依次擦洗患者颈部、肩部、背部及臀部,使皮肤清洁无汗渍。对大小便失禁者应保持局部清洁、干燥,必要时使用皮肤保护剂、留置尿管等。
(参考解释语)

陈先生,现在我用温水来给您擦洗了,水温可以吗?

7. 观察

(1)全身皮肤情况。

(2)受压处局部皮肤(受压处出现反应性充血的皮肤组织不能按摩)。

(参考解释语)

陈先生,我给您按摩一下,这样可以促进您皮肤的血液循环,请再配合我一下,好吗?

8.按摩

(1)洗手后双手沾少许按摩油或按摩膏。

(2)用手掌大小鱼际以环形方式按摩,从骶尾部开始,沿脊柱两侧向上按摩至肩部,按摩肩胛部时应用力稍轻,再从上臂沿背部两侧向下按摩至髂脊部位。用拇指由骶尾部开始沿脊柱旁按摩至肩部、颈部,再继续向下按摩至骶尾部。

(3)每次按摩3~5 min。

(4)按摩后用毛巾将多余的按摩油或按摩膏拭去。

(参考解释语)

陈先生,您感觉怎么样,力度还好吗?您有什么不舒服可以告诉我。

9.撤去浴巾,放于治疗车下层,协助患者穿衣,必要时更换干净衣物。

(参考解释语)

陈先生,现在按摩好了,有没有舒服些?您衣服出汗湿了,现在给您换一下衣服。

10.扫净渣屑,整理床单位,清洁、平整。

11.协助患者取舒适卧位,执行翻身计划。

(1)如病情允许,可使用30°侧卧位(右侧、仰卧、左侧交替)和俯卧位进行,侧卧时可使用30°体位垫或软枕支撑。

(2)避免90°侧卧位或半坐卧位,如果病情允许,床头抬高角度应限制于30°以内。

(3)体位变换频率应根据患者的病情、皮肤耐受程度、移动能力和所使用装置而决定。

(4)长期卧床患者建议使用动态充气床垫或局部减压措施如水胶体敷料、泡沫敷料等。

(5)变换体位的同时,应评估患者皮肤情况,建立床头翻身卡。

12.交代注意事项。

(参考解释语)

陈先生,这个卧位您还舒服吗?您配合得很好,谢谢!由于您比较消瘦,消化道出血控制并且病情稳定后,如果消化功能还可以,建议您平时多进食高热量、高蛋白及高维生素的食物,同时可多进食富含维生素C与锌的食物。在床上多活动。避免使用环形或圈形装置,如垫圈、气圈,勿使用卷起的毛巾或床单抬高足跟,可在小腿下垫一个软枕。每次排便后立即清洗局部皮肤。如果您发现局部皮肤出现疼痛、红斑、破损等,请不要恐慌,及时告知医务人员,我们会根据情况为您进行护理。我们也会定时巡视病房,谢谢您的配合,您先好好休息,有什么事情请按呼叫器叫我们。

13.洗手,记录:记录时间、患者体位、皮肤情况及护理效果。

【操作流程图】

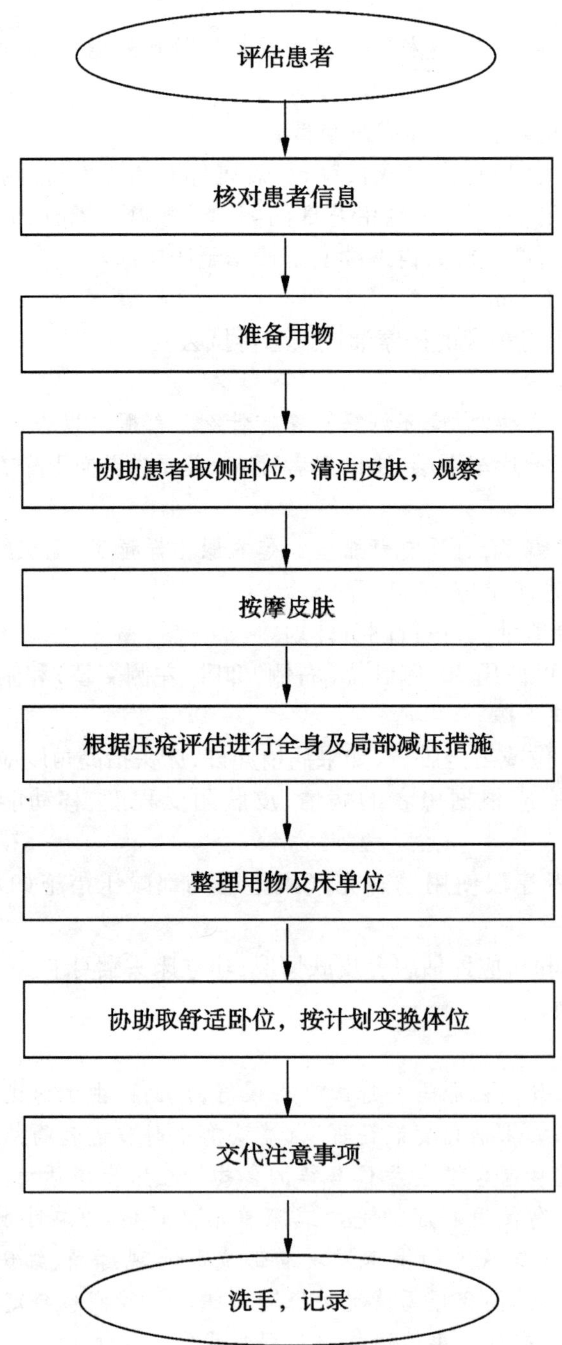
评估患者
核对患者信息
准备用物
协助患者取侧卧位，清洁皮肤，观察
按摩皮肤
根据压疮评估进行全身及局部减压措施
整理用物及床单位
协助取舒适卧位，按计划变换体位
交代注意事项
洗手，记录

【注意事项】

1. 操作过程中,注意观察患者的生命体征,如有异常应立即停止操作。

2. 护士在操作过程中,应符合人体力学的原则,注意节时省力。

3. 减少不必要的身体暴露,注意保暖、保护患者的隐私。

4. 清洁皮肤时,避免使用肥皂、含乙醇的用品清洁皮肤,以免引起皮肤干燥或碱性物质残留刺激皮肤,可适当使用润肤品。

5. 按摩应用手掌大小鱼际部分贴紧皮肤进行按摩,按摩力量大小应足够刺激肌肉组织。

6. 若皮肤局部出现压疮的早期症状,则受损部位皮肤禁止按摩。

7. 禁止按摩或用力擦洗压疮易患部位的皮肤。

8. 建议使用动态充气床垫,但只能作为变换体位的辅助手段,不能够代替变换体位计划。

9. 对于压疮高危人群,可考虑在高发部位使用多层软硅胶类泡沫敷料,以强化对压疮的预防。

10. 每日检查医疗器械下方和周围受压的皮肤至少 2 次,查看周围组织有无压疮。

11. 失禁患者制订并执行个体化失禁管理计划。

12. 在病情允许的情况下,协助患者进行肢体功能练习,鼓励患者尽早离床活动,预防压疮发生。

【操作评分标准】

压疮的预防及操作考核评分标准见表 7-2。

表 7-2 压疮的预防及操作考核评分标准

项目	操作要求	分值	考试评分	备注
操作前准备（5 分）	护士准备:衣帽整洁,修剪指甲,洗手,戴口罩	3		
	用物准备:用物齐全、放置合理	2		
评估（10 分）	患者的年龄、病情、意识状态及治疗等	3		
	患者的心理状态及合作程度	3		
	患者的皮肤卫生情况、躯体活动能力、有无感觉异常、有无大小便失禁	4		

续表 7-2

项目	操作要求	分值	考试评分	备注
操作要点（65 分）	正确核对患者信息，给患者解释目的、注意事项	3		
	调节室温，屏风遮挡	3		
	将盛有温水的脸盆放在床尾床旁椅上	3		
	协助患者翻身，背对护士。方法正确，不可拖、拉，以免擦破皮肤	5		
	在背部、胸前、两膝间放置软枕	5		
	铺浴巾，暴露部位充足同时注意保暖	3		
	擦洗顺序正确，水温合适，擦洗后皮肤清洁无水渍	5		
	大小便失禁者能制订并执行个体化失禁管理计划	3		
	查看全身及受压部位皮肤情况	3		
	按摩手法、部位正确，禁止按摩受压部位	10		
	撤去浴巾，放于治疗车下层	3		
	协助患者穿衣，必要时更换干净衣物	3		
	整理用物，床单位平整、清洁	3		
	协助患者舒适卧位，翻身角度、翻身频次、气垫床、体位垫等辅助用具使用正确	10		
	建立并填写床头翻身卡	3		
操作后终末处置（5 分）	交代注意事项，包括营养、活动、特殊器具使用、皮肤观察要点	3		
	洗手、记录内容完整、准确	2		
操作后评价（15 分）	严格执行查对制度	3		
	过程中关心患者，保护患者隐私，体现人文关怀	3		
	密切观察患者，出现异常情况及时报告医生	3		
	操作过程中预防措施到位，患者感觉舒适	3		
	健康教育到位，患者掌握相关注意事项，能说出使用压疮预防操作的目的，并能接受相关操作	3		
总分		100		

压疮的护理技术

【临床案例2】

患者丁某某，男，59岁。主诉：间断咳嗽、咯血2年8个月余，双下肢、右上肢乏力3个月余。诊断：肺癌。医嘱：二级护理，压疮护理、每天1次。

【实验准备】

1. 护士准备：衣帽整洁，修剪指甲，洗手，戴口罩。

2. 用物准备：治疗车上层：换药包（无菌治疗盘2个、无菌镊子3把、纱布数块）、无菌棉球、消毒剂、生理盐水、20 mL注射器、无菌剪刀、胶布、尺子、一次性治疗巾、医用手套、伤口敷料、手消毒液、弯盘。治疗车下层：生活垃圾桶、医疗废物桶、锐器收集盒。

3. 患者准备：了解压疮护理的目的、方法、注意事项和配合要点。

【操作步骤】

一、操作前核对、评估、与患者沟通

1. 核对患者的床号、姓名、性别等信息。

2. 评估患者的年龄、病情、意识状态、心理状态、合作程度、对止痛药的需求，有无感觉异常、大小便失禁，有无糖尿病、低蛋白等影响压疮愈合的因素。

3. 向患者及家属解释有关压疮护理的目的、方法、注意事项和配合要点。

（参考解释语）

您好，您是2床丁先生吧。丁先生，我是您的责任护士小王，让我核对一下您的腕带。您现在感觉怎么样？由于您骶尾部有一处压疮，为了预防感染，促进伤口愈合，需对您进行压疮护理操作。请您配合一下好吗？首先让我检查一下您的皮肤情况。（护士：您骶尾部有一处2期压疮，表面破溃伴浆液性渗出液。）现在需要根据您的皮肤情况进行压疮护理，丁先生，您需要去卫生间吗？还有别的需要吗？（患者：没有。）好的，请您稍候，我去准备一下马上过来。

二、操作过程

1. 携用物至患者床旁，核对患者床号、姓名、腕带。

2. 调节室温，屏风遮挡，注意保护患者隐私。

3. 松开床尾盖被，协助患者取侧卧位，两腿间夹枕头，暴露换药部位，同时注意保暖。

4. 垫一次性治疗巾。

5. 洗手，戴手套，打开无菌换药包，将消毒剂和生理盐水分别倒于两个弯盘内浸湿棉球。

6. 评估伤口大小（长、宽、深）、颜色、组织类型、创缘、窦道、潜行、瘘管、渗出、气味及伤口周围皮肤情况等。

(参考解释语)

丁先生,现在为您评估一下伤口情况,伤口长 2 cm,宽 1.5 cm,100% 红色组织,边缘无卷边,无窦道、潜行,少量淡黄色渗出液,伤口无异味,周围皮肤无红肿。

7. 更换手套,清洁伤口及周围皮肤

(1)范围大于敷料范围。

(2)用浸有生理盐水的棉球从伤口中间向外擦拭。

(参考解释语)

丁先生,我现在为您清洁伤口,您有什么不适症状吗? 如果有请及时告知我。

8. 用干纱布蘸干伤口及周围皮肤(方向同清洁伤口)。

9. 选择水胶体或泡沫敷料覆盖伤口。

10. 撤去弯盘和治疗巾,脱去手套。

11. 再次核对。协助患者取舒适卧位,整理床单位。

12. 询问患者感受,根据情况对患者进行健康教育。

(参考解释语)

丁先生,压疮护理已经为您做好了,如果您的骶尾部有疼痛或疼痛加重等不适,或者局部敷料出现卷边、松动、污染或伤口渗血、渗液至敷料边缘,请及时告知护士,我们也会定期来巡视您。压疮主要是由于局部组织受压所导致,所以需要您在床上经常翻身活动,病情允许情况下尽早下床活动。翻身时尽量采取小于 30°角侧卧位,床头抬高也应小于 30°角,可使用体位垫进行支撑,避免使用环形或圈形装置,如垫圈、气圈,勿使用卷起的毛巾或床单抬高足跟。建议您平时高热量、高蛋白及高维生素饮食,可多进食富含维生素 C 与锌的食物,有利于伤口的愈合。每次排便后及时清洁皮肤,避免污染伤口。

13. 整理用物。

14. 流动水洗手。

15. 记录伤口情况,换药时间,所用敷料及护理效果等。

【操作流程图】

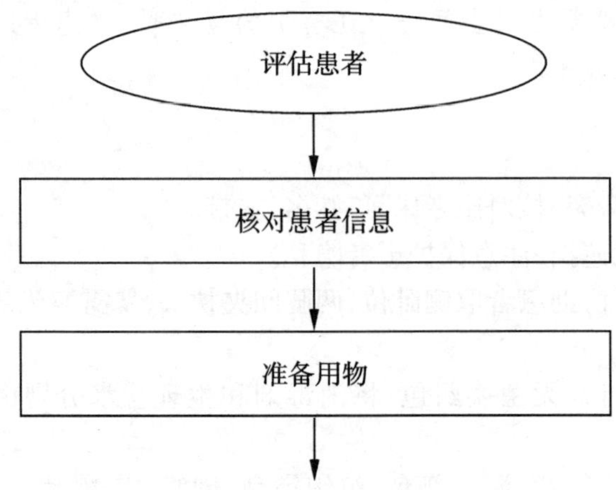

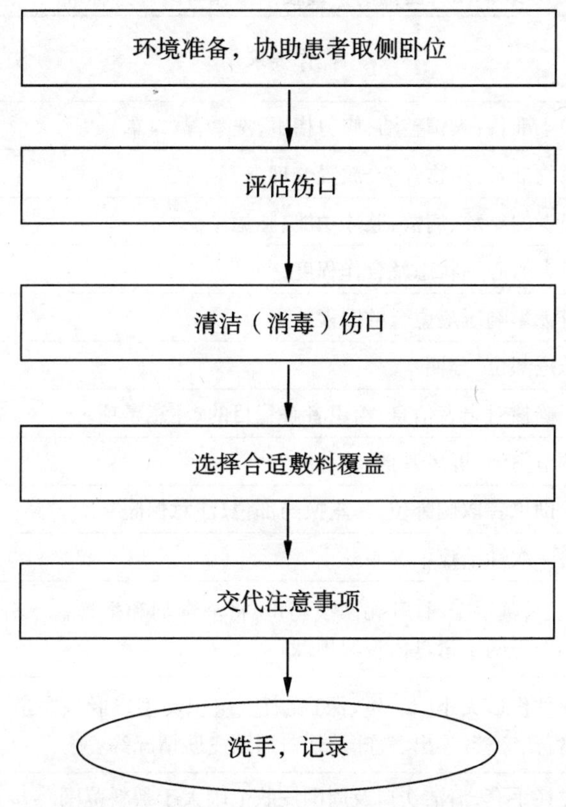

【注意事项】

1. 严格执行查对制度和无菌技术操作原则。

2. 在操作过程中注意保护患者的隐私，并采取适当的保暖措施，防止患者着凉。

3. 变换体位时应抬起患者身体，尽量减少摩擦力和剪切力，避免拖、拉、拽。

4. 伤口清洗一般选用生理盐水或对人体组织没有毒性的消毒液。

5. 清洁伤口：用浸有生理盐水的棉球从伤口中间向外擦拭。感染伤口：用浸有消毒剂的棉球从伤口外向中间环形擦拭伤口周围皮肤，勿使消毒剂流入伤口内，避免使用擦拭伤口周围皮肤的棉球再擦拭伤口；再用生理盐水棉球清洁。

6. 换药过程中密切观察病情，出现异常情况及时报告医生。

【操作评分标准】

压疮的护理技术操作考核评分标准见表 7-3。

表7-3　压疮的护理技术操作考核评分标准

项目	操作要求	分值	考试评分	备注
操作前准备 （5分）	护士准备：衣帽整洁，修剪指甲，洗手，戴口罩	3		
	用物准备：用物齐全、放置合理	2		
评估 （10分）	患者的年龄、病情、肢体功能、感觉	2		
	患者的心理状态及合作程度	2		
	有无影响压疮愈合的因素	3		
	压疮部位、分期	3		
操作要点 （65分）	正确核对患者信息，给患者解释目的、注意事项	3		
	调节室温，屏风遮挡	3		
	协助患者取侧卧位，暴露换药部位，注意保暖	3		
	垫一次性治疗巾	3		
	洗手，戴手套，打开无菌换药包，将消毒剂和生理盐水分别倒于两个弯盘内浸湿棉球	5		
	评估伤口大小（长、宽、深）、颜色、组织类型、创缘、窦道、潜行、瘘管、渗出、气味及伤口周围皮肤情况等	10		
	更换手套，清洁伤口及周围皮肤范围大于敷料范围	5		
	清洁伤口及周围皮肤：按照伤口类型选择正确的溶液进行擦拭，擦拭方向符合要求	5		
	用干纱布蘸干伤口及周围皮肤（方向同清洁伤口）	5		
	根据伤口情况选择合适的敷料覆盖伤口	10		
	撤去弯盘和治疗巾，脱去手套	3		
	再次核对。协助患者取舒适卧位，整理床单位	5		
	询问患者感受，根据情况对患者进行健康教育	5		
操作后终末处置 （5分）	整理用物	2		
	流动水洗手、记录	3		
操作后评价 （15分）	严格执行查对制度及无菌原则	4		
	过程中关心患者，保护患者隐私，体现人文关怀	4		
	密切观察患者，出现异常情况及时报告医生	4		
	健康教育到位，患者掌握相关注意事项，能说出压疮护理操作的目的，并能接受相关操作	3		
总分		100		

【选择题】

1. 发生压疮的最主要原因是　（　　）

A. 局部组织长期受压　B. 机体营养不良
C. 局部皮肤潮湿或受排泄物刺激　D. 急性应激因素
E. 体温升高

2. 下列关于剪切力的叙述不正确的是　（　　）

A. 与体位有关
B. 由垂直压力和摩擦力协同作用而成
C. 由剪切力造成的皮肤损害早期不易发现
D. 半卧位时床头抬高应大于 30°
E. 长期坐轮椅者应保持正确坐姿，防止身体下滑而产生剪切力

3. 下列有关预防医疗器械相关压疮的措施中，不妥的是　（　　）

A. 合理选择医疗器械　B. 佩戴合适，松紧适宜
C. 加强固定，防止脱落　D. 定期评估皮肤
E. 使用预防性敷料

4. 下列哪个部位不属于右侧卧位压疮的好发部位　（　　）

A. 右侧肩关节　B. 右侧髋关节
C. 右侧膝关节　D. 右侧踝关节
E. 右侧腋窝

5. 压疮预防的关键在于　（　　）

A. 消除诱因　B. 合理安排治疗
C. 高热量饮食　D. 合理安排气垫床
E. 增加体重

6. 王女士卧床 4 周，护士仔细观察皮肤后，认为是 1 期压疮，其典型表现是　（　　）

A. 受压皮肤呈紫红色　B. 局部皮肤出现压之不变白的红斑
C. 局部皮下产生硬结　D. 皮肤出现大小不等水疱
E. 创面有黄色渗出液

7. 某截瘫患者入院时骶尾部压疮，面积 2.5 cm×3 cm，深达肌层，创面有脓性分泌物，坏死组织发黑，下列护理措施不妥的是　（　　）

A. 50% 乙醇按摩创面及周围皮肤　B. 进行创面清创处理
C. 用过氧化氢溶液冲洗伤口　D. 选择保湿敷料
E. 进行全身抗感染治疗

8. 王老太 70 岁，卧床 3 周，近日骶尾部皮肤有破溃，护士仔细观察后认为是 2 期压疮，对局部皮肤处理方法不妥的是　（　　）

A. 使用敷料保湿　B. 避免局部皮肤受压
C. 生理盐水冲洗　D. 大水疱剪去表皮后，消毒包扎

E. 清除坏死组织

9. 某患者，女性，因脑梗死，长期卧床，骶尾部有一5 cm×8 cm 3期压疮，正确的护理方法是 ( )

A. 按摩压疮周围皮肤

B. 用烤灯照射压疮部位

C. 骶尾部垫气圈

D. 半卧位床头抬高不超过30°

E. 使用气垫床取代翻身

10. 张老先生70岁，脑血栓致偏瘫。入院后护士发现其骶尾部皮肤呈紫红色，面积约为4 cm×3 cm，压之不褪色，且触之较硬，第3天发现此处皮肤出现直径约2.5 cm的水疱，护士对该局部皮肤应给予的护理措施是 ( )

A. 涂厚层滑石粉包扎

B. 剪去水疱表皮，用无菌纱布包扎

C. 用无菌注射器抽出疱内液体后，局部消毒包扎

D. 减少皮肤摩擦，待水疱内液体自行吸收

E. 用3%过氧化氢溶液冲洗创面

【选择题答案】

1. A　2. D　3. C　4. E　5. A　6. B　7. A　8. D　9. D　10. C

【评判性思考】

1. 按摩受压部位皮肤会导致怎样的结果？

2. 大小便失禁与压疮有何关系？

项目三　床上洗头法

【实验学时】

2 学时。

【实验类型】

技能型实验。

【学习目标】

1. 能正确说出床上洗头法的操作要点。
2. 能够正确操作床上洗头法,操作规范。
3. 操作过程中能够与患者进行良好沟通,向患者讲解床上洗头的目的及注意事项。

【实验目的】

1. 去除头皮屑及污物,清洁头发,减少感染的机会。
2. 按摩头皮,促进头皮血液循环,促进头发的生长和代谢。
3. 促进患者舒适,维护患者的自尊,增进身心健康,建立良好的护患关系。

【临床案例】

患者朱某某,女,36 岁,以“反复咳嗽、咳痰伴间断发热 5 d 余”为主诉入院,诊断:急性支气管炎。医嘱给予抗感染、止咳化痰等药物应用。神志清楚,精神尚可,饮食差,体虚乏力。治疗后患者病情稳定,查体:体温 36.4 ℃,脉搏 72 次/min,呼吸 18 次/min,血压 121/73 mmHg,现给予患者进行床上洗头,以维护患者形象及保持舒适。

【实验准备】

1. 护士准备:衣帽整洁,修剪指甲,洗手,戴口罩。

2. 用物准备:治疗车上层备洗头盆、浴巾、毛巾、橡胶单、眼罩或纱布、耳塞或棉球(以不吸水棉球为宜)、洗发液、梳子、别针、水壶(内盛热水,水温略高于体温,可按患者习惯调制,以不超过 40 ℃为宜)、污水桶、手消毒液、电吹风、屏风、患者服(必要时使用)。治疗车下层备生活垃圾桶、医疗废物桶。

3. 患者准备:患者和家属了解床上洗头的目的、意义、过程、注意事项及配合操作的要点。

4. 环境准备:关好门窗,调节室温。

【操作步骤】

一、操作前核对、评估、与患者沟通

1. 核对患者的床号、姓名、腕带。

2. 评估患者的病情、意识状态、生命体征、头部卫生状况。

3. 评估操作环境是否隐蔽，室温、水温是否适宜。

（参考解释语）

您好，让我核对一下您的腕带好吗？朱女士您好，我是您的责任护士小李，由于您近几天间断发热、出汗，长期卧床，为了维护您的形象及保持您的头部清洁舒适，现在给您进行床上洗头。操作时请您尽量放松，我会指导您如何进行配合的。好的，请您稍候，我去准备一下马上过来。

二、操作过程

1. 屏风遮挡，注意给患者保暖。

2. 询问患者是否需要方便。

3. 移开床旁桌椅。

4. 将患者衣领松开向内折，将毛巾围于颈下，别针固定，铺橡胶单和浴巾于枕上。

5. 协助患者仰卧，枕头垫于患者肩下，头枕于洗头盆的头托上，关闭排水阀，连接橡胶管，床下放置生活垃圾桶。

（参考解释语）

朱女士，为了避免洗头过程中弄湿衣服和床褥，先在您脖子下围一条毛巾，在枕头上铺橡胶单和浴巾，我来协助您平躺，为了使您躺着舒适，在您肩膀下放一个枕头，请把头放在头托上，请不要紧张！

床上洗头法

6. 用棉球或耳塞塞好双耳，用纱布或眼罩遮盖双眼，用手试水温是否适宜。

（参考解释语）

朱女士，为了防止操作中水流入眼睛和耳朵，我将用棉球或耳塞塞住您的耳朵，在眼睛上盖上纱布或眼罩，这个水温可以吗？接下来我要开始洗头发了，请您不要随便动，有任何不适请您及时告知我。

7. 松开头发，取量杯，用温水充分湿润头发。

8. 取适量洗发液于掌心，均匀涂遍头发，由发际至脑后部反复揉搓，同时用指腹轻轻按摩头皮。

9. 一手抬起头部，另一手洗净脑后部头发。

10. 温水冲洗头发，直至冲净。

11. 解下颈部毛巾，擦去头发水分。取下眼部的眼罩，取出耳内的棉球或耳塞。用毛巾包好头发，擦干面部。

12. 撤去洗发用物，将枕头移向床头，解下包头毛巾，用浴巾擦干头发，用梳子梳理整齐，吹风机吹干，梳理成患者喜欢的发型，使其整洁舒适，按需给予更换患者服。

13. 协助患者取舒适体位，整理床单位。

14. 询问患者感受，嘱患者如有需要及任何不适，及时按呼叫器。

15. 洗手，记录：记录床上洗头的时间、患者的情况及护理效果。

（参考解释语）

朱女士，头发已经给您洗好了。您暂时先不要随意走动，避免着凉。您这样躺着舒服吗？还有其他的需要吗？如果有需要请及时按呼叫器叫我，我也会经常来看您的，谢谢您的配合。

【操作流程图】

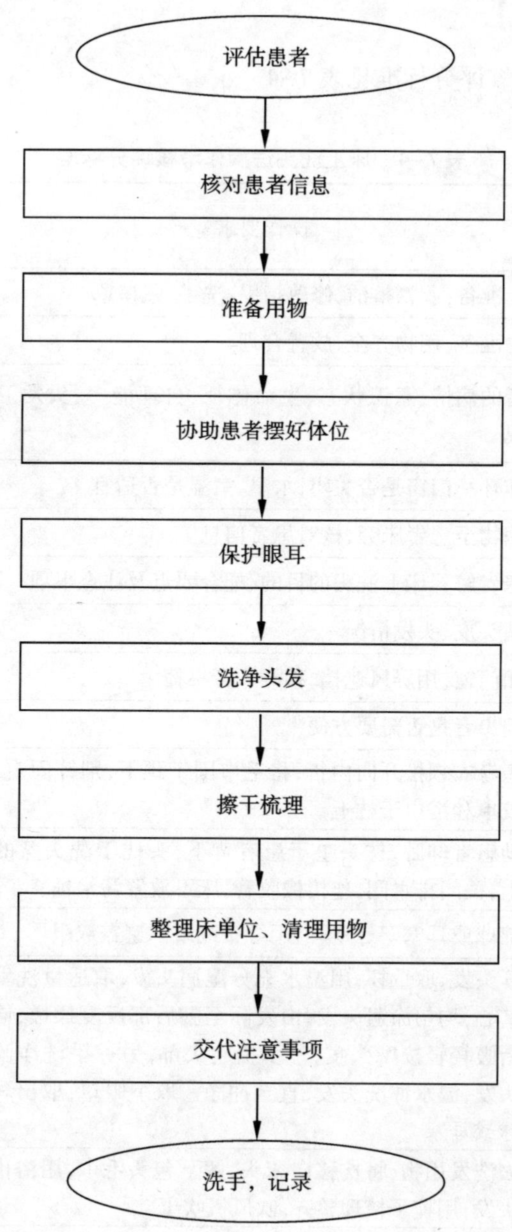

【注意事项】

1. 为患者洗头，应用人体力学原理，身体尽量靠近床边，保持良好姿势，避免疲劳。
2. 洗头过程中，注意观察患者病情变化，如面色、脉搏及呼吸改变。
3. 病情危重和极度虚弱患者不宜洗头。
4. 洗头时间不宜过久，避免引起患者头部充血或疲劳不适。
5. 操作过程中注意控制室温、水温，避免打湿衣物和床铺，防止患者着凉。
6. 操作过程中注意保持患者舒适体位，保护伤口和各种管道，防止水流入耳和眼。

【操作评分标准】

床上洗头法操作考核评分标准见表7–4。

表7–4　床上洗头法操作考核评分标准

项目	操作要求	分值	考试评分	备注
操作前准备（5分）	护士准备：衣帽整洁，修剪指甲，洗手，戴口罩	2		
	用物准备：用物齐全、放置合理	3		
评估（5分）	患者的病情、意识状态、生命体征、自理能力、头发卫生状况	3		
	操作环境门窗是否关闭，水温、室温是否适宜	2		
操作要点（70分）	携用物至患者床旁，核对患者信息	2		
	向患者解释床上洗头的目的、配合要点及注意事项	5		
	评估头皮、头发情况	2		
	关闭门窗，用屏风遮挡，移开床旁桌椅	2		
	询问患者是否需要方便	5		
	将患者衣领松开向内折，将毛巾围于颈下，别针固定，铺橡胶单和浴巾于枕上	5		
	协助患者仰卧，枕头垫于患者背下，头枕于洗头盆的头托上，关闭排水阀，连接橡胶管，床下放置污水桶	10		
	用棉球或耳塞塞好双耳，用纱布或眼罩遮盖双眼	10		
	松开头发，取量杯，用温水充分湿润头发，取适量洗发液于掌心，均匀涂遍头发，由发际至脑后部反复揉搓，同时用指腹轻轻按摩头皮，一手抬起头部，另一手洗净脑后部头发，温水冲洗头发，直至冲净。取下眼罩，取出耳内棉球或耳塞	10		
	撤去洗发用物，将枕移向床头，解下包头毛巾，用浴巾擦干头发，用梳子梳理整齐，吹风机吹干	5		

续表 7-4

项目	操作要求	分值	考试评分	备注
操作要点（70分）	梳理成患者喜欢的发型,使其整洁舒适	5		
	协助患者取舒适体位	5		
	询问患者感受,嘱咐患者如有需要及任何不适,及时按呼叫器	4		
操作后终末处置（5分）	整理床单位	1		
	向患者交代注意事项	2		
	清理用物,洗手,记录	2		
操作后评价（15分）	严格执行查对制度	3		
	关心患者,健康教育到位,保护患者隐私	3		
	动作轻柔,未损伤患者皮肤,确保患者安全	3		
	操作熟练,符合操作规程	3		
	知识掌握灵活准确、条理清晰,操作重点突出	3		
总分		100		

【选择题】

1. 护士为卧床患者进行床上洗头的温度是 （ ）

A. 22 ~ 26 ℃　　B. 28 ~ 32 ℃

C. 38 ~ 40 ℃　　D. 50 ~ 60 ℃

E. 60 ~ 70 ℃

2. 床上洗头的目的错误的是 （ ）

A. 去除头皮屑和污秽　　B. 促进血液循环

C. 建立护患关系　　D. 提升气质

E. 促进头发生长

3. 为患者洗头过程中,应观察的内容不包括 （ ）

A. 面色　　B. 脉搏

C. 呼吸　　D. 生命体征

E. 瞳孔

4. 哪些患者不适合床上洗头 （ ）

A. 出汗较多　　B. 头发沾有污渍

C. 长期卧床　　D. 身体受限

E. 病情危重

5. 关于床上洗头的操作,错误的是 （ ）

A. 注意室温
B. 注意水温
C. 患者面色有变先观察不急于处理
D. 避免沾湿衣物
E. 棉花塞住双耳

6. 适合患者床上洗头的卧位是 ( )
A. 仰卧位
B. 半卧位
C. 俯卧位
D. 膝胸卧位
E. 中凹卧位

7. 床上洗头的用物不包括 ( )
A. 橡胶单
B. 浴巾
C. 毛巾
D. 别针
E. 棉签

8. 为卧床患者洗头不正确的是 ( )
A. 洗发时间不宜过长
B. 随时观察面色、脉搏变化
C. 出现呼吸异常加快洗头
D. 冬季不宜洗头
E. 洗后立即擦干

9. 床上梳发遇头发打结成团时,可 ( )
A. 温水湿润
B. 30% 乙醇湿润
C. 70% 乙醇湿润
D. 95% 乙醇湿润
E. 从发根向发梢缓慢梳理

【选择题答案】

1. C　2. D　3. E　4. E　5. C　6. A　7. E　8. C　9. B

【评判性思考】

1. 为患者进行床上洗头的禁忌证有哪些?

2. 为什么在患者洗头过程中要注意防止水流入耳和眼?若水流入眼和耳应如何处理?

3. 对于失语患者,在床上洗头过程中应如何和患者交流?

项目四　床上擦浴法

【实验学时】

2 学时。

【实验类型】

技能型实验。

【学习目标】

1. 能说出卧床患者床上擦浴的操作要点。

2. 能正确操作床上擦浴法。

3. 能熟练与患者交流，向患者讲解床上擦浴的目的及注意事项，并正确实施健康教育。

【实验目的】

1. 去除皮肤污垢，保持皮肤清洁，促进身心舒适。

2. 促进皮肤血液循环，预防感染和压疮等并发症的发生。

3. 促进患者身体放松，增加患者活动的机会。

4. 为护士提供观察患者病情，并与其建立良好护患关系的机会。

5. 观察患者一般情况，活动肢体，防止肌肉萎缩和关节僵硬等并发症。

【临床案例】

患者丁某某，女，44 岁，主诉：咳嗽、咳痰伴发热 2 个月，加重 2 d，诊断：重症肺炎。体格检查：神志清，自主体位，急性面容。医嘱给予：抗感染、化痰、平喘、退热等药物治疗后出汗较多，体温降至正常，现病情稳定，给予患者进行床上擦浴。

【实验准备】

1. 护士准备：衣帽整洁，修剪指甲，洗手，戴口罩。

2. 用物准备：脸盆 2 个、水桶 2 个（一桶用于盛 50 ~ 52 ℃ 热水，并按季节和个人习惯增减水温；另一桶用于盛污水）、浴巾 2 条、毛巾 2 条、浴皂、剪刀、梳子、浴毯、患者服和被服、便盆、屏风、50% 乙醇、手消毒液、护肤用品（必要时使用，如润肤剂、爽身粉等）。治疗车下层备生活垃圾桶、医疗废物桶。

3. 患者准备：患者和家属了解床上擦浴的目的、意义、过程、注意事项及配合操作的要点。

4. 环境准备:关好门窗,调节室温在 24 ℃以上,拉上窗帘或使用屏风遮挡。

【操作步骤】

一、操作前核对、评估、与患者沟通

1. 核对患者的床号、姓名、腕带。

2. 评估患者的病情、意识、生命体征、心理状态、合作程度及皮肤卫生状况。

3. 评估操作环境是否隐蔽,室温是否适宜。

(参考解释语)

您好,让我核对一下您的腕带好吗？丁女士,您好,我是您的责任护士小胡。由于您患病期间出汗较多,无法自行沐浴,现在给您进行床上擦浴,以促进皮肤血液循环,保持皮肤清洁、舒适,预防感染。我先来帮您检查一下您身体的皮肤情况。(护士:患者皮肤黏膜完整,无红肿。)丁女士,现在帮您进行床上擦浴,请问您需要上厕所吗？操作过程中请您放松,我会指导您如何进行配合的。好的,请您稍候。

二、操作过程

1. 使用屏风遮挡,注意保护患者隐私。

2. 按需给予便器。

3. 协助患者移近护士,取舒适卧位,并保持身体平衡。

4. 根据病情放平床头及床尾支架,松开盖被,移至床尾,浴毯遮盖患者。

(参考解释语)

丁女士,为了方便操作,我来帮您取一个舒适的卧位,并给您盖好浴毯。

5. 将脸盆和浴皂放于床旁桌上,脸盆倒入温水约 2/3 满。

(参考解释语)

丁女士,现在开始擦浴,请不要紧张。

6. 擦洗面部和颈部

(1)将一条浴巾铺在患者枕上,另一条浴巾盖在胸部。把毛巾叠成手套状,包在护士手上,将包好的毛巾放入水中,完全浸湿。

(2)先用温水按照由内眦向外眦的顺序擦洗患者眼部,使用毛巾轻轻擦干眼部。

(3)询问患者面部擦洗是否使用浴皂,并按顺序洗净并擦干前额、面颊、鼻翼、耳后、下颌直至颈部。

(参考解释语)

丁女士,首先我会为您进行面部和颈部的擦洗,请问您使用浴皂吗？擦洗过程中有任何不舒服请告诉我,好吗？

7. 擦洗上肢和手

(1)按照先脱近侧后脱远侧的原则为患者脱去上衣,盖好浴毯。如有肢体外伤或活动障碍,应先脱健侧,后脱患侧。

(2)移去近侧上肢浴毯,将浴巾纵向铺于患者上肢下面。

(3)将毛巾涂好浴皂,擦洗患者上肢,直至腋窝,然后用清水擦净,并用浴巾擦干。

(4)将浴巾对折,放在患者床边处。将脸盆置于浴巾上,协助患者在脸盆中洗净双手并擦干,根据情况修剪指甲。操作后移至对侧,同法擦洗对侧上肢。

(参考解释语)

丁女士,我要帮您脱去上衣以便于擦洗上肢和手,给您盖好浴毯,擦洗过程中有任何不适,请及时告诉我。

8. 擦洗胸、腹部

(1)根据需要换水,测试水温。

(2)将浴巾盖在患者胸部,浴毯向下折叠至患者脐部。一手掀起浴巾一边,用另一包有毛巾的手擦洗患者胸部。擦洗女性患者乳房时应环形用力,注意擦净乳房下皮肤皱褶处,必要时,可将乳房抬起擦洗,然后彻底擦干胸部皮肤。

(3)将浴巾纵向盖在患者胸、腹部(可使用两条浴巾),浴毯向下折叠至会阴部,护士一手掀起浴巾一边,用另一包有毛巾的手擦洗患者腹部一侧,同法擦洗腹部另一侧,彻底擦干腹部皮肤。

(参考解释语)

丁女士,现在开始擦洗胸、腹部了,擦洗过程中,我会保护您的隐私,盖好浴巾避免您受凉。擦洗过程中有任何不适,请及时告诉我。

9. 擦洗背部

(1)协助患者取侧卧位,背向护士。将浴巾纵向铺在患者身下。

(2)将浴毯盖在患者肩部和腿部。

(3)依次擦洗后颈部、背部至臀部。

(4)进行背部按摩。

床上擦浴法

(5)协助患者穿好清洁上衣,先穿远侧,后穿近侧;如有肢体外伤或活动障碍应先穿患侧,后穿健侧。

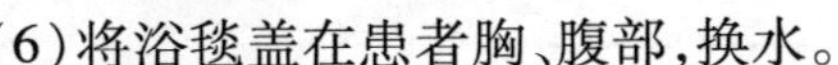

(6)将浴毯盖在患者胸、腹部,换水。

(参考解释语)

丁女士,现在我给您擦洗背部,需要协助您侧卧,暴露背部和臀部,便于擦洗,我会帮您按摩背部,促进血液循环,穿好清洁上衣,请给予配合。

10. 擦洗下肢、足部及会阴部

(1)协助患者平卧。

(2)将浴毯移至床中线处,盖在远端腿部,确保完全遮盖会阴部位,将浴巾纵向铺在近侧腿部下面。

(3)依次擦洗踝部、膝关节、大腿,洗净后彻底擦干。

(4)移盆于足下,盆下垫浴巾。

(5)一手托起患者小腿部,将足部轻轻置于盆内,浸泡后擦洗足部。根据情况修剪趾甲,彻底擦干足部。足部干燥时,可使用润肤剂。

(6)护士移至床对侧,将浴毯盖于洗净腿,同法擦洗近侧腿部和足部,擦洗后,用浴毯盖好患者，换水。

(7)用浴巾盖好上肢和胸部，将浴毯盖好下肢，暴露会阴部，洗净并擦干会阴部。

(8)协助患者穿好清洁裤子。

(参考解释语)

丁女士，我现在开始擦洗下肢、足部及会阴部，擦洗过程中会用浴巾盖好，减少不必要的暴露，现在请配合我，好吗？

11. 梳头：协助患者取舒适体位，为患者梳头。

(参考解释语)

丁女士，床上擦洗已经完成了，我帮您梳梳头，好吗？

12. 整理床单位，按需要更换床单。

(参考解释语)

丁女士，擦浴已经结束，建议您在床上主动运动，防止压疮的发生，如果您有不适，请您不要惊慌，及时告知医务人员。您这样躺着舒服吗？还有其他的需要吗？如果有需要，请及时按呼叫器叫我，我也会经常来看您的，谢谢您的配合。

13. 整理用物，放回原处。

14. 洗手，记录：记录床上擦浴的时间、患者的情况及护理效果。

【操作流程图】

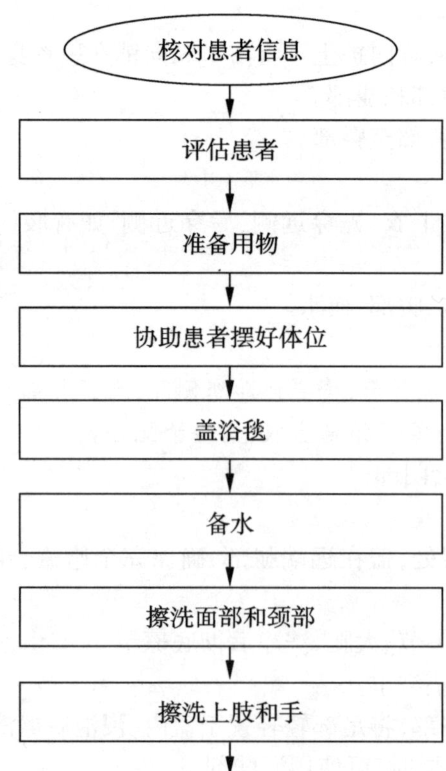

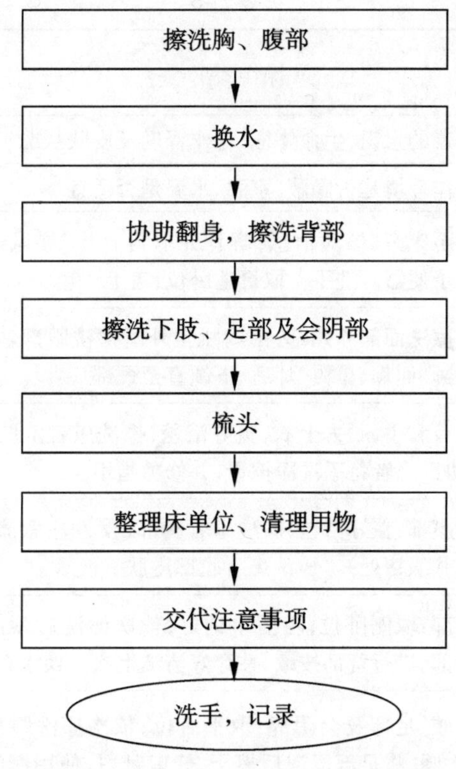

【注意事项】

1. 擦浴时应注意患者保暖,调节室温,并随时调节水温,及时为患者盖好浴毯,天冷时可在被内操作。

2. 操作时动作敏捷、轻柔,减少翻动次数,在 15 ~ 30 min 内完成擦浴。

3. 擦浴过程中要注意观察患者病情变化及皮肤情况,如果出现寒战、面色苍白、脉速等征象,立即停止擦浴,并给予适当处理。

4. 擦浴时注意保护患者隐私,尽可能减少暴露。

5. 擦浴过程中,注意遵循节力原则。

6. 擦浴过程中,注意保护伤口和管路,避免伤口受压、管路打折或扭曲。

【操作评分标准】

床上擦浴法操作考核评分标准见表 7–5。

表 7–5　床上擦浴法操作考核评分标准

项目	操作要求	分值	考试评分	备注
操作前准备（5 分）	护士准备:衣帽整洁,修剪指甲,洗手,戴口罩	2		
	用物准备:用物齐全、放置合理,符合要求	3		

续表 7-5

项目	操作要求	分值	考试评分	备注
评估（5 分）	评估患者的意识、生命体征、合作程度及皮肤状况	3		
	评估操作环境是否隐蔽，室温、水温是否适宜	2		
操作要点（70 分）	携用物至床旁，核对信息，解释并取得合作，屏风遮挡，按需给予便器。洗手。取舒适卧位，盖上浴毯	10		
	备水。擦洗面部和颈部：由内眦至外眦擦洗眼部。依次擦洗前额、面颊、鼻翼、耳后、下颌直至颈部	10		
	擦洗上肢和手：脱去上衣，盖好浴毯，擦洗患者上肢直至腋窝，协助患者将手洗净擦干，并修剪指甲	10		
	擦洗胸腹部：盖好浴毯，擦洗患者胸部（女性注意擦净乳房下皮肤皱褶处）。擦洗患者腹部皮肤。换水	8		
	擦洗背部：取侧卧位，将浴巾铺好，依次擦洗后颈部、背部至臀部，进行背部按摩，并穿好清洁上衣。换水	10		
	擦洗下肢、足部及会阴部：取平卧位，依次擦洗踝部、膝关节、大腿，将足部浸泡后擦干，修剪趾甲，使用润肤剂。换水，洗净擦干会阴部，穿好清洁裤子	20		
	梳头：协助患者取舒适体位，为患者梳头	2		
操作后终末处置（5 分）	整理床单位，按需更换床单	1		
	向患者交代注意事项	2		
	清理用物，洗手，记录	2		
操作后评价（15 分）	严格执行查对制度	3		
	关心患者，宣教到位，保护患者隐私	3		
	动作轻柔，未损伤患者皮肤	3		
	操作熟练，符合操作规程	3		
	知识掌握灵活准确、条理清晰，操作过程中重点突出	3		
总分		100		

【选择题】

1. 床上擦浴通常完成时间是　　（　　）

A. 15 ~ 30 min　　B. 15 ~ 20 min

C. 25 ~ 45 min　　D. 30 ~ 50 min

E. 30 ~ 60 min

2. 床上擦浴关闭门窗，室温调节 (　　)

A. 30 ℃以上　　B. 24 ℃以上

C. 28 ℃　　D. 22 ℃

E. 26 ℃

3. 关于床上擦浴的叙述不正确的是 (　　)

A. 天冷时可在被内操作

B. 擦洗眼部时由外眦到内眦

C. 为患者脱上衣时，先脱近侧后脱远侧

D. 擦洗时注意防止浸湿床单

E. 15 ~ 30 min 完成

4. 为卧床患者进行床上擦浴时，错误的操作 (　　)

A. 室温应调节到 24 ℃左右

B. 注意遮挡患者，保护患者隐私

C. 擦拭全身各处，注意擦净皮肤与皱褶处

D. 擦洗肢体的时候先患侧后健侧

E. 动作轻柔，尽量减少翻动次数和暴露

5. 陈某，女，60 岁，因股骨骨折行骨牵引，护士为其进行床上擦浴的目的不包括 (　　)

A 去除皮肤污垢　　B. 增强皮肤排泄

C. 预防过敏性皮炎　　D. 促进血液循环

E. 观察病情

6. 张某，男，75 岁，因左侧股骨颈骨折入院，术后生活不能自理。护士为其进行床上擦浴，协助其更换清洁裤子的步骤是 (　　)

A. 先脱左侧，后穿右侧　　B. 先脱左侧，后穿左侧

C. 先脱右侧，后穿右侧　　D. 先脱右侧，后穿左侧

E. 特殊要求，随患者意愿

7. 擦洗过程中，发现患者寒战、面色苍白、脉速，护士应 (　　)

A. 请家属协助擦浴　　B. 加快擦洗速度，尽快完成擦浴

C. 患者深呼吸　　D. 立即停止擦浴

E. 给予镇静药

8. 下列不属于床上擦浴的目的是 (　　)

A. 去除污垢，保持皮肤清洁　　B. 观察全身皮肤情况

C. 预防肌肉挛缩　　D. 预防关节僵硬

E. 预防口腔溃疡

9. 给一位左上肢受伤患者床上擦浴，下列正确的是 (　　)

A. 由外眦向内眦擦拭眼部　　B. 脱上衣时先脱左肢

C. 擦毕按摩骨突处　　D. 穿上衣时先穿右肢

E. 擦洗动作要轻慢

10. 床上擦浴的注意事项，下列错误的是　（　　）

A. 防止患者受凉　B. 动作敏捷轻柔

C. 调节好水温，防止烫伤　D. 翻身时避免拖、拉

E. 发现寒战、面色苍白应稍等片刻再擦洗

【选择题答案】

1. A　2. B　3. B　4. D　5. C　6. C　7. D　8. E　9. C　10. E

【评判性思考】

1. 床上擦浴过程中的注意事项有哪些？
2. 在床上擦浴的操作中，如何与患者更好地交流，让患者放松情绪，配合护理？

项目五　协助淋浴法

【实验学时】

2 学时。

【实验类型】

技能型实验。

【学习目标】

1. 能说出协助淋浴法的操作要点。
2. 能正确操作协助淋浴法。
3. 能熟练与患者交流,向患者讲解协助淋浴法的目的、注意事项。

【实验目的】

1. 去除皮肤污垢,保持皮肤清洁,促进身心舒适,增进健康。
2. 促进皮肤血液循环,增强皮肤排泄功能,预防感染和压疮等并发症发生。
3. 促进患者身体放松,增加患者活动机会。
4. 为护士提供观察患者的机会,可促进护患交流,增进护患关系。

【临床案例】

患者张某某,女,48 岁。主诉:咳嗽、咯血性痰 7 d,诊断:肺癌? 体格检查:体温 36.3 ℃,脉搏 92 次/min,呼吸 22 次/min,血压 135/80 mmHg,神志清楚,全身皮肤黏膜完好,四肢活动自如。医嘱:二级护理,为了增进患者皮肤清洁,促进健康,现需协助患者淋浴。

【实验准备】

1. 护士准备:衣帽整洁,修剪指甲,洗手,戴口罩。

2. 用物准备

(1)治疗车上层:脸盆、浴巾、毛巾、浴皂(根据皮肤情况选择酸碱度适宜的洗浴用品)、洗发液、梳子、吹风机(必要时使用)、清洁衣裤、拖鞋、手消毒液。

(2)治疗车下层:生活垃圾桶、医疗废物桶(必要时使用)。

3. 患者准备:患者和家属了解协助淋浴法的目的、意义、过程、注意事项及配合操作的要点。

4. 环境准备:调节室温至22 ℃以上。

【操作步骤】

一、操作前核对、评估、与患者沟通

1. 评估患者的病情、意识状态、生命体征、自理能力、配合程度及耐受力;皮肤状况和日常淋浴习惯。

2. 评估操作环境是否隐蔽,室温、水温是否适宜。

(参考解释语)

您好,让我核对一下您的腕带好吗?张女士您好,我是您的责任护士小李。由于您的皮肤潮湿,为了保持皮肤清洁、干燥,现需要协助您淋浴,帮助您去除皮肤污垢,刺激血液循环,促进身心舒适。我会指导您如何进行配合的。您需要上厕所吗?好的,请您稍候,我去准备一下马上过来。

二、操作过程

1. 携用物至患者床旁,核对患者床号、姓名、腕带,询问患者有无特殊需求。

2. 检查浴室是否清洁,浴室放置防滑垫。根据患者的生活习惯,合理准备淋浴用品。

(参考解释语)

张女士,洗浴用品放在这里可以吗?

3. 协助患者进浴室,帮助患者穿好浴衣、拖鞋。

(参考解释语)

张女士,我来帮助您更换浴衣和拖鞋,请不要紧张。

4. 指导患者调节冷、热水开关及如何使用浴室呼叫器。

(参考解释语)

张女士,我来教您如何调节冷、热水开关,确保水温适宜,避免受凉或意外烫伤。如何使用浴室呼叫器,在淋浴过程中有任何不适,不要紧张,我在外面等候,有需要随时按呼叫器我会立即给您处理。

5. 告知患者进、出浴室时扶好安全把手。浴室门勿反锁,将“正在使用”标识悬挂于浴室门外。

(参考解释语)

张女士,由于浴室地面湿滑,走动时请扶好安全把手。浴室不要反锁门,如有特殊情况我能及时为您处理。

6. 患者淋浴时,护士应在可呼唤到的地方,并每隔5 min询问患者,了解患者在淋浴过程中的情况。

(参考解释语)

张女士,您感觉怎么样?有没有不舒服?需要我帮忙吗?(当患者使用呼叫器时,护士应先敲门再进入浴室,以保护患者隐私)

7. 根据情况协助患者擦干皮肤,穿好清洁衣裤、拖鞋。

（参考解释语）

张女士，我帮您用毛巾包好头发，穿好衣裤，以免受凉。

8. 协助患者回病床，取舒适卧位，整理床单位。

（参考解释语）

张女士，已经协助您淋浴完毕。建议您暂时不要到户外走动，避免受凉。如果您有什么情况，请不要惊慌，及时告知医务人员。还有其他需要吗？如果有需要请及时按呼叫器叫我，我也会经常来看您的，谢谢您的配合。

9. 清洁浴室，将淋浴用物放回原处。将“未用”标识悬挂于浴室门外。

10. 洗手，记录：记录协助淋浴的时间，患者的情况及护理效果。

【操作流程图】

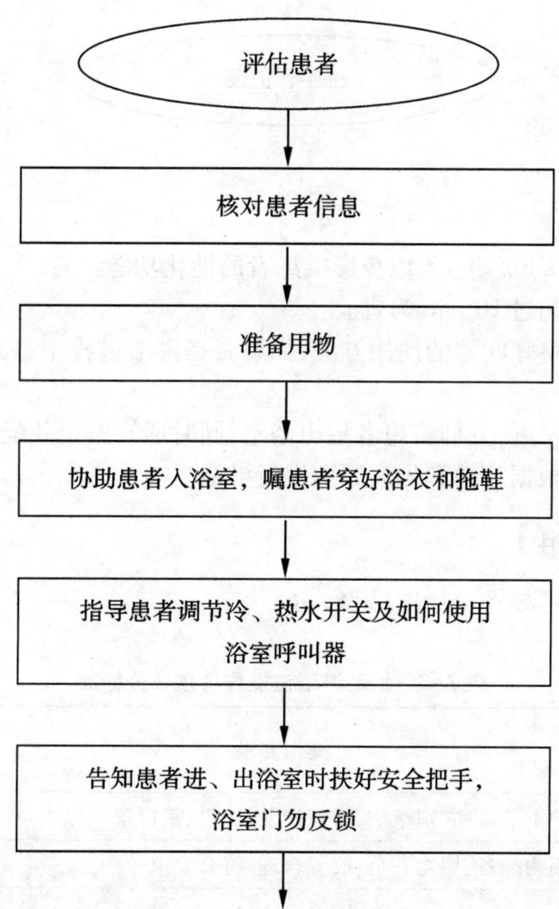

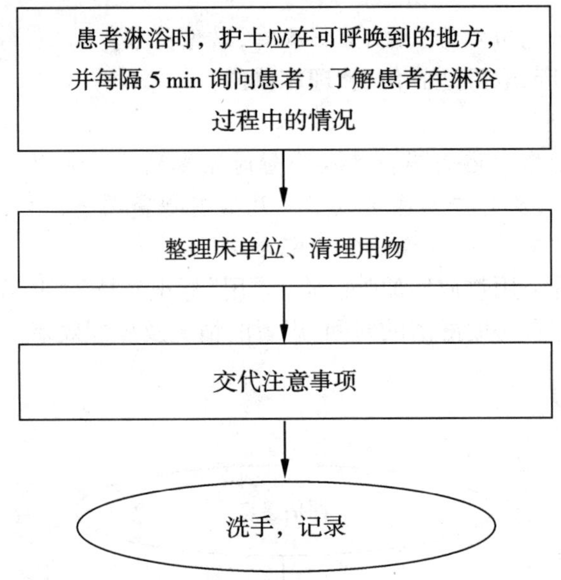

【注意事项】

1. 淋浴应在进食 1 h 后进行,以免影响患者的消化功能。

2. 淋浴时间以不超过 10 min 为宜。

3. 向患者讲解浴室呼叫器的使用方法,如患者在淋浴过程中感到头晕、恶心等不适,应立即呼叫护士。

4. 如果患者发生晕厥,立即将患者抬出浴室,同时通知医生并配合处理。

5. 传染病患者应根据病情和隔离原则进行淋浴。

【操作评分标准】

协助淋浴法操作考核评分标准见表 7-6。

表 7-6　协助淋浴法操作考核评分标准

项目	操作要求	分值	考试评分	备注
操作前准备（5 分）	护士准备:衣帽整洁、修剪指甲、洗手、戴口罩	2		
	用物准备:用物齐全、放置合理、符合要求	3		
评估（5 分）	患者的病情、意识状态、生命体征、自理能力、配合程度及耐受力;皮肤状况和日常淋浴习惯	3		
	操作环境是否隐蔽,室温、水温是否适宜	2		

续表 7-6

项目	操作要求	分值	考试评分	备注
操作要点（70 分）	携用物至患者床旁，核对患者信息	2		
	向患者解释，取得合作，关闭门窗	3		
	检查浴室是否清洁，浴室放置防滑垫	5		
	协助患者进浴室，帮助患者穿好浴衣、拖鞋	2		
	指导患者调节冷、热水开关及如何使用浴室呼叫器	15		
	告知患者进、出浴室时扶好安全把手。浴室门勿反锁，将"正在使用"标识悬挂于浴室门外	5		
	患者淋浴时，护士应在可呼唤到的地方，并每隔 5 min 询问患者，了解患者在淋浴过程中的情况	20		
	协助患者穿好清洁衣裤，用毛巾擦干头发，用梳子梳理整齐，用吹风机吹干（必要时使用）	10		
	询问患者感受，嘱患者如有需要，及时呼叫	8		
操作后终末处置（5 分）	协助患者回病床，整理床单位	1		
	向患者交代注意事项	2		
	清理用物，洗手，记录	2		
操作后评价（15 分）	严格执行查对制度	3		
	关心患者，健康教育到位，保护患者隐私	3		
	动作轻柔，未损伤患者皮肤	3		
	操作熟练，符合操作规程	3		
	知识掌握灵活准确、条理清晰，操作过程重点突出	3		
总分		100		

【选择题】

1. 协助淋浴前，下列做法正确的是　　（　　）
   A. 嘱患者锁好浴室门　　B. 教会患者使用浴室呼叫器
   C. 帮助患者调节室温至 18 ℃　　D. 进食后立即进行淋浴
   E. 打开门窗通风换气
2. 为避免影响患者的消化功能，淋浴的最佳时间是　　（　　）
   A. 晨起　　B. 餐前 1 h
   C. 餐后 1 h　　D. 活动后
   E. 睡前

3. 除哪项外是协助淋浴的注意点 ( )
A. 调节室温
B. 调节水温
C. 患者淋浴应在进食 30 min 后进行
D. 避免滑倒或意外跌倒
E. 保护患者隐私

4. 患者淋浴时,遵循的原则中不包括 ( )
A. 提供私密空间
B. 保证安全
C. 注意保暖
D. 提高护士的实践能力
E. 预测患者需求

5. 下列哪项不属于协助患者淋浴的目的 ( )
A. 去除皮肤污垢
B. 促进皮肤血液循环
C. 增强皮肤排泄功能
D. 提高患者的自理能力
E. 促进护患交流

6. 护士在为其进行协助淋浴时,患者突然感到心慌、气短、面色苍白、出冷汗,护士应立即 ( )
A. 请患者深呼吸
B. 请患者再坚持片刻
C. 加快操作速度尽快完成淋浴
D. 立即停止操作
E. 边操作边通知医生

7. 淋浴用物准备不包括 ( )
A. 浴皂
B. 浴巾
C. 浴帽
D. 毛巾
E. 患者服

8. 淋浴过程不应超过 ( )
A. 10 min B. 15 min C. 20 min D. 25 min
E. 30 min

9. 护士协助患者淋浴的室温是 ( )
A. 18 ℃以上
B. 22 ℃以上
C. 26 ℃以上
D. 28 ℃以上
E. 30 ℃以上

10. 护士协助患者淋浴时,需每隔多长时间观察患者的情况 ( )
A. 3 min B. 4 min C. 5 min D. 6 min
E. 7 min

【选择题答案】

1. B 2. C 3. C 4. D 5. D 6. D 7. C 8. A 9. B 10. C

【评判性思考】

1. 操作前如何对患者进行评估及讲解注意事项?
2. 操作后如何对患者进行健康教育?

项目六　尸体护理

【实验学时】

2 学时。

【实验类型】

技能型实验。

【学习目标】

1. 能说出尸体护理的操作要点。
2. 能正确进行尸体护理的操作。
3. 能妥善处理和患者家属的关系。

【实验目的】

1. 维持良好的尸体外观,易于辨认。
2. 安慰家属,减轻哀痛。

【临床案例】

患者张某某,45 岁,主诉:确诊白血病 5 年余,伴突发意识丧失 1 h,诊断:①急性白血病;②颅内出血。入院后经抢救无效死亡。医嘱:尸体护理,送太平间。

【实验准备】

1. 护士准备:衣帽整洁,修剪指甲,洗手,戴口罩。
2. 用物准备
(1)治疗盘内:衣裤、尸单、尸体识别卡 3 张、大头针数枚、血管钳、不脱脂棉花适量、剪刀、绷带、松节油、梳子;有伤口者备敷料、胶布。
(2)擦洗用具、屏风,必要时备隔离衣和手套。
3. 患者准备:停止一切治疗和护理。
4. 环境准备:安静、肃穆,屏风遮挡,其他人员回避。

【操作步骤】

一、操作前评估

1. 评估患者诊断、治疗、抢救过程、死亡原因及时间。
2. 评估尸体清洁程度，有无伤口、引流管等。

二、操作过程

1. 填写尸体识别卡。
2. 洗手，戴口罩，备齐用物携至床旁，安慰家属并劝说其暂离病室，屏风遮挡。

（参考解释语）

阿姨，张叔叔已经走了，请您节哀，保重身体，张叔叔也不希望看到您这么难过的，来，我扶您到外面坐会儿。您在这休息一会儿，我去帮张叔叔整理一下。

3. 必要时戴手套、穿隔离衣，撤去治疗用物，放平床头、床尾支架，使尸体仰卧，头下垫枕，以免面部淤血变色，脱去衣裤，大单遮盖尸体。

（参考解释语）

张叔叔，我是您的责任护士小王，我帮您擦擦身子，整理一下，一会儿给您换身干净的衣服。

4. 洗脸、闭合眼睑，不能闭合者，用毛巾湿敷或上眼睑下垫少许棉花，使上眼睑下垂闭合。有义齿者为其带上，嘴不能闭合者，轻揉下颌或用绷带托住下颌使口闭合。
5. 血管钳夹取棉花塞于口、鼻、耳、肛门及阴道等孔道，棉花勿外露。
6. 依次擦净上肢、胸、腹、背、臀及下肢，如有胶布痕迹用松节油擦净，有伤口者更换敷料，有引流管者将管拔出后缝合伤口或用胶布封闭包扎。
7. 穿上衣裤，梳理头发，系一张尸体识别卡在死者右手腕部。
8. 将尸单斜铺于尸体下，从尸单下撤去大单，用尸单包裹尸体。用尸单上下两角遮盖头部和脚，左右两角将尸体整齐包好，用绷带固定胸、腰及踝部，将第二张尸体识别卡固定在胸前尸单上。
9. 移尸体于平车上，盖上大单，送往太平间，置于停尸屉内，将第三张尸体识别卡插在停尸屉外。
10. 取回大单，连同死者其他被服一并消毒、清洗。
11. 清理用物，病室内进行清洁、消毒。
12. 洗手，整理病历，完成各项记录，办理出院手续。
13. 清点遗物，交给家属。

【操作流程图】

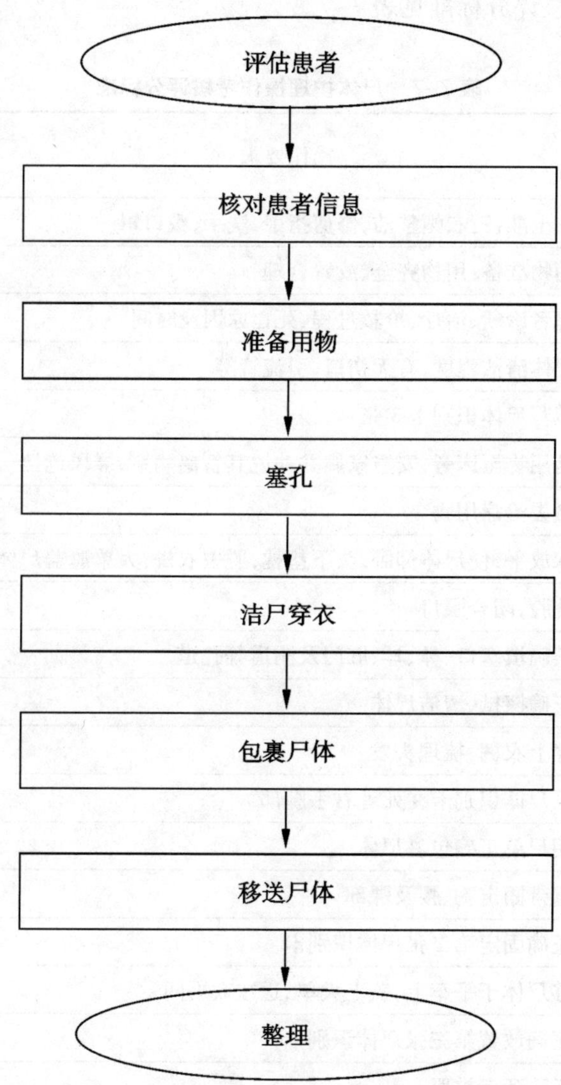

【注意事项】

1. 患者抢救无效、医生确定死亡后方可进行尸体护理，同时应用屏风遮挡，注意保护死者隐私。

2. 护士应以严肃、认真的态度进行尸体护理，表现出对死者的同情和对家属的安慰。

3. 认真填写尸体识别卡上的内容，字迹清晰，易于辨认。

4. 清点遗物时应与家属一起进行，若家属不在，必须由两名护士清点并填写清点单，交于护士长保存。

5. 传染病患者死亡后，按照消毒隔离制度进行处理。

【操作评分标准】

尸体护理操作考核评分标准见表7–7。

表7–7 尸体护理操作考核评分标准

项目	操作要求	分值	考试评分	备注
操作前准备（5分）	护士准备：衣帽整洁，修剪指甲，洗手，戴口罩	2		
	用物准备：用物齐全、放置合理	3		
评估（5分）	患者诊断、治疗、抢救过程、死亡原因及时间	3		
	尸体清洁程度，有无伤口、引流管等	2		
操作要点（70分）	填写尸体识别卡3张	3		
	携用物至床旁，安慰家属并劝说其暂离病室，屏风遮挡	4		
	撤去治疗用物	3		
	床放平，使尸体仰卧，头下垫枕，脱去衣裤，大单遮盖尸体	5		
	洗脸，闭合眼口	4		
	正确填塞口、鼻、耳、肛门及阴道等孔道	10		
	正确擦拭、清洁尸体	6		
	穿上衣裤，梳理头发	4		
	系尸体识别卡在死者右手腕部	4		
	用尸单正确包裹尸体	6		
	绷带固定胸、腰及踝部	6		
	正确固定第二张尸体识别卡	4		
	移尸体于平车上，盖上大单，送往太平间	5		
	正确放置第三张尸体识别卡	4		
	送洗死者被服	2		
操作后终末处置（5分）	清理用物	2		
	病室内清洁、消毒	1		
	洗手，整理病历，记录	2		
操作后评价（15分）	操作熟练、规范	5		
	态度严肃认真	3		
	尊重死者，注意保护死者隐私	5		
	操作时间符合要求	2		
总分		100		

【选择题】

1. 尸体护理中,错误的是　　　　(　　)
   A. 根据医师的死亡诊断进行尸体护理
   B. 撤去治疗用物,使尸体去枕卧位,双手放于身体两侧
   C. 劝慰家属暂时离开病房
   D. 全身抹洗,穿好衣裤,梳理头发
   E. 包裹好尸体,系好尸体识别卡
2. 尸体护理的目的不包括　　　　(　　)
   A. 使尸体清洁　　　　B. 使尸体无流液
   C. 使尸体姿势良好　　　　D. 易于尸体鉴别
   E. 利于尸体保存

【选择题答案】

1. B　2. E

【评判性思考】

在尸体护理过程中,如何跟患者家属沟通,才能获得家属最大程度的支持和配合?

模块八 生命体征测量

项目一 体温的测量

【实验学时】

1 学时。

【实验类型】

技能型实验。

【学习目标】

1. 能正确叙述体温测量的操作要点和判断方法。
2. 能正确进行体温测量。
3. 能熟练与患者交流,向患者讲解体温测量的目的、注意事项。

【实验目的】

1. 判断体温有无异常。
2. 动态监测体温变化,分析热性及伴随症状。
3. 协助诊断,为预防、治疗、康复和护理提供依据。

【临床案例】

患者丁某某,男,52 岁,主诉:胸闷 1 年余,加重 3 d 伴发热 3 d,诊断:慢性阻塞性肺疾病。患者既往有高血压、糖尿病、心功能不全。患者呼吸急促,给予患者普通面罩吸氧 5 L/min。查体:胸廓正常,肋间隙正常,语颤正常,双肺叩诊清音,双肺呼吸音粗糙,双肺可闻及干、湿啰音,无胸膜摩擦音。医嘱:给予患者测量体温,立即。

【实验准备】

1. 护士准备:衣帽整洁,修剪指甲,洗手,戴口罩。

2. 用物准备:容器 2 个(一个为清洁容器盛放已消毒的体温计,另一个为盛放测温后的体温计)、含消毒液纱布、表(有秒针)、记录本、笔。若测肛温,另备润滑剂、棉签、卫生纸。

3. 患者准备

(1)了解体温测量的目的、方法、注意事项及配合要点。

(2)体位舒适,情绪稳定。

(3)测量体温前 20 ~ 30 min 若有运动、进食、冷热饮、冷热敷、洗澡、坐浴、灌肠等,应休息 30 min 后再进行测量。

4. 环境准备:室温适宜、光线充足、环境安静。

【操作步骤】

一、操作前核对、评估、与患者沟通

1. 核对患者的床号、姓名、腕带。

2. 评估患者的年龄、病情、意识、治疗情况、心理状态及合作程度。

3. 评估有无影响患者体温测量的因素,如运动、进食、冷热饮、冷热敷、洗澡、坐浴、灌肠等。

4. 评估操作环境是否温度适宜、光线充足、环境安静。

(参考解释语)

您好,让我核对一下您的腕带好吗? 丁先生您好,我是您的责任护士小胡。为动态监测您的体温变化,现在遵医嘱给予您测量体温。请问您近 20 ~ 30 min 有运动、进食、食冷热饮、用冷热敷、洗澡、坐浴等活动吗? 都没有是吧,好的。由于您可以配合我进行体温测量,我为您选择测量腋温。您这样坐着舒服吗? 是否需要更换一个舒适的体位? 您需要去卫生间吗? 不需要是吧? 好的。现在我为您测量体温。操作时请您尽量放松,我会指导您如何进行配合的。好的,请您稍候,我去准备一下马上过来。

二、操作过程

1. 携用物至患者床旁。

2. 清点、检查体温计:体温计无破损、水银柱在 35 ℃以下。

3. 选择测量体温的方法。

(1)口温

1)部位:口表水银端斜放于舌下热窝。

2)方法:闭口勿咬,用鼻呼吸。

3)时间:3 min。

(2)腋温

(参考解释语)

丁先生,您腋窝处有少量汗液,我为您擦干净。请您抬下手臂,会有一些凉,您不用紧张。

1)部位:将体温计水银端放于腋窝正中。

2)方法:擦干汗液,将体温计紧贴皮肤,屈臂过胸,夹紧。

3)时间:10 min。

(参考解释语)

丁先生,体温计已经放好了,测量腋温需要 10 min,在测量过程中,测量一侧的肢体不能活动,以防止体温计脱落破碎,对您造成不必要的损伤。现在是 09:40,10 min 后我会拿出您的体温计。在这过程中,您有什么不适,可以按呼叫器叫我,我来帮您处理,期

间我也会定时巡视病房,请您放心。

(3)肛温

1)体位:侧卧、俯卧、屈膝仰卧位,暴露测温部位。

2)方法:润滑肛表水银端,插入肛门3~4 cm;婴幼儿可取仰卧位,护士一手握住婴幼儿双踝,提起双腿;另一手将已润滑的肛表插入肛门(婴儿1.25 cm,幼儿2.5 cm),并握住肛表用手掌根部和手指将双臀轻轻捏拢,以便固定。

3)时间:3 min。

4. 取表:取出体温计,用消毒纱布擦拭;若测肛温,用卫生纸擦净患者肛门处。

5. 读数:评估体温是否正常,若与病情不符应重新测量,有异常及时处理。

6. 洗手,记录。

7. 协助:协助患者穿衣、裤,取舒适体位。

8. 消毒:体温计消毒以备用。

9. 绘制:洗手后绘制体温单。

(参考解释语)

丁先生,现在体温已经为您测量好了,您的体温是37.9 ℃,属于低热,需要继续监测您的体温变化。如果您有什么需求或感觉到不适,请及时告知医护人员。您这样躺着舒服吗?还有其他的需要吗?如果有需要请及时按呼叫器叫我,我也会定时巡视病房,谢谢您的配合,祝您早日康复。

【操作流程图】

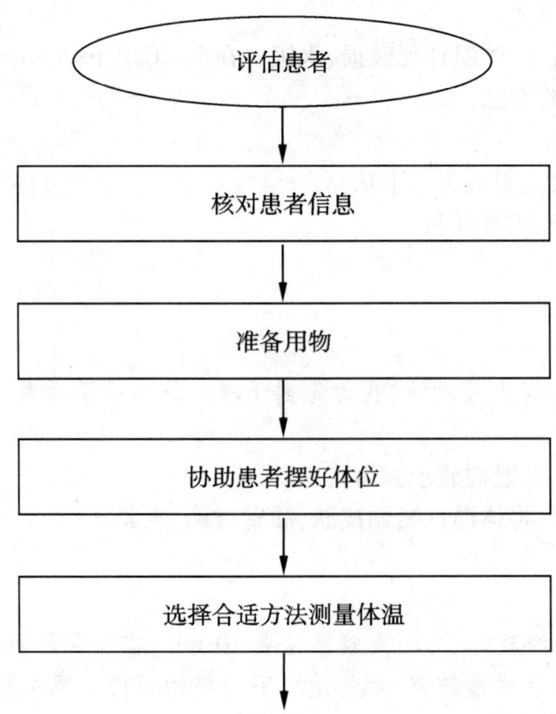

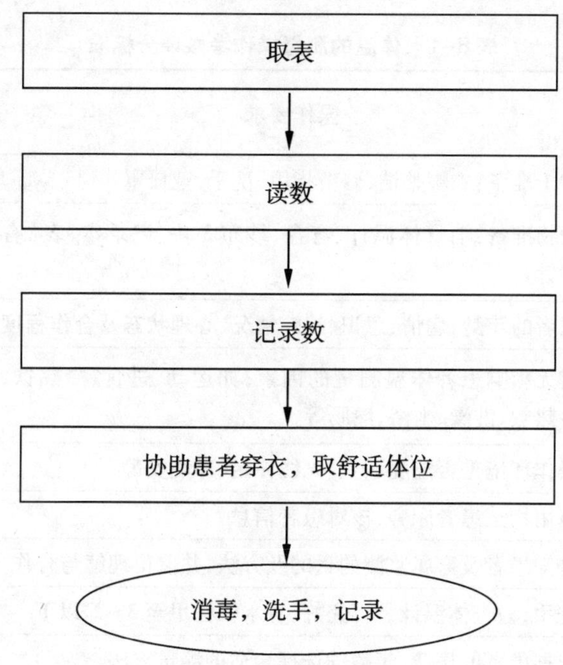

【注意事项】

1. 婴幼儿、精神异常、昏迷、口腔疾病、口鼻手术、张口呼吸者禁忌使用口温测量。

2. 腋窝有创伤、手术、炎症，腋下出汗较多，肩关节受伤或消瘦夹不紧体温计者，不可进行腋温测量。

3. 直肠或肛门手术、腹泻者，不宜进行肛温测量；心肌梗死患者不宜测肛温，以免刺激肛门引起迷走神经反射，导致心动过缓。

4. 婴幼儿、危重患者、躁动患者，应设专人守护，防止意外。

5. 若患者不慎咬破体温计，应及时清除玻璃碎屑，避免造成唇、舌、口腔、食管、胃肠道黏膜的损伤，然后口服蛋清或牛奶，以延缓水银的吸收。若病情允许，可进食粗纤维食物，加速水银的排出。

6. 为偏瘫患者测量体温时，应选择健侧肢体。

7. 测量体温前，应先询问近 30 min 内是否存在影响测量体温的因素，若存在，应休息 20～30 min 再进行。

8. 若患者双侧腋温测量值相差较大或与病情不符时，需要及时查找原因，复测体温。

9. 测量前避免影响体温测量的各种因素，如运动、进食、冷热饮、冷热敷、洗澡、坐浴、灌肠等。

【操作评分标准】

体温的测量操作考核评分标准见表 8-1。

表 8-1　体温的测量操作考核评分标准

<table>
<tr><th>项目</th><th>操作要求</th><th>分值</th><th>考试评分</th><th>备注</th></tr>
<tr><td rowspan="2">操作前准备
(5 分)</td><td>护士准备:衣帽整洁,修剪指甲,洗手,戴口罩</td><td>2</td><td></td><td></td></tr>
<tr><td>用物准备:消毒体温计、弯盘、纱布 3 块、记录本、表(有秒针)</td><td>3</td><td></td><td></td></tr>
<tr><td rowspan="3">评估
(20 分)</td><td>患者的年龄、病情、意识、治疗情况、心理状态及合作程度</td><td>5</td><td></td><td></td></tr>
<tr><td>有无影响患者体温测量的因素,如运动、进食、冷热饮、冷热敷、洗澡、坐浴、灌肠等</td><td>10</td><td></td><td></td></tr>
<tr><td>操作环境是否温度适宜、光线充足、环境安静</td><td>5</td><td></td><td></td></tr>
<tr><td rowspan="9">操作要点
(50 分)</td><td>携用物至患者床旁,核对患者信息</td><td>3</td><td></td><td></td></tr>
<tr><td>告知患者及家属监测的目的及方法,并取得理解与合作</td><td>5</td><td></td><td></td></tr>
<tr><td>洗手,检查体温计是否完好,将水银柱甩至 35 ℃以下</td><td>5</td><td></td><td></td></tr>
<tr><td>根据患者的病情、年龄等选择合适的测量方法</td><td rowspan="4">30</td><td rowspan="4"></td><td rowspan="4"></td></tr>
<tr><td>腋下测温:擦干腋窝,将体温计水银端放于腋窝深处并紧贴皮肤,10 min 后取出读数</td></tr>
<tr><td>口腔测温:将口表水银端斜放于患者舌下热窝,让患者紧闭口唇,切勿用牙咬,用鼻呼吸,3 min 后取出读数</td></tr>
<tr><td>直肠测温:患者取侧卧或屈膝仰卧位露出臀部,润滑肛表水银端,轻轻插入肛门 3～4 cm,3 min 后取出读数</td></tr>
<tr><td>取出体温计,用消毒纱布擦拭</td><td>4</td><td></td><td></td></tr>
<tr><td>读数</td><td>3</td><td></td><td></td></tr>
<tr><td rowspan="3">操作后终末处置
(10 分)</td><td>协助患者穿衣、裤,取舒适体位,整理床单位</td><td>3</td><td></td><td></td></tr>
<tr><td>体温计消毒</td><td>4</td><td></td><td></td></tr>
<tr><td>洗手,记录</td><td>3</td><td></td><td></td></tr>
<tr><td rowspan="2">操作后评价
(15 分)</td><td>指标监测应及时、准确、客观</td><td>5</td><td></td><td></td></tr>
<tr><td>注意事项:
(1)测量体温前,应先询问近 30 min 内是否存在影响测量体温的因素,若存在,应休息 20～30 min 再进行
(2)婴幼儿、精神异常、昏迷、口腔疾病、口鼻手术、张口呼吸者禁忌使用口温测量
(3)腋窝有创伤、手术、炎症,腋下出汗较多,肩关节受伤或消瘦夹不紧体温计者,不可进行腋温测量</td><td></td><td></td><td></td></tr>
</table>

续表 1-1

项目	操作要求	分值	考试评分	备注
操作后评价（15 分）	(4)直肠或肛门手术、腹泻者，不宜进行肛温测量；心肌梗死患者不宜测肛温，以免刺激肛门引起迷走神经反射，导致心动过缓 (5)婴幼儿、危重患者、躁动患者，应设专人守护，防止意外 (6)若患者不慎咬破体温计，应及时清除玻璃碎屑，避免造成唇、舌、口腔、食管、胃肠道黏膜的损伤，然后口服蛋清或牛奶，以延缓水银的吸收。若病情允许，可进食粗纤维食物，加速水银的排出 (7)为偏瘫患者测量体温时，应选择健侧肢体 (8)若患者双侧腋温测量值相差较大或与病情不符时，需测量肛温与之进行比较 (9)避免影响体温测量的各种因素，如运动、进食、冷热饮、冷热敷、洗澡、坐浴、灌肠等	10		
总分		100		

【选择题】

1. 体温持续在 39 ~ 40 ℃，达数天或数周，24 h 波动范围不超过 1 ℃，常见于以下哪种热型（　　）

A. 稽留热　　B. 弛张热
C. 间歇热　　D. 不规则热
E. 高热

2. 体温 39 ℃以上，24 h 内温差达 1 ℃以上，体温最低时仍高于正常水平，常见于以下哪种热型（　　）

A. 稽留热　　B. 弛张热
C. 间歇热　　D. 不规则热
E. 高热

3. 腋温和肛温正常值为（　　）

A. 36.1 ~ 37.2 ℃，36.5 ~ 37.5 ℃　　B. 36.0 ~ 37.0 ℃，36.6 ~ 37.7 ℃
C. 36.0 ~ 37.0 ℃，36.4 ~ 37.7 ℃　　D. 36.0 ~ 37.0 ℃，36.5 ~ 37.7 ℃
E. 36.1 ~ 37.2 ℃，36.5 ~ 37.7 ℃

4. 感染肺炎球菌肺炎患者发热，其热型常属于以下哪种（　　）

A. 稽留热　　B. 弛张热
C. 间歇热　　D. 不规则热

E. 高热

5. 选择肛温测量时，需测多长时间 ( )

A. 7 min B. 5 min

C. 3 min D. 4 min

E. 6 min

6. 肛温测量时，润滑肛表水银端后，需插入肛门多长 ( )

A. 2 ~ 3 cm B. 3 ~ 4 cm

C. 4 ~ 5 cm D. 5 ~ 6 cm

E. 2.5 ~ 3.5 cm

7. 摄氏温度(℃)和华氏温度(℉)的换算公式为 ( )

A. ℉ = ℃×5/9+32 B. ℉ = ℃×9/5+32

C. ℃ = ℉×5/9+32 D. ℉ = (℃-32)×5/9

E. ℉ = ℃+32×5/9

8. 提示高热患者退热期可能发生虚脱的表现是 ( )

A. 皮肤苍白，寒战，出汗 B. 皮肤苍白，寒战，无汗

C. 呼吸、脉搏渐慢，无汗 D. 脉细速，四肢湿冷，出汗

E. 脉速，面色潮红，无汗

9. 测量口温时，一般将口表的水银端放于哪个部位 ( )

A. 口腔中部 B. 舌下热窝

C. 舌上 1/3 处 D. 舌上 2/3 处

E. 舌下 2/3 处

10. 人体主要的散热器官为 ( )

A. 肝脏 B. 心脏 C. 肺脏 D. 皮肤

E. 肌肤

【选择题答案】

1. A 2. B 3. D 4. A 5. C 6. B 7. B 8. A 9. B 10. D

【评判性思考】

1. 为什么正常人每天体温波动不超过 0.5 ~ 1.0 ℃？
2. 发热的过程及主要表现有哪些？
3. 异常体温患者的护理有哪些？

项目二　脉搏的测量

【实验学时】

1 学时。

【实验类型】

技能型实验。

【学习目标】

1. 能正确叙述脉搏的正常值及测量目的。
2. 能正确进行脉搏测量并熟知注意事项。
3. 能熟练与患者交流,向患者讲解脉搏测量的目的、注意事项。

【实验目的】

1. 判断脉搏有无异常。
2. 动态监测脉搏变化,间接了解心脏状况。
3. 协助诊断,为预防、治疗、康复、护理提供依据。

【临床案例】

患者李某某,男,55 岁,主诉:反复胸闷 2 年余,加重 5 d,诊断:冠心病。既往病史:冠状动脉粥样硬化性心脏病 5 年余,心功能Ⅲ级。此次住院为心衰 5 d。体格检查:口唇发绀,颈静脉怒张,端坐呼吸,双肺可闻及散在干、湿啰音,呼吸 30 次/min。入院后给予患者强心、利尿、营养类药物应用。为动态监测患者脉搏变化,医嘱:给予患者测量脉搏,立即。

【实验准备】

1. 护士准备:衣帽整洁,修剪指甲,洗手,戴口罩。
2. 用物准备:表(有秒针)、记录本、笔;必要时准备听诊器。
3. 患者准备

(1)了解脉搏测量的目的、方法、注意事项及配合要点。

(2)取舒适体位,保持情绪稳定。

(3)测量前若有剧烈运动、紧张、恐惧、哭闹等,应休息 20 ~ 30 min 后再进行测量。

【操作步骤】

一、操作前核对、评估、与患者沟通

1. 核对患者的床号、姓名、腕带。

2. 评估患者年龄、病情、治疗情况、心理状态及合作程度。

3. 评估操作环境是否温度适宜、光线充足、环境安静。

（参考解释语）

您好，让我核对一下您的腕带好吗？李先生您好，我是您的责任护士小胡。为动态监测您的脉搏变化，现在遵医嘱给予您测量脉搏。请问您近 20 ~ 30 min 有运动、紧张、恐惧、与人吵架、哭闹或其他情绪波动吗？都没有是吧，好的。您这样坐着舒服吗？是否需要更换一个舒适的体位？您需要去卫生间吗？不需要是吧？好的。现在我为您测量脉搏。操作时请您尽量放松，我会指导您如何进行配合的。

二、操作过程

1. 携用物至患者床旁。

2. 体位：协助患者取舒适体位，卧位或坐位；手腕伸展，手臂放舒适位置。

（参考解释语）

李先生，为了方便操作，请您伸出手臂，坚持一下，很快就完成了，请不要紧张。

3. 测量：护士以示指、中指、无名指的指端按压在桡动脉处，按压力量适中，以能清楚测得脉搏搏动为宜。

4. 计数：正常脉搏测 30 s，乘以 2。若发现患者脉搏短绌，应由两名护士同时进行测量，一个人听心率，另一个人测脉率，由听心率者发出“起”或“停”口令，计时 1 min。测量时须注意脉律、脉搏强弱等情况；心脏听诊部位可选择左锁骨中线内侧第 5 肋间处。

脉搏的测量

5. 洗手，记录：将脉率数值记录在记录本上。脉搏短绌：以分数形式记录，记录方式为心率/脉率。

6. 绘制：洗手后绘制体温单或输入到移动护理信息系统的终端设备。

（参考解释语）

李先生，现在脉搏已经为您测量好了，您的脉率是 98 次/min，在正常范围内。如果您有什么需求或感觉到不适，请及时告知医护人员。您这样躺着舒服吗？还有其他的需要吗？如果有需要请及时按呼叫器叫我，我也会定期巡视病房来看您的，谢谢您的配合。

【操作流程图】

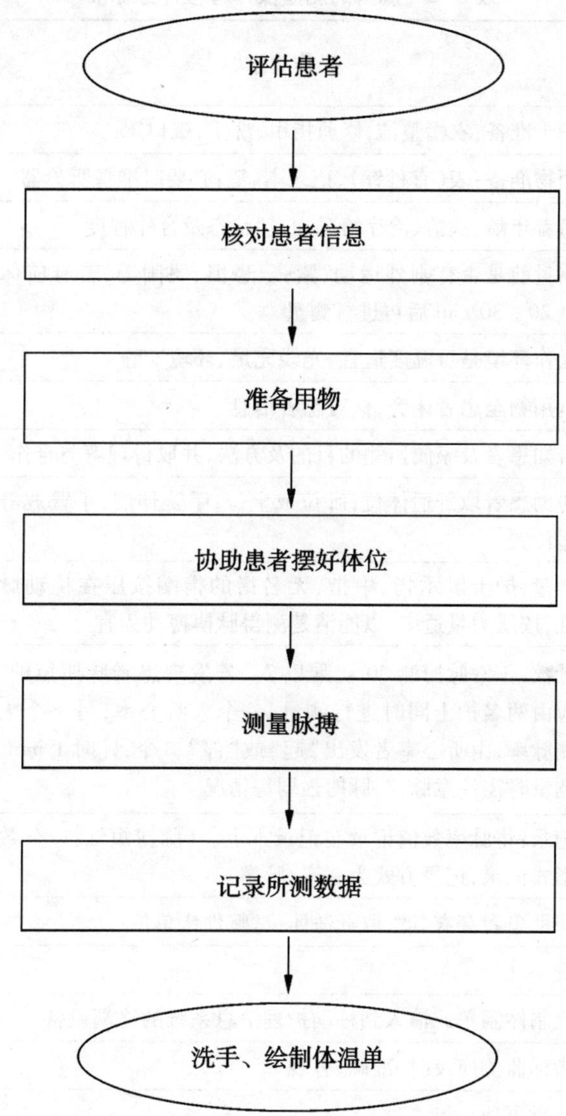

【注意事项】

1. 勿用拇指诊脉,因拇指小动脉波动较强,易与患者的脉搏混淆。
2. 异常脉搏应测量 1 min;脉搏细弱难以触诊时,应测心尖搏动 1 min。
3. 为偏瘫患者测量脉搏时,应选健侧肢体。
4. 如患者有紧张、剧烈运动、哭闹等情况,需稳定后再进行测量。

【操作评分标准】

脉搏的测量操作考核评分标准见表 8-2。

表 8-2　脉搏的测量操作考核评分标准

项目	操作要求	分值	考试评分	备注
操作前准备（5 分）	护士准备：衣帽整洁，修剪指甲，洗手，戴口罩	2		
	用物准备：表（有秒针）、记录本、笔；必要时准备听诊器	3		
评估（20 分）	患者年龄、病情、治疗情况、心理状态及合作程度	5		
	测量前是否有剧烈运动、紧张、恐惧、哭闹等，若有应休息 20～30 min 后再进行测量	10		
	操作环境是否温度适宜、光线充足、环境安静	5		
操作要点（50 分）	携用物至患者床旁，核对患者信息	5		
	告知患者及家属监测的目的及方法，并取得理解与合作	5		
	协助患者取舒适体位，卧位或坐位；手腕伸展，手臂放舒适位置	10		
	测量：护士以示指、中指、无名指的指端按压在桡动脉处，按压力量适中，以能清楚测得脉搏搏动为宜	10		
	计数：正常脉搏测 30 s，乘以 2。若发现患者脉搏短绌，应由两名护士同时进行测量，一个人听心率，另一个人测脉率，由听心率者发出“起”或“停”口令，计时 1 min。测量时需注意脉律、脉搏强弱等情况	10		
	记录：将脉率数值记录在记录本上。（脉搏短绌：以分数形式记录，记录方式为心率/脉率）	10		
操作后终末处置（10 分）	协助患者穿衣、裤，取舒适体位，整理床单位	3		
	洗手	3		
	绘制体温单或输入到移动护理信息系统的终端设备	4		
操作后评价（15 分）	指标监测应及时、准确、客观	5		
	注意事项： （1）勿用拇指诊脉，因拇指小动脉搏动较强，易与患者的脉搏混淆 （2）异常脉搏应测量 1 min；脉搏细弱难以触诊时，应测心尖搏动 1 min （3）为偏瘫患者测量脉搏时，应选健侧肢体 （4）如患者有紧张、剧烈运动、哭闹等情况，需稳定后再进行测量	10		
总分		100		

【选择题】

1. 正常成人安静状态下，脉搏次数一般在哪个范围 (　　)

A. 60 ~ 80 次/min　　B. 60 ~ 100 次/min

C. 80 ~ 120 次/min　　D. 40 ~ 60 次/min

E. 50 ~ 100 次/min

2. 心动过速患者心率通常为 (　　)

A. 100 ~ 120 次/min　　B. ≥100 次/min

C. >100 次/min　　D. >120 次/min

E. >80 次/min

3. 脉搏短绌常见于哪些患者 (　　)

A. 心动过缓　　B. 心功能不全

C. 心房纤颤　　D. 休克

E. 大出血

4. 间歇脉多见于哪些患者 (　　)

A. 器质性心脏病　　B. 心房纤颤

C. 心动过缓　　D. 心动过速

E. 甲状腺功能亢进症

5. 测量脉搏常用部位为 (　　)

A. 桡动脉　　B. 足背动脉

C. 肱动脉　　D. 颞动脉

E. 颈动脉

6. 需由两名护士同时测量脉搏的是 (　　)

A. 窦性心律不齐　　B. 心动过缓

C. 脉搏短绌　　D. 心动过速

E. 甲状腺功能亢进症

7. 以下哪种脉搏属于节律异常 (　　)

A. 奇脉　　B. 水冲脉

C. 脉搏短绌　　D. 丝脉

E. 洪脉

8. 测量正常脉搏所需时间为 (　　)

A. 1 min　　B. 30 s

C. 20 s　　D. 15 s

E. 45 s

9. 下列哪项为诊断心动过缓的脉搏次数 (　　)

A. <40 次/min　　B. <60 次/min

C. <45 次/min　　D. <50 次/min

E. <70 次/min

10. 由期前收缩所产生的脉搏为 （　　）

A. 丝脉　　B. 水冲脉
C. 洪脉　　D. 脉搏短绌
E. 奇脉

【选择题答案】

1. B　2. C　3. C　4. A　5. A　6. C　7. C　8. B　9. B　10. D

【评判性思考】

1. 如何为脉搏短绌患者测量脉搏？
2. 为什么不能用拇指进行诊脉？
3. 节律异常和强弱异常的脉搏各有哪些？

项目三　呼吸的测量

【实验学时】

1 学时。

【实验类型】

技能型实验。

【学习目标】

1. 能正确叙述呼吸的正常值并熟知测量呼吸的目的。
2. 能正确进行呼吸的测量。
3. 能熟练与患者交流，向患者讲解呼吸测量的目的、注意事项。

【实验目的】

1. 判断呼吸有无异常。
2. 动态监测呼吸变化，间接了解心脏状况。
3. 协助诊断，为预防、治疗、康复、护理提供依据。

【临床案例】

患者杜某某，女，65 岁，主诉：慢性阻塞性肺疾病加重 5 d，诊断：肺气肿。既往病史有：高血压，心功能不全，冠心病，慢性阻塞性肺疾病 10 余年。查体：桶状胸，双肺呼吸音减弱，双侧触觉语颤减弱，叩诊呈过清音。入院后给予患者双鼻导管吸氧，化痰、平喘、利尿等药物。医嘱：给予患者测量呼吸，立即。

【实验准备】

1. 护士准备：衣帽整洁，修剪指甲，洗手，戴口罩。
2. 用物准备：表（有秒针）、记录本、笔；必要时准备棉花。
3. 患者准备
(1)了解呼吸测量的目的、方法及注意事项。
(2)取舒适体位，保持情绪稳定、自然呼吸状态。
(3)测量前若有剧烈运动、情绪激动等，应休息 20 ~ 30 min 后再测量。

【操作步骤】

一、操作前核对、评估、与患者沟通

1. 核对患者的床号、姓名、腕带。

2. 评估患者年龄、病情、治疗情况,心理状态及合作程度。

(参考解释语)

您好,让我核查一下您的腕带信息吧?杜女士您好,我是您的责任护士小李。为动态监测您呼吸的变化,现在遵医嘱给予您测量呼吸。请问您刚刚有剧烈运动或情绪激动吗?都没有是吧,好的。您这样躺着舒服吗?是否需要更换一个舒适的体位?您需要去卫生间吗?不需要是吧?好的。现在我为您进行测量。操作时请您尽量放松,我会指导您如何进行配合的。

二、操作过程

1. 携用物至患者床旁。

2. 测量呼吸前,询问患者是否有剧烈运动、情绪激动等,若有,需休息 20 ~ 30 min 后再测量。

3. 体位:舒适,使患者放松,避免引起患者紧张,影响呼吸的测量。

4. 方法:护士将手放在患者的诊脉部位似诊脉状,眼睛观察患者胸部或腹部的起伏。

5. 观察:呼吸频率(一起一伏为一次呼吸)、深度、节律、音响、形态及有无呼吸困难。

6. 计数:正常呼吸测 30 s,乘以 2;异常呼吸患者或婴儿应测 1 min。

呼吸的测量

(参考解释语)

杜女士,现在已经为您测量好了,您的呼吸是 18 次/min,通过治疗,在正常范围内。如果您有什么需求或感觉到不适,请及时告知医护人员。您这样躺着舒服吗?还有其他的需要吗?如果有需要请及时按呼叫器叫我,我也会定期巡视病房来看您的,谢谢您的配合。

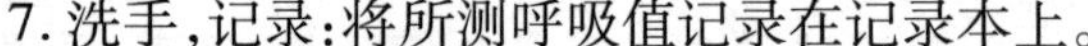

7. 洗手,记录:将所测呼吸值记录在记录本上。

8. 转记:洗手后将呼吸值记录到体温单上或输入到移动护理信息系统终端设备。

【操作流程图】

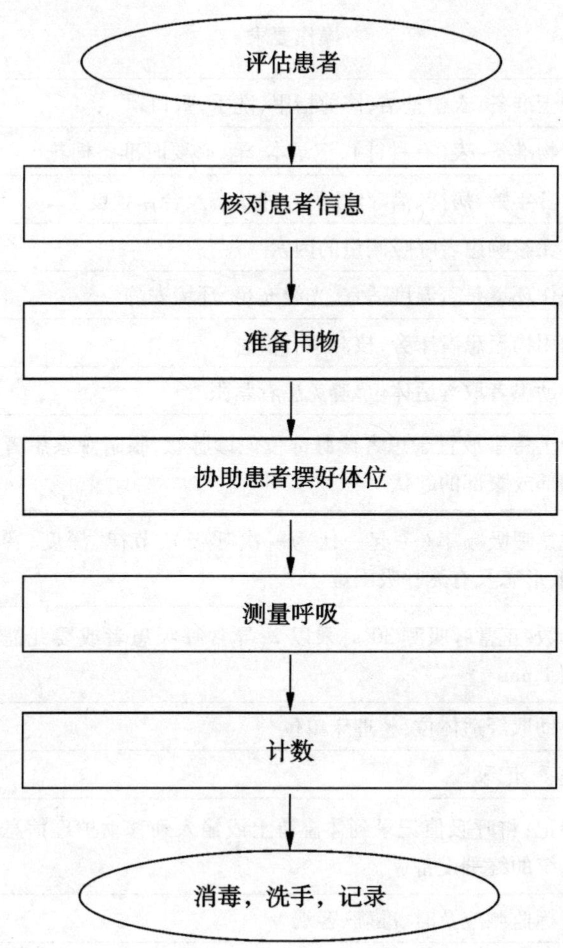

【注意事项】

1. 正常人呼吸受意识控制，故测量呼吸前不必解释，在测量过程中不使患者察觉，以免患者紧张影响测量的准确性。

2. 危重患者呼吸微弱，可用少许棉花置于患者鼻孔处，观察棉花被吹动的次数，计时应 1 min。

3. 异常呼吸患者或婴幼儿测量呼吸需计时 1 min。

【操作评分标准】

呼吸的测量操作考核评分标准见表 8-3。

表 8-3　呼吸的测量操作考核评分标准

项目	操作要求	分值	考试评分	备注
操作前准备（10 分）	护士准备：衣帽整洁，修剪指甲，洗手，戴口罩	5		
	用物准备：表（有秒针），记录本，笔，必要时准备棉花	5		
评估（15 分）	患者年龄、病情、治疗情况，心理状态及合作程度	5		
	有无影响患者呼吸测量的因素	5		
	操作环境是否温度适宜、光线充足、环境安静	5		
操作要点（50 分）	携用物至患者床旁，核对患者信息	10		
	协助患者取舒适体位，避免患者紧张	10		
	护士将手放置于患者诊脉部位似诊脉状，眼睛观察患者胸部或腹部的起伏	10		
	观察呼吸频率（一起一伏为一次呼吸）、节律、深度、音响、形态及有无呼吸困难	10		
	计数：正常呼吸测 30 s，乘以 2；异常呼吸患者或婴儿需测 1 min	10		
操作后终末处置（10 分）	协助取舒适体位，整理床单位	3		
	洗手，记录	3		
	转记：将呼吸值记录到体温单上或输入到移动护理信息系统的终端设备	4		
操作后评价（15 分）	指标监测应及时、准确、客观	5		
	注意事项： （1）正常人呼吸受意识控制，故测量呼吸前不必解释，在测量过程中不使患者察觉，以免患者紧张影响测量的准确性 （2）危重患者呼吸微弱，可用少许棉花置于患者鼻孔处，观察棉花被吹动的次数，计时应 1 min （3）异常呼吸患者或婴幼儿测量呼吸需计时 1 min	10		
总分		100		

【选择题】

1. 正常成人安静状态下呼吸频率范围为　　（　　）

A. 12 ~ 20 次/min　　B. 12 ~ 16 次/min

C. 16 ~ 20 次/min　　D. 14 ~ 20 次/min
E. 18 ~ 22 次/min

2. 患者李某,女,80 岁,糖尿病酮症酸中毒。患者的呼吸可表现为 (　　)
A. 蝉鸣样呼吸　　B. 鼾声呼吸
C. 费力呼吸　　D. 深度呼吸
E. 潮式呼吸

3. 患者林某,男 65 岁,因过量服用巴比妥类药物而出现潮式呼吸,其特点是 (　　)
A. 呼吸浅慢,逐渐加快加深再变浅,呼吸暂停后,周而复始
B. 呼吸暂停,呼吸减弱,呼吸增强反复出现
C. 呼吸减弱,呼吸增强,呼吸暂停反复出现
D. 呼吸深快,呼吸暂停,呼吸浅慢,三者交替出现
E. 呼吸深快,逐渐变慢以至停息,反复出现

4. 呼吸与呼吸暂停交替出现称为 (　　)
A. 深度呼吸　　B. 陈-施式呼吸
C. 比奥呼吸　　D. 鼾声呼吸
E. 浅快呼吸

5. 下列不属于吸气性呼吸困难的是 (　　)
A. 吸气时间延长　　B. 有明显的三凹征
C. 吸气显著困难　　D. 支气管哮喘
E. 气管阻塞

6. 郑先生,50 岁,内源性哮喘患者,主诉呼吸费力,呼气时间大于吸气时间,该患者可能出现哪种呼吸异常 (　　)
A. 呼气性呼吸困难　　B. 吸气性呼吸困难
C. 混合性呼吸困难　　D. 潮式呼吸
E. 深度呼吸

7. 喉头水肿患者主要表现为以下哪类 (　　)
A. 呼吸过快　　B. 呼吸过慢
C. 吸气性呼吸困难　　D. 呼气性呼吸困难
E. 混合性呼吸困难

8. 下面属于呼吸节律异常的是 (　　)
A. 呼吸过快　　B. 浅快呼吸
C. 潮式呼吸　　D. 蝉鸣样呼吸
E. 混合性呼吸困难

9. 呼吸过快指呼吸频率大于 (　　)
A. 22 次/min　　B. 24 次/min
C. 20 次/min　　D. 18 次/min
E. 26 次/min

10. 危重患者呼吸微弱,可用少许棉花置于患者鼻孔前,观察棉花被吹动的次数,应

计时观察多长时间 ( )

A. 30 s
B. 45 s
C. 15 s
D. 20 s
E. 60 s

【选择题答案】

1. C 2. D 3. A 4. C 5. D 6. A 7. C 8. C 9. B 10. E

【评判性思考】

1. 异常呼吸患者护理有哪些?
2. 如何为患者正确地测量呼吸?

项目四　血压的测量

【实验学时】

1 学时。

【实验类型】

技能型实验。

【学习目标】

1. 能正确叙述血压的正常值并熟知测量血压的目的。
2. 能正确进行血压测量。
3. 能熟练与患者交流,向患者讲解血压测量的目的、注意事项。

【实验目的】

1. 判断血压有无异常。
2. 动态监测血压变化,间接了解循环系统的功能状况。
3. 协助诊断,为预防、治疗、康复、护理提供依据。

【实验案例】

患者赵某某,男,35 岁。主诉:肺移植状态 9 个月余,胸闷、呼吸困难 1 d,诊断:肺移植术后。既往患者有尘肺病史。查体:双侧胸部各见一斜行长约 25 cm 手术瘢痕。左肺呼吸音清,右肺呼吸音粗,未闻及明显干、湿啰音,心前区无异常隆起、凹陷。心尖搏动不可明视。心脏相对浊音正常,心率 100 次/min,心律齐,未闻及心脏杂音,未闻及心包摩擦音。双下肢无明显水肿。医嘱:给予患者测量血压,立即。

【实验准备】

1. 护士准备:衣帽整洁,修剪指甲,洗手,戴口罩。
2. 用物准备:血压计、听诊器、记录本、笔。
3. 患者准备

(1)了解血压测量的目的、方法、注意事项及配合要点。

(2)体位舒适,情绪稳定。

(3)测量前有吸烟、运动、情绪变化等,应休息 15 ~ 30 min 后再测量。

【操作步骤】

一、操作前核对、评估、与患者沟通

1. 核对患者的床号、姓名、腕带。

2. 评估患者年龄、病情、治疗情况、心理状态及合作程度。

3. 评估操作环境是否温度适宜、光线充足、环境安静。

（参考解释语）

您好，让我核对一下您的腕带好吗？赵先生您好，我是您的责任护士小胡。为动态监测您血压的变化，现在遵医嘱给予您测量血压。请问您近 20～30 min 有运动、紧张、恐惧、吵架或其他情绪波动吗？近 30 min 内有吸烟或者饮咖啡吗？都没有是吧，好的。您这样躺着舒服吗，是否需要更换一个舒适的体位；您需要去卫生间吗？不需要是吧？好的。现在我为您测量血压。操作时请您尽量放松，我会指导您如何进行配合的。

二、操作过程

1. 携用物至患者床旁。

2. 测血压前，询问患者是否至少坐位安静休息 5 min，是否 30 min 内有吸烟或饮咖啡，是否排空膀胱。

3. 测量

（1）肱动脉

1）体位：手臂位置（肱动脉）与心脏呈同一水平。坐位：平第 4 肋；仰卧位：平腋中线。若肱动脉高于心脏水平，测得血压值偏低；肱动脉低于心脏水平，测得血压值偏高。

血压的测量

（参考解释语）

赵先生，请手掌向上，肘部伸直。为了方便操作，我来帮您卷一下衣袖，会稍微有些凉，请坚持一下，很快就会完成的，请不要紧张！

2）手臂：卷袖，露臂，手掌向上，肘部伸直；必要时脱去测量侧衣袖，避免衣袖过紧影响血流，影响血压测量值的准确性。

3）血压计：打开，垂直放置，开启水银槽开关，避免倾倒。

4）缠袖带：驱尽袖带内空气，平整置于上臂中部，下缘距肘窝 2～3 cm，松紧以能插入一指为宜。袖带缠得太松，充气后呈气球状，有效面积变窄，使血压测量值偏高；袖带缠得太紧，未注气已受压，使血压测量值偏低。

5）充气：触摸肱动脉搏动，将听诊器胸件置肱动脉搏动最明显处，一手固定，另一手握加压气球，关气门，充气至肱动脉搏动消失再升高 20～30 mmHg。避免听诊器胸件塞在袖带下，以免局部受压较大和听诊时出现干扰声；充气不可过猛、过快，以免水银溢出和患者不适。

6）放气：缓慢放气，速度以水银柱下降 4 mmHg/s 为宜，注意水银柱刻度和肱动脉声音的变化。

7）判断：听诊器出现的第一声搏动音，此时水银柱所指的刻度，即为收缩压；当搏动

音突然变弱或消失，水银柱所指的刻度即为舒张压。

（2）腘动脉

1）体位：仰卧、俯卧、侧卧。

2）患者：卷裤、卧位舒适。

3）缠袖带：袖带缠于大腿下部，其下缘距腘窝 3 ~ 5 cm，听诊器置腘动脉搏动最强处。

4）其余操作同肱动脉。

4. 整理血压计：排尽袖带内余气，拧紧压力活门，整理后放入盒内；血压计盒盖右倾 45°，使水银全部流回槽内，关闭水银槽开关，盖上盒盖，平稳放置。

5. 恢复体位：必要时协助患者穿好衣裤。

6. 洗手，记录：将所测血压值按收缩压/舒张压（mmHg）记录在记录本上。

7. 转记：洗手后将血压转记至体温单上。

（参考解释语）

赵先生，现在血压已经为您测量好了，您的血压是 120/86 mmHg，在正常范围内。如果您有什么需求或感觉到不适，请及时告知医护人员。您这样躺着舒服吗？还有其他的需要吗？如果您有需要请及时按呼叫器叫我，我也会定期巡视病房来看您的，谢谢您的配合，祝您早日康复！

【操作流程图】

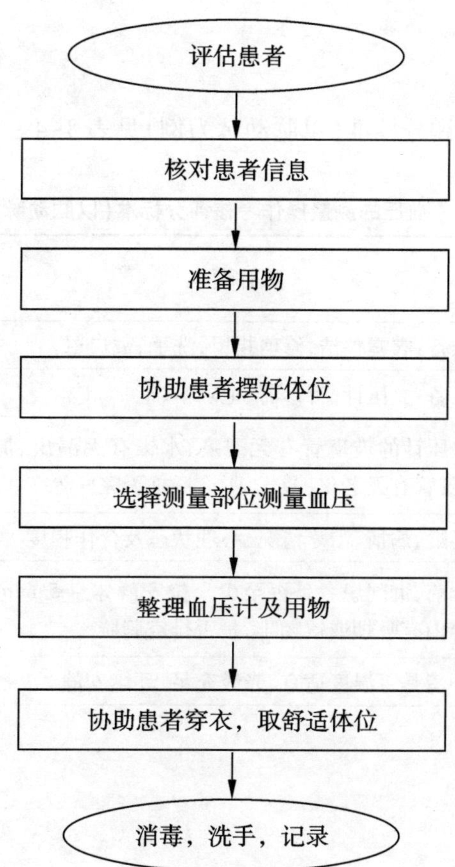

【注意事项】

1. 定期检测、校对血压计。测量前，检查血压计：玻璃管无裂痕，刻度清晰，加压气球和橡胶管无老化、不漏气，袖带宽窄合适，水银充足、无断裂；检查听诊器：橡胶管无老化、衔接紧密，听诊器传导正常。

2. 对需密切观察血压者，应做到“四定”，即定时间、定部位、定体位、定血压计，有助于测定的准确性和对照的可比性。

3. 发现血压听不清或异常，应重测。重测时，带水银柱降至“0”点，休息 2 ~ 3 min 后再测量。必要时，做双侧对照。

4. 注意测压装置(血压计、听诊器)、测量者、受检者、测量环境等因素引起血压测量的误差，以保证测量血压的稳定性。

5. 选择合适的肢体进行测量：若患者正在输液，则选对侧肢体进行测量；对于偏瘫患者，取其健侧进行测量。

6. 测量血压时，充气与放气不可过快，以免造成测量的血压值不准确。

7. 中国高血压防治指南(2010 版)对血压测量的要求：应相隔 1 ~ 2 min 重复测量，取 2 次读数的平均值记录。如果收缩压或舒张压的 2 次读数相差 5 mmHg 以上，应再次测量，取 3 次读数平均值记录。首次时要测量两上臂血压，以后通常测量较高读数一侧的上臂血压。

【操作评分标准】

血压的测量操作考核评分标准(以肱动脉为例)见表 8-4。

表 8-4　血压的测量操作考核评分标准(以肱动脉为例)

项目	操作要求	分值	考试评分	备注
操作前准备 (5 分)	护士准备：衣帽整洁，修剪指甲，洗手，戴口罩	1		
	用物准备：血压计、听诊器、记录本、笔	2		
	检查血压计的玻璃管有无裂痕、水银有无漏出、加压气球、橡胶管有无老化、漏气、听诊器是否完好等	2		
评估 (15 分)	患者年龄、病情、治疗情况、心理状态及合作程度	5		
	测血压前，询问患者是否至少坐位安静休息 5 min，是否 30 min 内有吸烟或饮咖啡，是否排空膀胱	5		
	操作环境是否温度适宜、光线充足、环境安静	5		

续表 8–4

项目	操作要求	分值	考试评分	备注
操作要点（60 分）	携用物至患者床旁，核对患者信息	3		
	告知患者及家属监测的目的及方法，并取得理解与合作	2		
	患者取坐位或卧位，协助患者脱去测量侧衣袖，或将衣袖卷至肩部，露出臂部，手掌向上，肘部伸直	5		
	打开血压计，保持血压计“0”点，患者手臂位置与心脏在同一水平（坐位时平第 4 肋，卧位时平腋中线）	5		
	放平血压计，打开水银槽开关，驱尽袖带内空气；嘱患者手臂放平，平整地将袖带缠于患者上臂，使袖带下缘距肘窝上 2 ~ 3 cm（松紧以能放入一指为宜）	10		
	将听诊器胸件置于肘窝肱动脉搏动最明显处（位置不对不得分）	5		
	用一只手固定，另一只手握紧加压气球，关闭气门，快速平稳充气至肱动脉搏动消失，压力再升高 20 ~ 30 mmHg（方法不对扣 5 分）	10		
	以恒定速率缓慢放气至听到肱动脉搏动的第一音时，水银柱所指刻度即为收缩压；当搏动消失或突然变弱时，水银柱所指刻度即为舒张压（方法不对扣 5 分）	10		
	测毕去下袖带，排尽袖带内余气，关闭气门	5		
	整理后卷好放入盒内，血压计盒盖右倾 45° 使水银全部流入槽内，关闭水银槽开关及血压计盒，平稳放置	5		
操作后终末处置（5 分）	整理床单位及用物，协助患者取舒适卧位，必要时协助穿衣	2		
	洗手	1		
	记录	2		
操作后评价（15 分）	指标监测应及时、准确、客观	5		
	（1）操作熟练、方法正确，关心患者 （2）袖带宽度、绑缚位置正确，松紧适宜 （3）测量充气、放气速度均匀 （4）患者体位正确，心脏和肱动脉在同一水平 （5）测量结果准确	10		
总分		100		

【选择题】

1. 正常成人收缩压与舒张压的数值范围为 ( )
   A. 90 ~ 139 mmHg,60 ~ 89 mmHg
   B. 90 ~ 140 mmHg,60 ~ 90 mmHg
   C. 89 ~ 139 mmHg,60 ~ 90 mmHg
   D. 90 ~ 139 mmHg,60 ~ 90 mmHg
   E. 90 ~ 139 mmHg,60 ~ 100 mmHg
2. 测量肱动脉血压时,袖带下缘与肘窝之间距离为 ( )
   A. 4 ~ 5 cm
   B. 3 ~ 4 cm
   C. 2 ~ 3 cm
   D. 1 ~ 3 cm
   E. 2 ~ 4 cm
3. 测量血压时,下列哪项不能引起血压值偏高 ( )
   A. 袖带缠得过松
   B. 袖带缠得过紧
   C. 放气太慢
   D. 测量血压前有活动
   E. 视线高于水银柱弯月面读数时
4. 测量血压时,手臂位置(肱动脉)与心脏呈同一水平。坐位时,需平第几肋间 ( )
   A. 第 2 肋间
   B. 第 3 肋间
   C. 第 4 肋间
   D. 第 5 肋间
   E. 第 6 肋间
5. 对严密监测血压的患者应做到“四定”,以下哪些不属于其范畴 ( )
   A. 定时间
   B. 定体位
   C. 定血压计
   D. 定部位
   E. 专人负责
6. 测量腘动脉血压时,袖带下缘与腘窝之间距离为 ( )
   A. 2 ~ 3 cm
   B. 3 ~ 4 cm
   C. 2 ~ 4 cm
   D. 3 ~ 5 cm
   E. 4 ~ 5 cm
7. 以下哪项不是影响血压的因素 ( )
   A. 每搏输出量
   B. 心率
   C. 外周阻力
   D. 循环血量与血管容量
   E. 温度
8. 患者金某,男,32 岁,测量血压值为 135/85 mmHg,其血压值属于 ( )
   A. 正常血压
   B. 正常高值
   C. 理想血压
   D. 收缩压正常,舒张压偏高
   E. 收缩压偏高,舒张压正常
9. 患者李某,50 岁,测得其血压值为 147/99 mmHg,其血压值属于 ( )
   A. 单纯收缩期高血压
   B. 3 级高血压
   C. 2 级高血压
   D. 1 级高血压

E. 正常血压

10. 下列陈述正确的是　（　）

A. 正常情况下，右臂血压高于左臂　B. 正常情况下，下肢血压高于上肢

C. 卧位时血压高于站立时血压　D. 寒冷环境下，血压值降低

E. 一般人在晚餐后血压值偏低

【选择题答案】

1. A　2. C　3. B　4. C　5. E　6. D　7. E　8. A　9. D　10. A

【评判性思考】

1. 影响血压的因素有哪些？
2. 异常血压的护理有哪些？
3. 如何正确地为患者测量血压？注意事项有哪些？

模块九 冷热疗法

项目一 温水/乙醇拭浴

【实验学时】

2 学时。

【实验类型】

技能型实验。

【学习目标】

1. 能说出温水/乙醇拭浴的禁忌部位及原因。
2. 能正确操作温水/乙醇拭浴。
3. 能熟练与患者交流,向患者讲解温水/乙醇拭浴的目的、注意事项。

【实验目的】

为高热患者(体温>39.5 ℃)降温。

【临床案例】

患者刘某某,女,56 岁,主诉:咽痛伴发热 3 d,诊断:急性扁桃体炎。3 d 前无明显诱因出现高热,体温一直波动在 39 ~ 40 ℃之间。今天突感发热、寒战,之后出现面色潮红,皮肤灼热。查体:体温 39.7 ℃,脉搏 114 次/min,呼吸 28 次/min,血压 142/88 mmHg。医嘱:温水擦浴。

【实验准备】

1. 护士准备:衣帽整洁,修剪指甲,洗手,戴口罩。

2. 用物准备:大毛巾、小毛巾 2 块、热水袋及套、冰袋及套、脸盆(内盛 32 ~ 34 ℃温水)、便器、衣裤;乙醇擦浴备治疗碗(内盛 25% ~35% 乙醇 200 ~ 300 mL,温度 30 ℃),生活垃圾桶,医疗废物桶。

3. 患者准备

(1)患者和家属了解温水/乙醇拭浴的目的、意义、过程、注意事项及配合操作的要点。

(2)体位舒适、愿意合作,按需排尿。

【操作步骤】

一、操作前核对、评估、与患者沟通

1. 核对患者的床号、姓名、腕带。

2. 评估患者的病情、意识状态、体温、皮肤状况、活动能力、合作程度及心理状态。

3. 评估操作环境是否隐蔽,室温是否适宜。

(参考解释语)

您好,让我核对一下您的腕带好吗?刘女士您好,我是您的责任护士小胡。由于您体温持续高热,刚才测量为39.7 ℃,现在遵医嘱给您进行温水擦拭,帮助您降低体温,减轻痛苦。操作时请您尽量放松,我会指导您如何进行配合的。让我来检查一下您的皮肤和四肢活动情况。(护士:全身皮肤无破损。)肢体活动度良好。请您稍候,我去准备一下马上过来。

二、操作过程

1. 关闭门窗,用屏风遮挡患者,注意保护患者隐私,协助患者排空大小便。

(参考解释语)

刘女士,您现在需要排便吗?

2. 松开床尾盖被,协助患者脱去上衣,将冰袋置于头部,热水袋置于足底。

(参考解释语)

刘女士,为了方便操作,我来帮您脱一下上衣。请不要紧张!我现在要在您头部放一个冰袋,这样有助降温并且能防止头部充血导致的头痛;在脚底会放一个热水袋,目的是促进您足底血管扩张而减轻头部充血,使您感到舒适。接下来我要给您进行擦拭了,擦拭过程中如有任何不适请及时告诉我。

3. 按顺序进行全身拭浴

温水/乙醇擦拭

(1)方法:将大毛巾垫于擦拭部位下面,将小毛巾浸入温水或乙醇中,拧至半干,缠在手上成手套状,以离心方向擦拭,擦拭完毕,用大毛巾擦干皮肤。

(2)顺序:先上后下,先近后远。

1)双上肢:患者取仰卧位,擦拭顺序为颈外侧→肩→肩上臂外侧→前臂外侧→手背;侧胸→腋窝→上臂内侧→前臂内侧→手心。擦至腋窝和手心处稍用力并延长停留时间,以促进散热。

(参考解释语)

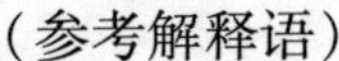

刘女士,请您平卧躺好,将胳臂外展,放在浴巾上,现在我要为您擦拭上肢了。在腋窝、肘窝和手心处我会多擦一段时间,这样可以促进散热。擦拭过程中有不适请告诉我。

2)腰背部:患者取侧卧位,擦拭顺序为颈下肩部→背部→臀部。擦拭毕,用大毛巾擦干皮肤,穿好上衣。

(参考解释语)

刘女士,双侧上肢擦完了,请您双手交叉放于胸前,双腿屈膝,我帮您侧卧躺好,接下

来我要为您擦拭腰背部了。如果有任何不适请告诉我。上半身给您擦拭完毕,没有给您擦胸腹部是因为胸前用冷疗可以导致反射性心率减慢等不适,腹部用冷疗容易引起腹泻。现在请您躺平,我来帮您穿一下上衣。上衣穿好了请让我帮您脱一下裤子,下面该擦拭下半身了,擦拭过程中如有任何不适请及时告诉我。

3)双下肢:患者取仰卧位,顺序擦拭为:髂骨→下肢外侧→足背;腹股沟→下肢内侧→内踝;臀下→下肢后侧→腘窝→足跟。擦拭完毕,穿好裤子。

(参考解释语)

刘女士,在擦拭下肢的时候足心是不能擦的,因为会导致反射性末梢血管收缩而影响散热或引起一过性冠状动脉收缩,在擦到有大血管流经的腹股沟和腘窝时会延长时间以促进散热。现在下肢也擦好了,请协助我为您穿好裤子。

(3)时间:每侧(四肢、腰背部)3 min,全过程 20 min 以内。

4. 观察患者有无寒战、面色苍白、脉搏呼吸异常等情况,如有异常,立即停止擦拭,及时处理。

5. 擦拭完毕,取下热水袋,根据需要更换干净衣裤,协助患者取舒适卧位,整理床单位,开窗,拉开窗帘或撤去屏风,清理用物。

6. 洗手,记录擦浴时间及患者的反应,擦浴 30 min 后测量体温,体温绘制于体温单上,若体温降至 39 ℃以下,则可取下头部冰袋。

(参考解释语)

刘女士,已经为您擦拭完毕,热水袋已经取下。建议您要多饮水,吃半流质或流质的食物,尽量卧床休息,如果出汗了及时擦拭,不要吹对流风。30 min 后我来为您复测体温,如果体温降到 39 ℃以下再为您取下冰袋。您这样躺着舒服吗?还有其他的需要吗?如果您有任何不适或需要请及时按呼叫器叫我,我也会经常来看您的,谢谢您的配合。

【操作流程图】

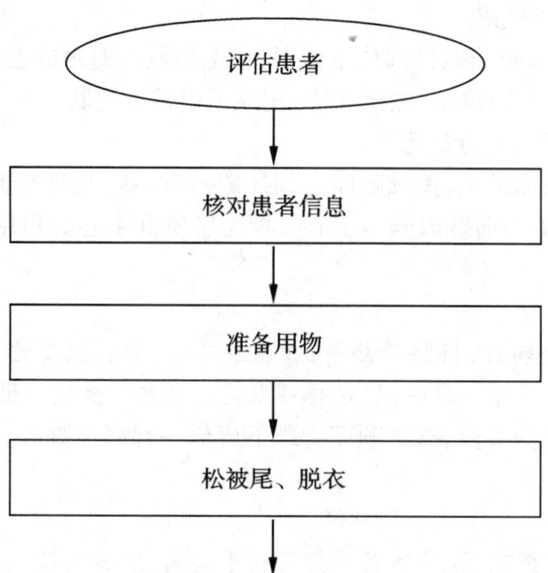

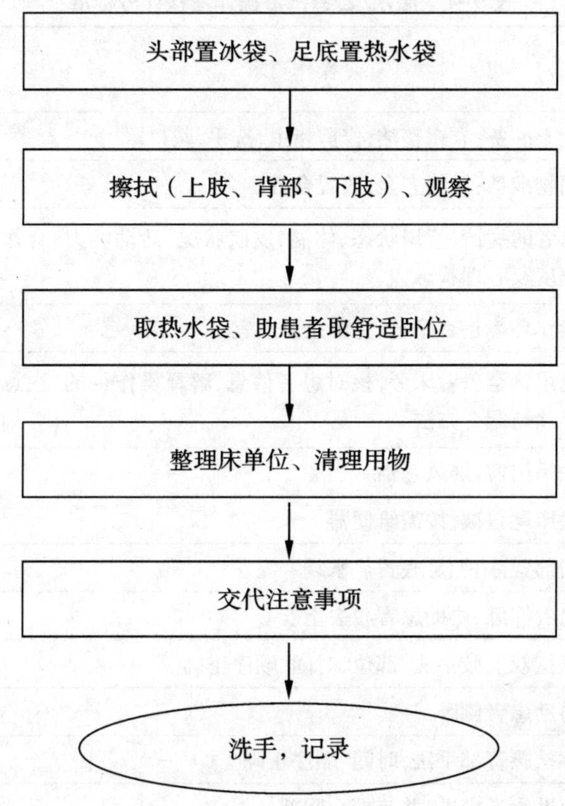

【注意事项】

1. 擦浴全身时，注意遮挡患者暴露部位，维护患者自尊。

2. 擦拭腋窝、肘窝、腹股沟、腘窝等血管丰富处，应适当延长时间，以促进散热。

3. 操作过程中注意观察局部皮肤状况及患者反应，如出现寒战、面色苍白、脉搏和呼吸异常等情况，应立即停止擦浴，与医生配合处理。

4. 禁忌擦拭后颈、胸前区、腹部和足底，因这些部位对冷刺激比较敏感，以免引起不良反应。

5. 血液病患者和新生儿禁忌使用乙醇擦浴降温。

【操作评分标准】

温水/乙醇拭浴操作考核评分标准见表9-1。

表 9-1 温水/乙醇拭浴操作考核评分标准

项目	操作要求	分值	考试评分	备注
操作前准备（5 分）	护士准备：衣帽整洁，修剪指甲，洗手，戴口罩	2		
	用物准备：用物齐全、放置合理	3		
评估（5 分）	患者的病情、意识状态、体温、皮肤状况、活动能力、合作程度及心理状态	4		
	操作环境是否隐蔽，室温是否适宜	1		
操作要点（70 分）	携用物至患者床旁，核对患者信息，解释操作目的、注意事项与配合方法	5		
	关闭门窗，屏风遮挡	5		
	松床尾盖被、按需给便器	5		
	头部置冰袋、足底置热水袋	5		
	患者仰卧，协助患者脱去上衣	5		
	擦拭双上肢手法、部位、时间、顺序正确	10		
	协助患者侧卧	2		
	擦拭腰背部手法、时间、顺序正确	10		
	协助患者穿衣，并遮挡会阴部	3		
	协助患者仰卧位，脱去裤子	5		
	擦拭双下肢手法、部位、时间、顺序正确	10		
	擦拭完毕取下热水袋	5		
操作后终末处置（5 分）	协助患者取舒适卧位，整理床单位	1		
	向患者交代注意事项	2		
	清理用物，洗手，记录	2		
操作后评价（15 分）	严格执行查对制度	3		
	关心患者，健康教育到位，保护患者隐私	3		
	床铺整洁，无浸湿	3		
	操作熟练，符合操作规程	3		
	知识掌握灵活准确、条理清晰，操作过程重点突出	3		
总分		100		

【选择题】

1. 乙醇擦拭浴前,头部放置冰袋的目的是 ( )

A. 放置反射性心率减慢
B. 降低头部温度
C. 增加局部血流
D. 防止脑水肿
E. 防止颅内压升高

2. 患者,女,5 岁。诊断为急性白血病入院,体温 40 ℃,不适合该患儿的降温方法是 ( )

A. 温水拭浴
B. 大血管处放置冰袋
C. 乙醇拭浴
D. 口服退热药
E. 头部冷敷

3. 为观察降温效果,应在采取降温措施多久后测体温 ( )

A. 10 min
B. 20 min
C. 30 min
D. 40 min
E. 60 min

【选择题答案】

1. B 2. C 3. C

【评判性思考】

1. 温水/乙醇拭浴时哪些部位不能擦拭?为什么?

2. 温水/乙醇拭浴时患者如果突发寒战、面色苍白、情绪紧张,应如何处理?

3. 为感觉异常(失明、失聪)患者和失语进行温水/乙醇拭浴时,应如何与患者沟通,以让其更好地配合?

项目二 冰袋使用法

【实验学时】

2 学时。

【实验类型】

技能型实验。

【学习目标】

1. 能说出冰袋放置的部位。
2. 能正确操作冰袋使用法。
3. 能熟练与患者交流,向患者讲解冰袋使用的目的、注意事项。

【实验目的】

降温、消炎、止血、止痛。

【临床案例】

患者徐某某,男,15 岁,主诉:咽痛 3 d,诊断:扁桃体Ⅲ度肿大,腺样体肥大。入院后实施扁桃体摘除术。术后医嘱:使用冰袋冷敷。

【实验准备】

1. 护士准备:衣帽整洁,修剪指甲,洗手,戴口罩。

2. 用物准备:冰袋或冰囊、布套、毛巾、冰块、帆布袋、木槌、脸盆及冷水、勺、手消毒液、医疗废物桶、生活垃圾桶。

3. 患者准备

(1)患者和家属了解冰袋使用的目的、方法、注意事项及配合要点。

(2)体位舒适、愿意合作。

【操作步骤】

一、操作前核对、评估、与患者沟通

1. 核对患者的床号、姓名、腕带。

2. 评估患者的年龄、病情、体温、治疗情况、局部皮肤状况、活动能力、合作程度及心

理状态。

3. 评估操作环境：室温是否适宜。

（参考解释语）

您好，让我核对一下您的腕带好吗？小徐您好，我是您的责任护士胡雪婷，您可以叫我婷姐。由于您刚做了扁桃体摘除术，为了减轻受术部位出血，并减轻术后疼痛，现在遵医嘱给您在颈前颌下放置一个冰袋，请您配合一下好吗？好的，请您稍候，我去准备一下马上过来。

二、操作过程

1. 准备冰袋

（1）检查：检查冰袋有无破损。

（2）备冰：将冰块装入帆布袋，用木槌敲成碎块，倒入盆中用水冲去棱角。

（3）装冰：用勺将冰块装入冰袋至 1/2 ~ 2/3 满，排气后夹紧袋口，用毛巾擦干，倒提检查有无漏水，然后套上布套。

2. 协助患者采取舒适卧位，暴露用冷部位。

3. 将冰袋放至所需部位。高热降温时，冰袋置于前额、头顶或体表大血管处如颈部、腋窝、腹股沟等；扁桃体摘除术后将冰囊置于颈前颌下。

（参考解释语）

请把头略往上抬，我要在您颈前颌下放一个冰袋。刚开始放上去会有点儿凉，请尽量放松，如果感觉局部有麻木感、身上发冷、寒战等不适请及时告诉我。

4. 观察用冷效果及局部皮肤情况。

5. 用冷不超过 30 min，撤去冰袋。

6. 协助患者躺卧舒适，整理床单位。

（参考解释语）

小徐，术后伤口会有些疼，明天开始会慢慢减轻的，如果疼得睡不着请告诉们，会为您采取一些止痛措施来减轻疼痛的。一会儿您可以喝点冰牛奶和不含杂质的冰激凌，这样有助于镇痛止血，唾液中如果有血块或血丝说明伤口出血了，请告诉我。您这样躺着舒服吗？还有其他的需要吗？如果您有任何不适或需要，请及时按呼叫器叫我，我也会经常来看您的，谢谢您的配合。

7. 处理用物

（1）倒空冰袋内冰水，倒挂晾干，吹入少量空气后夹紧袋口，存放阴凉处备用。

（2）冰袋布套清洁后晾干备用。

8. 洗手，记录用冷部位、时间、效果、反应等。

【操作流程图】

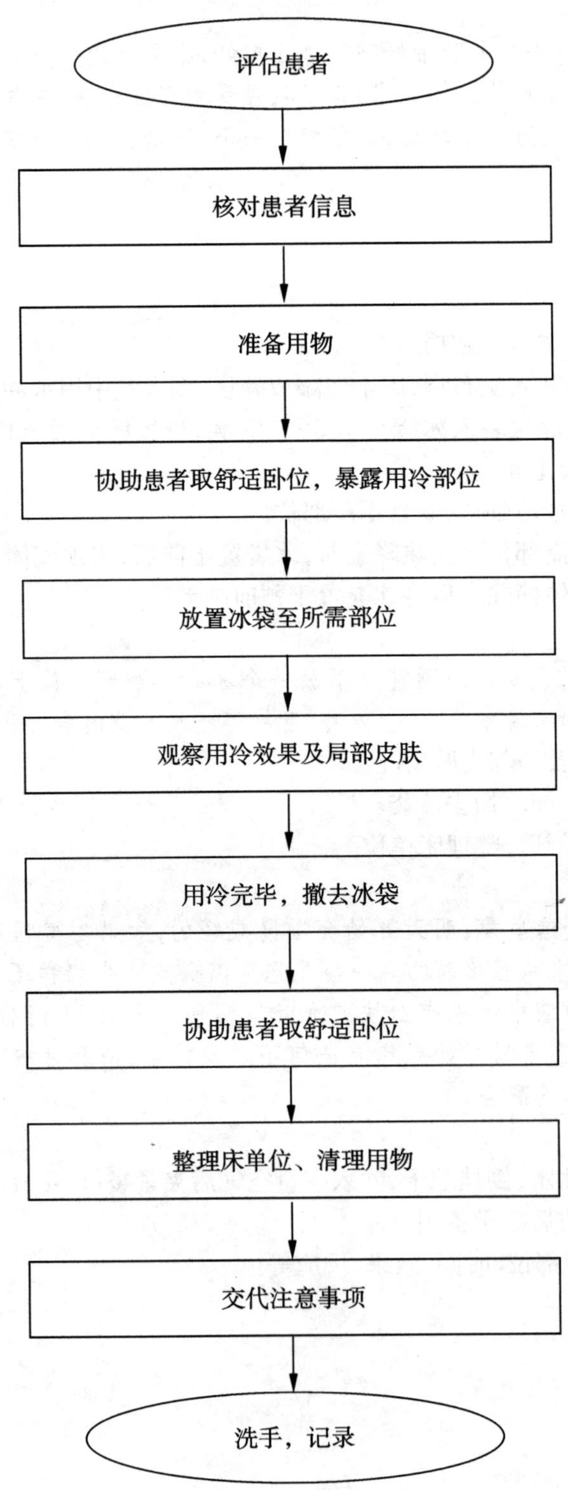
评估患者
核对患者信息
准备用物
协助患者取舒适卧位，暴露用冷部位
放置冰袋至所需部位
观察用冷效果及局部皮肤
用冷完毕，撤去冰袋
协助患者取舒适卧位
整理床单位、清理用物
交代注意事项
洗手，记录

【注意事项】

1. 随时观察，检查冰袋有无漏水，是否夹紧。冰块融化后需及时更换，保持布袋干燥。

2. 根据使用目的掌握用冷时间。冰袋使用以不超过 30 min 为宜；需延长时间使用时，两次中间应间隔 30～60 min，以防发生继发反应。

3. 使用过程中，随时观察效果与反应；一旦发现有局部皮肤发紫、麻木感，应立即停止使用冰袋，防止冻伤。

4. 如为降温使用，用后 30 min 需测体温，体温降至 39 ℃以下后应取下冰袋，并做好记录。

【操作评分标准】

冰袋使用法操作考核评分标准见表 9-2。

表 9-2 冰袋使用法操作考核评分标准

项目	操作要求	分值	考试评分	备注
操作前准备（5 分）	护士准备：衣帽整洁，修剪指甲，洗手，戴口罩	2		
	用物准备：用物齐全、放置合理	3		
评估（5 分）	患者的病情、意识状态、活动能力、合作程度及心理状态	3		
	局部皮肤状况	2		
操作要点（70 分）	检查冰袋有无漏水	5		
	冰袋装入帆布袋内，用木槌敲碎，放入盆内用冷水冲去棱角。	10		
	将冰块装入袋内 1/2～2/3 满	5		
	驱除袋内的空气，夹紧袋口	5		
	用毛巾擦干冰袋	3		
	倒提，检查，装入布套	7		
	核对患者信息	5		
	解释操作目的及注意事项	5		
	放置冰袋位置正确	10		
	放置时间不超过 30 min	5		
	观察效果与反应	10		

续表 9-2

项目	操作要求	分值	考试评分	备注
操作后终末处置（5 分）	协助患者取舒适卧位，整理床单位	1		
	正确处理冰袋	2		
	洗手，记录用冷部位、时间、效果、患者反应	2		
操作后评价（15 分）	严格执行查对制度	3		
	关心患者，健康教育到位	3		
	床单位整洁，无浸湿	3		
	操作熟练，符合操作规程	3		
	知识掌握灵活准确、条理清晰，操作过程重点突出	3		
总分		100		

【选择题】

1. 为患者进行冷疗时，时间最长不得超过 (　　)
   A. 20 min　　B. 30 min
   C. 40 min　　D. 50 min
   E. 60 min
2. 下列哪些患者不适合用冷疗 (　　)
   A. 踝关节扭伤早期患者　　B. 扁桃体术后患者
   C. 鼻出血患者　　D. 中暑患者
   E. 左小腿慢性炎症患者
3. 使用冰袋降温时，操作方法错误的是 (　　)
   A. 冰块装袋前用水冲去冰块棱角　　B. 冰袋装好后应检查有无漏水
   C. 冰袋放置在前额时应吊在支架上　　D. 冰袋放入布套中后才能使用
   E. 冰块应装至冰袋 1/3 ~ 1/2 满

【选择题答案】

1. B　2. E　3. E

【评判性思考】

1. 影响冷疗效果的因素有哪些？
2. 使用冰袋时如何预防冻伤？

项目三 冷湿敷法

【实验学时】

2 学时。

【实验类型】

技能型实验。

【学习目标】

1. 能说出冷湿敷法的目的及注意事项。
2. 能正确操作冷湿敷。
3. 能熟练与患者交流,向患者讲解冷湿敷法的目的、注意事项。

【实验目的】

降温、消肿、止痛。

【临床案例】

患者童某某,女,25 岁。主诉:口周皮肤瘙痒脱皮 2 年,口角糜烂 2 周,诊断:口周湿疹。2 年前口周皮肤瘙痒脱皮,经常不自觉地用舌体舔,反复发作。近 2 周加重,糜烂流水,嘴角干裂,进食说话时疼痛。查体:口唇周围皮肤稍增厚呈淡红色,口角处皲裂渗血,口唇上下方轻度红肿,表面可见少数粟粒大小的丘疹、丘疱疹。医嘱:0.1% 利凡诺溶液冷湿敷。

【实验准备】

1. 护士准备:衣帽整洁,修剪指甲,洗手,戴口罩。

2. 用物准备:治疗盘内备敷布 2 块、凡士林、棉签、纱布、一次性治疗巾、手套、有伤口者备换药用物。治疗盘外备盛放冰水的容器、手消毒液、生活垃圾桶、医疗废物桶。

3. 患者准备

(1)患者和家属了解冷湿敷的目的、方法、注意事项及配合要点。

(2)体位舒适、愿意合作。

【操作步骤】

一、操作前核对、评估、与患者沟通

1. 核对患者的床号、姓名、腕带。

2. 评估患者的病情、体温、治疗情况、局部皮肤状况、活动能力、合作程度及心理状态。

3. 评估操作环境是否隐蔽,室温是否适宜。

(参考解释语)

您好,请让我核对一下您的腕带好吗?童女士您好,我是您的责任护士小胡。由于您口周湿疹,现在遵医嘱给您在口周用利凡诺进行局部冷湿敷,以减轻充血,减少渗出,同时可以起到消炎止痒的作用。请您配合一下好吗?让我检查一下您口周的皮肤情况。(护士:口唇周围皮肤稍增厚呈淡红色,口角处皲裂渗血,口唇上下方轻度红肿,表面可见少数粟粒大小的丘疹、丘疱疹。)肢体活动度良好。童女士,您需要去卫生间吗?还有别的需要吗?好的,请您稍候,我去准备一下马上过来。

二、操作过程

1. 协助患者取舒适卧位,暴露患处,受敷部位下垫一次性治疗巾,必要时备屏风遮挡。

2. 受敷部位涂凡士林,上盖一层纱布。

(参考解释语)

童女士,请您躺好,头抬一下,我在您颈下垫一块治疗巾,以免弄湿您的衣服。接下来我要在您口唇上涂一层凡士林。

3. 冷敷

(1)将敷布浸入冰冷 0.1% 利凡诺溶液后,拧至不滴水为宜。

(2)打开敷布,敷于患处。

(3)每 3 ~5 min 更换 1 次敷布,1 次持续时间为 15 ~20 min。

4. 冷敷过程中,注意观察局部皮肤状况及患者反应。

(参考解释语)

童女士,现在开始冷敷了,有点儿凉,请您忍耐一下。如果感到冷敷的地方有麻木感、身上发冷等不适请及时告诉我。

5. 冷敷完毕,揭开纱布,擦去凡士林,擦干冷敷部位。协助患者取舒适卧位,整理床单位,清理用物。

6. 洗手,记录冷湿敷部位、时间、效果与反应。

(参考解释语)

童女士,已经为您冷敷完毕。建议您接下来不要抓挠局部皮肤,也不要用舌头舔,饮食清淡一些,按时用药。您这样躺着舒服吗?还有其他的需要吗?如果您有任何不适,请及时按呼叫器叫我,我也会经常来看您的,谢谢您的配合。

【操作流程图】

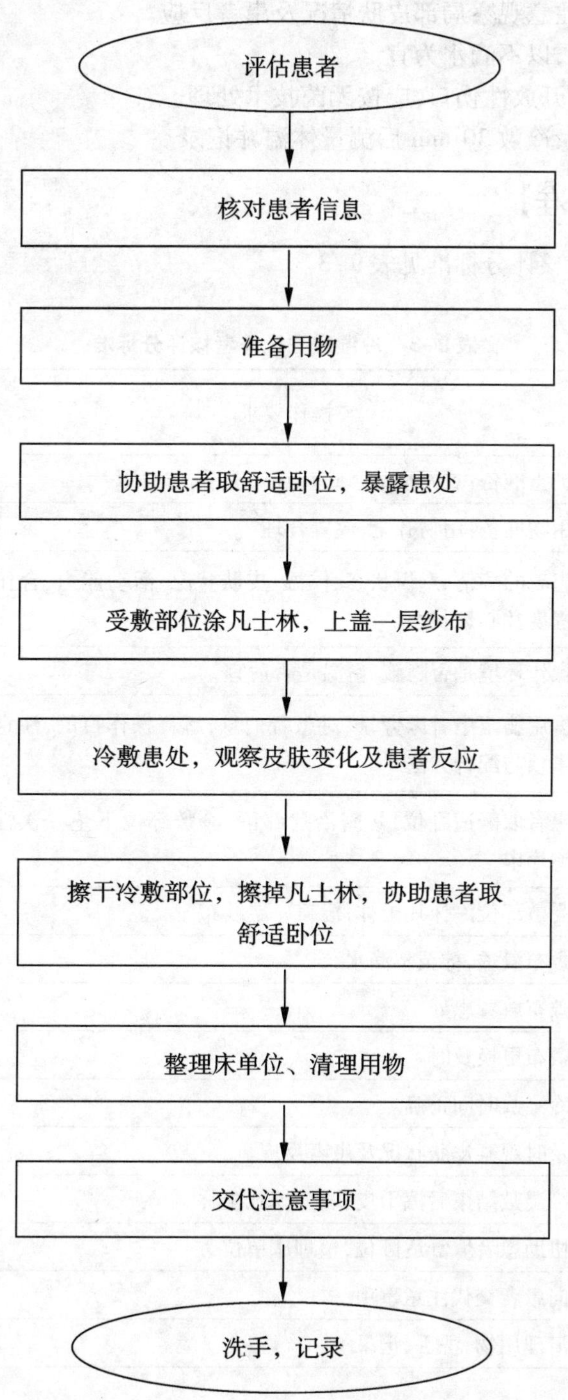
评估患者
核对患者信息
准备用物
协助患者取舒适卧位，暴露患处
受敷部位涂凡士林，上盖一层纱布
冷敷患处，观察皮肤变化及患者反应
擦干冷敷部位，擦掉凡士林，协助患者取舒适卧位
整理床单位、清理用物
交代注意事项
洗手，记录

【注意事项】

1. 使用过程中,注意观察局部皮肤情况及患者反应。
2. 敷布湿度得当,以不滴水为宜。
3. 若冷敷部位为开放性伤口,应按无菌技术处理。
4. 如为物理降温,冷敷 30 min 后测量体温并记录。

【操作评分标准】

冷湿敷法操作考核评分标准见表 9-3。

表 9-3 冷湿敷法操作考核评分标准

项目	操作要求	分值	考试评分	备注
操作前准备(5 分)	护士准备:衣帽整洁,修剪指甲,洗手,戴口罩	2		
	用物准备:用物齐全、放置合理	3		
评估(5 分)	患者的病情、意识状态、体温、皮肤状况、活动能力、合作程度及心理状态	4		
	操作环境是否隐蔽,室温是否适宜	1		
操作要点(70 分)	携用物至患者床旁,核对患者信息,解释操作目的、注意事项与配合方法	10		
	患者取舒适卧位,暴露治疗部位,冷敷部位下垫一次性治疗巾	5		
	受敷部位涂抹凡士林,覆盖一层纱布	5		
	敷布浸透,拧至不滴水	5		
	敷布放置患处	10		
	敷布更换及时	10		
	冷湿敷时间正确	10		
	及时观察皮肤状况及患者反应	10		
	冷湿敷结束后擦干皮肤,擦掉凡士林	5		
操作后终末处置(5 分)	协助患者取舒适卧位,整理床单位	1		
	向患者交代注意事项	2		
	清理用物,洗手,记录	2		

续表 9-3

项目	操作要求	分值	考试评分	备注
操作后评价（15 分）	严格执行查对制度	3		
	关心患者，健康教育到位，保护患者隐私	3		
	床铺整洁，无浸湿	3		
	操作熟练，符合操作规程	3		
	知识掌握灵活准确、条理清晰，操作过程重点突出	3		
总分		100		

【选择题】

1. 脚踝扭伤 6 h 冷敷局部的主要目的是　（　　）
   A. 减轻局部充血　B. 减轻神经末梢的敏感性
   C. 控制炎症的扩散　D. 减轻局部的肿胀
   E. 减轻局部出血
2. 以下关于冷热疗法、干法和湿法的比较，说法正确的是　（　　）
   A. 湿法穿透性比干法强　B. 湿法易使皮肤干燥
   C. 干法保温时间较短　D. 湿法的危险性较小
   E. 患者更易耐受湿法

【选择题答案】

1. C　2. A

【评判性思考】

如果冷敷局部有伤口，应如何处理？

项目四　热水袋使用法

【实验学时】

2 学时。

【实验类型】

技能型实验。

【学习目标】

1. 能说出热水袋的使用方法及注意事项。
2. 能正确使用热水袋。
3. 能熟练与患者交流,向患者讲解使用热水袋的目的、注意事项。

【实验目的】

保暖、舒适、解痉、镇痛。

【临床案例】

患者吴某某,女,56 岁,主诉:突发性右上腹疼痛 2 h。诊断:急性胆囊炎。完善检查,遂行手术切除术。术后患者感觉手脚冰凉。现遵医嘱用热水袋为其保暖。

【实验准备】

1. 护士准备:衣帽整洁,修剪指甲,洗手,戴口罩。
2. 用物准备:治疗盘内备热水袋及套、水温计、毛巾;治疗盘外备盛水容器、热水(60 ~70 ℃)、手消毒液、医疗废物桶、生活垃圾桶。
3. 患者准备
(1)患者和家属了解使用热水袋的目的、方法、注意事项及配合要点。
(2)体位舒适、愿意合作。

【操作步骤】

一、操作前核对、评估、与患者沟通

1. 核对患者的床号、姓名、腕带。
2. 评估患者的病情、皮肤状况、活动能力、合作程度及心理状态。

3. 评估操作环境室温是否适宜。

(参考解释语)

您好,请让我核对一下您的腕带好吗?吴女士您好,我是您的责任护士小胡。由于您刚才做完手术,手脚发冷,现遵医嘱给您足底放热水袋进行保暖。请您配合一下好吗?让我来检查一下足底皮肤情况。(护士:足底皮肤完好,无皮疹、伤口。)现在请活动一下您的四肢。好的,四肢活动度良好。请您稍候,我去准备一下马上过来。

二、操作过程

1. 测量、调节水温。成人 60 ~ 70 ℃,昏迷、老人、婴幼儿、感觉迟钝、循环不良等患者,水温应低于 50 ℃。

2. 准备热水袋

(1)灌注热水袋:放平热水袋,去掉塞子,一手持袋口边缘,另一手灌入热水至 1/2 ~ 2/3 满。

(2)排气:将热水袋口端逐渐放平,见热水达到袋口即排尽空气,拧紧塞子。

(3)用毛巾擦干热水袋,倒提检查。

(4)将热水袋装入布套。

3. 协助患者采取舒适卧位,暴露用热部位。

4. 将热水袋放至所需部位,袋口朝身体外侧。

5. 用热不超过 30 min,观察用热效果及患者反应。

(参考解释语)

吴女士,现在我先协助您半躺,这个位置舒适吗?我要在足底放置一个热水袋。这个温度可以吗?如果感觉局部有烧灼感、疼痛等不适请及时告诉我。

6. 用热完毕,撤去热水袋。

7. 协助患者取舒适卧位,整理床单位。

8. 处理用物

(1)倒空热水,倒挂晾干后吹气拧紧塞子,存放阴凉处备用。

(2)热水袋布套清洁后晾干备用。

9. 洗手,记录用热部位、时间、效果、患者反应。

(参考解释语)

吴女士,热水袋已经取下,请盖好被子。您这样躺着舒服吗?还有其他的需要吗?如果您有任何不适或需要,请及时按呼叫器叫我,我也会经常来看您的,谢谢您的配合。

【操作流程图】

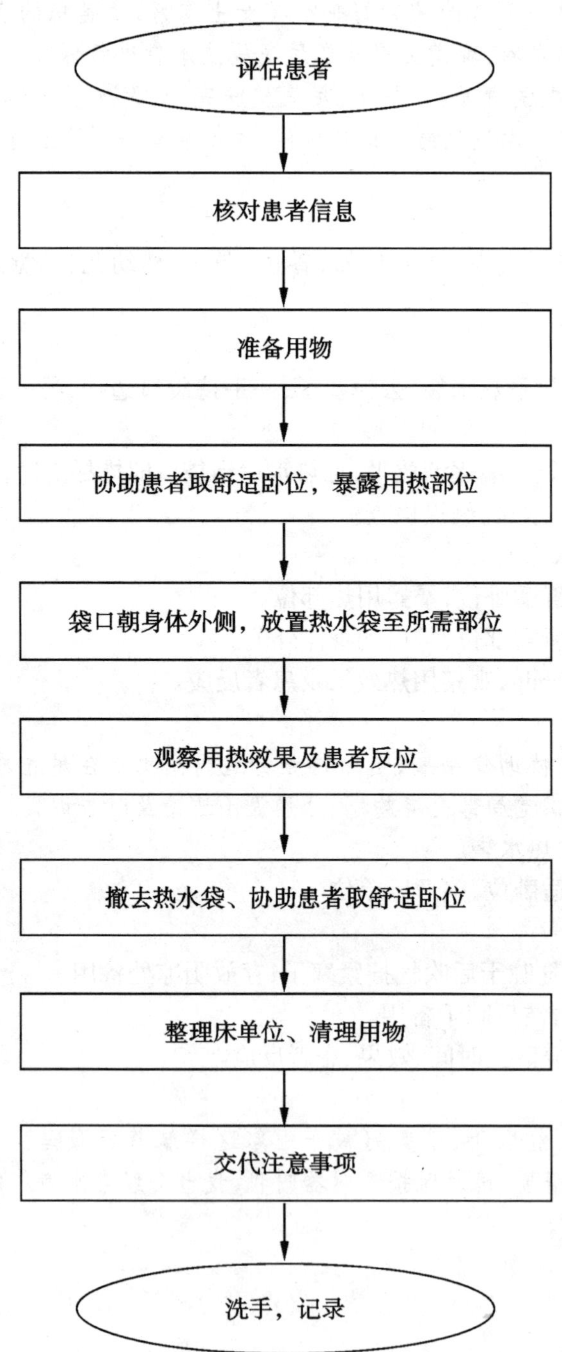
评估患者
核对患者信息
准备用物
协助患者取舒适卧位，暴露用热部位
袋口朝身体外侧，放置热水袋至所需部位
观察用热效果及患者反应
撤去热水袋、协助患者取舒适卧位
整理床单位、清理用物
交代注意事项
洗手，记录

【注意事项】

1. 经常查看热水袋有无破损，热水袋与塞子是否配套，以防漏水。

2. 定期检查用热局部皮肤情况（尤其是意识不清、语言障碍者），如皮肤出现潮红、疼痛应停止使用，并在局部涂抹凡士林以保护皮肤。

3. 连续使用热水袋保暖者，每 30 min 检查水温 1 次，及时更换热水。

4. 炎症部位热敷时，热水袋灌水 1/3 满，以免压力过大，引起疼痛。

【操作评分标准】

热水袋使用法操作考核评分标准见表 9-4。

表 9-4　热水袋使用法操作考核评分标准

项目	操作要求	分值	考试评分	备注
操作前准备（5 分）	护士准备：衣帽整洁，修剪指甲，洗手，戴口罩	2		
	用物准备：用物齐全、放置合理	3		
评估（5 分）	患者的病情、意识状态、活动能力	3		
	局部皮肤状况	2		
操作要点（70 分）	测量，调节水温适宜	5		
	放平热水袋，去塞灌水至 1/2 ~ 2/3 满	10		
	逐渐放平热水袋，排气拧紧	10		
	用毛巾擦干热水袋，倒提，检查，装入布套	10		
	核对患者信息，解释操作目的及注意事项	10		
	热水袋放置所需部位，袋口朝身体外侧	10		
	放置时间不超过 30 min	5		
	观察效果与反应	10		
操作后终末处置（5 分）	协助患者取舒适卧位，整理床单位	1		
	正确处理热水袋	2		
	洗手，记录用热部位、时间、效果、患者反应	2		
操作后评价（15 分）	严格执行查对制度	3		
	关心患者，健康教育到位	3		
	床铺整洁，无浸湿	3		
	操作熟练，符合操作规程	3		
	知识掌握灵活准确、条理清晰，操作过程重点突出	3		
总分		100		

【选择题】

1. 使用热水袋的过程中发现局部皮肤发红、疼痛，此时正确的处理是 ( )
   A. 立即停用，局部用25%硫酸镁热湿敷
   B. 立即停用，局部涂90%乙醇
   C. 热水袋外再包一条毛巾继续使用
   D. 立即停用，局部涂凡士林
   E. 热水袋中加入凉水后继续使用
2. 使用热水袋的目的，以下错误的是 ( )
   A. 保暖　　B. 舒适
   C. 控制炎症扩散　　D. 解痉
   E. 镇痛

【选择题答案】

1. D　2. C

【评判性思考】

热疗时间为什么不宜超过30 min?

项目五　热湿敷法

【实验学时】

2 学时。

【实验类型】

技能型实验。

【学习目标】

1. 能说出热湿敷法的目的及注意事项。

2. 能正确操作热湿敷。

3. 能熟练与患者交流，向患者讲解热湿敷法的目的、注意事项。

【实验目的】

促进局部血液循环，消炎、消肿、减轻疼痛。

【临床案例】

患者王某某，男，62 岁。主诉：左上肢疼痛 2 h，局部发红 1 d，诊断：化学性静脉炎。患者术后进行化疗药静脉滴注后左上肢出现静脉炎，查体：左上肢沿静脉走向出现条索状红线，局部组织发红、肿胀、灼热、疼痛。医嘱：50% 硫酸镁溶液热湿敷。

【实验准备】

1. 护士准备：衣帽整洁，修剪指甲，洗手，戴口罩。

2. 用物准备：治疗盘内备敷布 2 块、长钳 2 把、凡士林、一次性治疗巾、棉签、棉垫、纱布、水温计、手消毒液、医疗废物桶、生活垃圾桶。必要时备大毛巾、热水袋、屏风，有伤口者备换药用物。

3. 患者准备

(1) 患者和家属了解热湿敷的目的、方法、注意事项及配合要点。

(2) 体位舒适、愿意合作。

【操作步骤】

一、操作前核对、评估、与患者沟通

1. 核对患者的床号、姓名、腕带。

2. 评估患者的病情、治疗情况、局部皮肤状况、活动能力、合作程度及心理状态。

3. 评估操作环境是否隐蔽,室温是否适宜。

(参考解释语)

您好,请让我核对一下您的腕带好吗?王先生您好,我是您的责任护士小胡。您左上肢发生了静脉炎,现在遵医嘱给您在左上肢用50%硫酸镁进行局部热湿敷,这样可以消炎止痛。请您配合一下好吗?让我检查一下您左上肢的皮肤和血管情况。(护士:左上肢沿静脉走向出现条索状红线,局部组织发红、肿胀、灼热、疼痛。)肢体活动度良好。王先生,您需要去卫生间吗?还有别的需要吗?好的,请您稍候,我去准备一下马上过来。

二、操作过程

1. 协助患者取舒适卧位,暴露患处,受敷部位下垫一次性治疗巾,必要时备屏风遮挡。

2. 受敷部位涂凡士林,上盖一层纱布。

(参考解释语)

王先生,请您躺好,左边的胳膊抬一下,我在左胳膊下垫一块治疗巾,以免弄湿床单和衣服。接下来我要在您左臂上涂一层凡士林。

3. 冷敷

(1)将敷布浸入热水中后,拧至不滴水为宜。放手腕内侧试温,以不烫手为宜。

(2)打开敷布,敷于患处,上覆盖棉垫。若病情许可,患处不忌压力,可将热水袋放在棉垫上,以维持温度。若过热,可掀起敷布一角散热,以免引起烫伤。

(3)每3~5 min更换一次敷布,持续时间15~20 min。

4. 热敷过程中,注意观察局部皮肤状况及患者反应。

(参考解释语)

王先生,现在开始热敷了,温度可以吗?如果感到烧灼感或疼痛、身上发冷等不适的话请及时告诉我。

5. 热敷完毕,去除纱布,擦去凡士林,轻轻擦干热湿敷部位。

6. 协助患者取舒适卧位,整理床单位,清理用物。

7. 洗手,记录热湿敷部位、时间、效果与反应。

(参考解释语)

王先生,已经为您热湿敷完毕。为了预防感冒,请您注意保暖,避免受凉,过30 min再外出活动,您左侧的胳膊抬高,避免活动。您这样躺着舒服吗?还有其他的需要吗?如果有需要请及时按呼叫器叫我,我也会经常来看您的,谢谢您的配合。

【操作流程图】

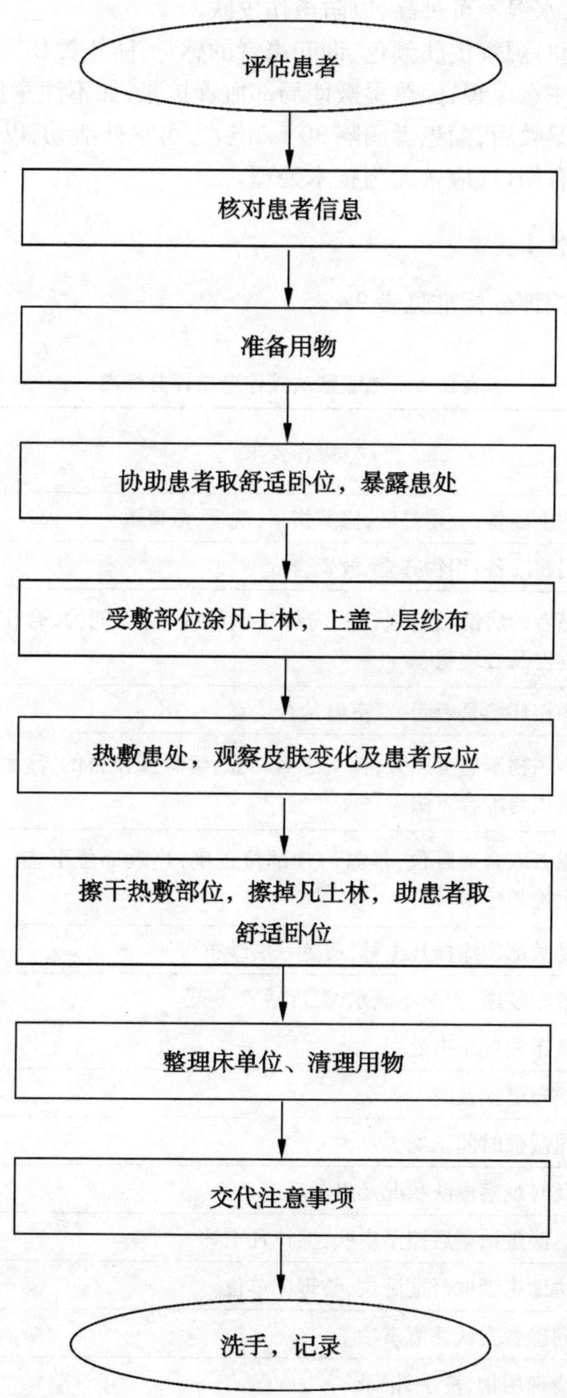
评估患者
核对患者信息
准备用物
协助患者取舒适卧位，暴露患处
受敷部位涂凡士林，上盖一层纱布
热敷患处，观察皮肤变化及患者反应
擦干热敷部位，擦掉凡士林，助患者取舒适卧位
整理床单位、清理用物
交代注意事项
洗手，记录

【注意事项】

1. 注意水温调节,水温不可过高,以防烫伤皮肤。
2. 热湿敷时,应随时观察皮肤颜色、询问患者的感觉,防止烫伤。
3. 局部热湿敷时注意保暖,因热湿敷使局部血管扩张,如不注意保暖,易受凉感冒。
4. 冬季或面部热湿敷后,嘱患者间隔 30 min 后方可室外活动,以防感冒。
5. 若热湿敷部位有伤口,应按无菌技术处理。

【操作评分标准】

热湿敷法操作考核评分标准见表 9-5。

表 9-5　热湿敷法操作考核评分标准

项目	操作要求	分值	考试评分	备注
操作前准备（5 分）	护士准备:衣帽整洁,修剪指甲,洗手,戴口罩	2		
	用物准备:用物齐全、放置合理	3		
评估（5 分）	患者的病情、意识状态、局部皮肤状况、活动能力、合作程度及心理状态	4		
	操作环境是否隐蔽,室温是否适宜	1		
操作要点（70 分）	携用物至患者床旁,核对患者信息,解释操作目的、注意事项与配合方法	10		
	患者取合适卧位,暴露治疗部位正确,热敷部位下垫一次性治疗巾	5		
	受敷部位涂抹凡士林,覆盖一层纱布	5		
	敷布浸透,拧至不滴水,温度适宜	5		
	敷布放置于患处	10		
	敷布更换及时	10		
	热湿敷时间正确	10		
	及时观察皮肤状况及患者反应	10		
	热湿敷结束后擦干皮肤,擦掉凡士林	5		
操作后终末处置（5 分）	协助患者取舒适卧位,整理床单位	1		
	向患者交代注意事项	2		
	清理用物,洗手,记录	2		

续表 9-5

项目	操作要求	分值	考试评分	备注
操作后评价（15 分）	严格执行查对制度	3		
	关心患者，健康教育到位，保护患者隐私	3		
	床铺整洁，无浸湿	3		
	操作熟练，符合操作规程	3		
	知识掌握灵活准确、条理清晰，操作过程重点突出	3		
总分		100		

【选择题】

1. 面部危险三角区感染病灶不宜做热湿敷的原因是　（　　）
   A. 皮肤细嫩易烫伤　B. 易引起鼻出血
   C. 易造成颅内感染　D. 加速病灶化脓
   E. 使局部疼痛加重
2. 出现静脉炎，用硫酸镁进行局部热湿敷时，水温应控制在　（　　）
   A. 32 ~ 34 ℃　B. 38 ~ 41 ℃
   C. 43 ~ 46 ℃　D. 50 ~ 60 ℃
   E. 60 ~ 70 ℃

【选择题答案】

1. C　2. D

【评判性思考】

如何和患者沟通，使其配合热湿敷的进行？

模块十　排便相关护理技术

项目一 大量不保留灌肠

【实验学时】

3 学时。

【实验类型】

技能型实验。

【学习目标】

1. 能够正确说出大量不保留灌肠的目的、适应证、禁忌证及注意事项。
2. 能够根据患者病情进行灌肠液的配制,说出灌肠液的量、用途、种类、浓度、温度。
3. 能熟练进行大量不保留灌肠操作,操作中关心患者,减少暴露,保护患者隐私。

【实验目的】

1. 排除肠胀气,减轻腹胀、解除便秘。
2. 清洁肠道,为肠道手术、检查或分娩做准备。
3. 稀释并清除肠道内的有害物质,减轻中毒。
4. 灌入低温液体,为高热患者降温。

【临床案例】

患者张某某,女,50 岁,以“间断腹痛 20 d”为主诉入院。20 d 前无明显诱因出现腹痛,起初为右肋部较明显,呈阵发性,症状较轻,并逐渐移至脐周,活动时明显,休息时减轻,自行口服药物效果差,2 d 前翻身时加重,以右肋缘部明显,呈刀绞样。腹部平片示:肠腔胀气,查体:体温 36.4 ℃,脉搏 72 次/min,呼吸 15 次/min,血压 113/76 mmHg,初步诊断:腹痛待查。医嘱给予药物对症治疗,完善相关检查,为明确诊断今日行“肠镜检查”,协助患者服用清肠药后效果不佳,现遵医嘱实施“大量不保留灌肠”。

【实验准备】

1. 护士准备:衣帽整洁,修剪指甲,洗手,戴口罩。

2. 用物准备

(1)治疗车上层

1)治疗盘内:一次性灌肠袋,肛管,量杯(内盛遵医嘱配制的灌肠液),石蜡棉球,手套,纱布,一次性治疗巾,水温计。

2)治疗盘外:医嘱执行单,弯盘,手消毒液,卫生纸。

(2)治疗车下层:便盆,生活垃圾桶,医疗废物桶。

(3)灌肠液:常用 0.1% ~0.2% 的肥皂液或生理盐水。成人每次用量为 500 ~1 000 mL,小儿 200 ~500 mL。温度一般为 39 ~41 ℃,降温时用 28 ~32 ℃,中暑用 4 ℃。

(4)其他:输液架,必要时备屏风。

3. 患者准备:给清醒患者讲解实施大量不保留灌肠的目的、方法及注意事项,教会患者如何配合操作,排空小便。

【操作步骤】

一、操作前核对、评估、与患者沟通

1. 核对患者的床号、姓名、腕带及灌肠液等信息。

2. 评估患者的年龄、病情、临床诊断、意识状态、心理状况、排便情况、肛周皮肤情况、配合程度。

3. 评估操作环境光线充足,环境是否隐蔽,室温是否适宜。

(参考解释语)

您好,请让我核对一下您的腕带好吗?(患者:好的。)张女士您好,我是您的责任护士小王,您现在感觉怎么样?(患者:我肚子疼,不过可以忍受。)为进一步诊治,今日需要行肠镜检查,由于您服用清肠药后效果不佳,现遵医嘱为您实施“大量不保留灌肠”,您以前灌过肠吗?(患者:没有。)灌肠是将一定量的液体由肛门经直肠灌入结肠,可以更好地清洁肠道,操作中我的动作会尽量轻柔,请您不要紧张。让我来帮您检查一下肛周的皮肤情况吧?(患者:好的。)(护士:肛周皮肤清洁、干燥,皮肤完好,无皮疹、无伤口、无破溃。)您已经去小便了吗?(患者:去过了。)还有别的需要吗?(患者:没有。)好的,请您稍候,我去准备一下马上过来。

二、操作过程

1. 关闭门窗,屏风遮挡,注意保护患者隐私。

2. 移床旁椅至操作同侧的床尾,将便盆放置床尾床旁椅上。

3. 协助患者取左侧卧位,双膝屈曲,褪裤至膝部,臀部移至床沿,及时盖被,仅暴露臀部。

(参考解释语)

张女士,为了方便操作,我来帮您脱下裤子,请您向左边侧躺过来,双腿屈膝,您这样躺着可以吗?(患者:可以。)如有不适请及时告诉我。

4. 将一次性治疗巾垫于患者臀下,将弯盘放置于患者臀边。

5. 准备灌肠袋:用手消毒液消毒双手,关闭引流管调节器,将配置好的灌肠液倒入灌肠袋中,测量温度,灌肠袋挂于架子上,液面距肛门 40 ~60 cm。

6. 接管、润管、排气:再次核对患者信息,戴手套,将肛管与灌肠袋引流管连接,用无菌石蜡棉球润滑肛管前端,放出少量液体于弯盘内,排尽肛管内空气后关闭调节器。

7. 插管:左手垫纱布分开臀裂,暴露肛门,嘱患者深呼吸;右手持肛管轻轻插入直肠7~10 cm,如插入时有阻力,可将肛管稍退出并转动肛管,阻力消失后再缓缓插入。

(参考解释语)

张女士,插管时可能会有便意,请您张口深呼吸,不要紧张,如有不适请及时告诉我。

8. 输入灌肠液:左手垫纱布固定肛管,右手松开调节器,使灌肠液缓缓流入。

9. 观察并控制流速,如液面下降过慢或停止,可移动或挤压肛管,必要时检查有无粪块阻塞;注意观察患者反应,如患者有便意及腹胀感应适当调低高度或暂停注入药液,并嘱患者张口深呼吸;如患者出现脉速、面色苍白、大汗、剧烈疼痛、心慌气促,应该立即停止灌肠,与医生联系,给予及时处理。

(参考解释语)

张女士,您现在有什么不舒服吗?(患者:没有。)如果有什么不适请及时告诉我。

10. 拔管:灌肠液即将流尽时关闭引流管调节器,右手用纱布包裹肛管轻轻拔出,丢弃于医疗废物桶内。左手用纱布擦净肛门,脱手套,消毒双手。

11. 保留灌肠液:协助患者穿好裤子,嘱其尽量保留灌肠液5~10 min后再排便。

大量不保留灌肠

(参考解释语)

张女士,药液已经灌进去了,如您有便意,请张口深呼吸,尽量保留灌肠液5~10 min,这样清洁效果会更好。您这样躺着舒服吗?(患者:可以。)您还有什么需要吗?(患者:没有。)随后我会来协助您上厕所的,如果有任何不适请及时按呼叫器叫我。

12. 排便:协助能下床的患者上厕所排便;对不能下床的患者给予便盆,并将卫生纸、呼叫器放置患者易取处。

13. 排便后取出便盆,擦净肛门,观察大便性状,必要时留取标本送检。撤出患者臀下的一次性治疗巾,丢弃于医疗废物桶内,消毒双手。

14. 协助患者穿好衣裤,取舒适体位,再次核对患者信息。

15. 整理床单位,撤去屏风,开窗通风,去除异味,向患者交代注意事项,清理用物。

16. 洗手,记录灌肠时间,灌肠液的量、种类,患者的反应、排便次数及大便性状。

(参考解释语)

张女士您好,灌肠已经结束了,做肠镜前需要禁食3~4 h,以免检查中误吸,在此期间如果有什么不适请及时告诉我,检查时我们会有工作人员陪同,您不用紧张。(患者:好的,谢谢你。)您这样躺着舒服吗?您还有什么需要吗?(患者:没有。)如果有需要请及时按呼叫器叫我,我也会定时过来巡视的,请您放心,谢谢您的配合,祝您早日康复!

【操作流程图】

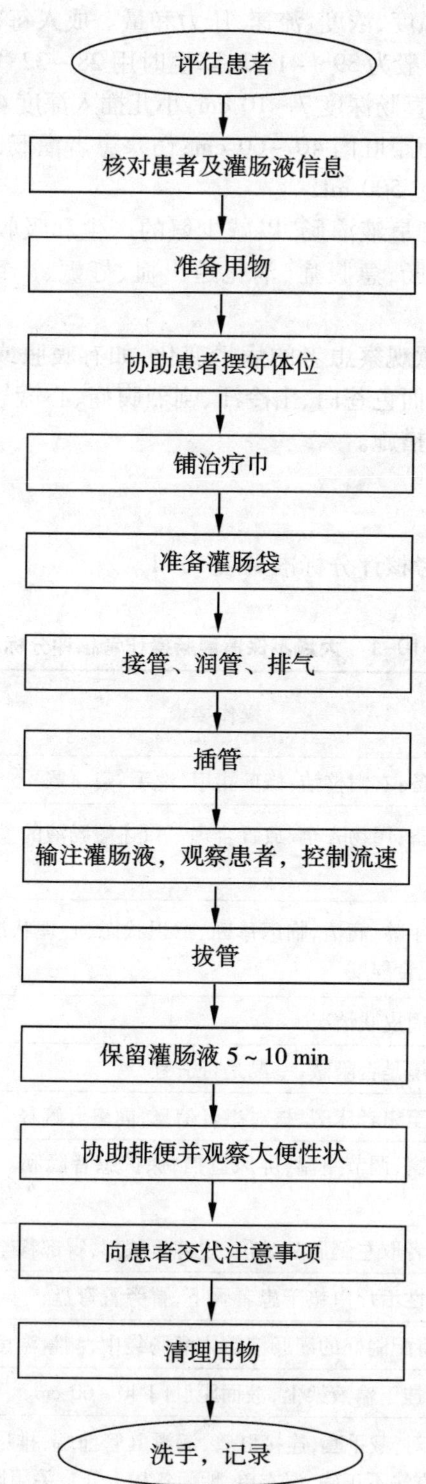
评估患者
核对患者及灌肠液信息
准备用物
协助患者摆好体位
铺治疗巾
准备灌肠袋
接管、润管、排气
插管
输注灌肠液，观察患者，控制流速
拔管
保留灌肠液 5 ~ 10 min
协助排便并观察大便性状
向患者交代注意事项
清理用物
洗手，记录

【注意事项】

1. 准确掌握灌肠液的温度、浓度、流速、压力和量。成人每次用量为 500～1 000 mL，小儿 200～500 mL。温度一般为 39～41 ℃，降温时用 28～32 ℃，中暑用 4 ℃。

2. 插管时勿用力，插入直肠深度 7～10 cm，小儿插入深度 4～7 cm。

3. 灌肠时灌肠袋内液面距肛门 40～60 cm；伤寒患者灌肠时灌肠袋内液面不得高于肛门 30 cm，液体量不得超过 500 mL。

4. 肝性脑病患者禁用肥皂液灌肠，以减少氨的产生和吸收；充血性心力衰竭和水钠潴留患者禁用生理盐水灌肠；急腹症、消化道出血、妊娠、严重心血管疾病等患者禁忌灌肠。

5. 灌肠过程中随时注意观察患者的病情变化，如有腹胀或便意时，应嘱患者做深呼吸，减轻不适；如发现脉速、面色苍白、出冷汗、剧烈腹痛、心慌气急时，应立即停止灌肠并及时与医生联系，采取急救措施。

【操作评分标准】

大量不保留灌肠操作考核评分标准见表 10-1。

表 10-1　大量不保留灌肠操作考核评分标准

项目	操作要求	分值	考试评分	备注
操作前准备（5 分）	护士准备：衣帽整洁，修剪指甲，洗手，戴口罩	2		
	用物准备：用物齐全、放置合理。口述灌肠液的量、浓度、温度	3		
评估（5 分）	患者的年龄、病情、临床诊断、意识状态、心理状况、排便情况、配合程度	2		
	患者肛周皮肤情况	2		
	操作环境是否隐蔽，室温是否适宜	1		
操作要点（70 分）	携用物至患者床旁，核对患者信息，向患者解释	4		
	关闭门窗，调节室温，屏风遮挡，保护患者隐私。嘱其排空小便	4		
	协助患者取左侧屈膝卧位，脱裤至膝部，臀部移至床沿	2		
	将一次性治疗巾垫于患者臀下，臀旁置弯盘	4		
	洗手，将配制好的灌肠液倒入灌肠袋中，测量温度	4		
	灌肠袋挂于输液架上，液面距肛门 40～60 cm	4		
	再次核对，戴手套，连接肛管，润滑肛管前端，排尽肛管内空气（方法不正确，湿衣单、地面各扣 1 分），关闭调节器	8		

续表 10–1

项目	操作要求	分值	考试评分	备注
操作要点（70 分）	左手垫纱布分开臀裂，暴露肛门，嘱患者深呼吸	8		
	右手持肛管轻轻插入肛门 7 ~ 10 cm（插管手法正确，动作轻）	3		
	固定肛管，松开调节器，使药液缓慢流入	3		
	观察液面下降速度和患者的情况（液面下降过慢或停止不知如何处理扣 5 分；患者发生病情变化后不知如何处理扣 5 分）	10		
	灌肠液即将流尽时关闭调节器，用纱布包裹肛管轻轻拔出，妥善处理，擦净肛门，脱手套，洗手	10		
	协助患者穿裤，嘱患者尽量保留灌肠液 5 ~ 10 min	3		
	协助排便，观察大便性状，撤出一次性治疗巾弃于医疗废物桶内，洗手	3		
操作后终末处置（8 分）	协助患者穿好衣裤，取舒适体位，再次核对	3		
	整理床单位，开窗通风，交代注意事项，清理用物	3		
	洗手，记录	2		
操作后评价（12 分）	严格执行查对制度	3		
	操作中体现人文关怀，关心患者，健康教育到位，保护患者隐私	3		
	操作熟练，动作流畅，符合操作规程	3		
	知识掌握灵活准确、条理清晰，操作过程重点突出	3		
总分		100		

【选择题】

1. 下列疾病禁用生理盐水灌肠的是　（　）

A. 肝性脑病　　B. 伤寒

C. 充血性心力衰竭　　D. 高热惊厥

E. 顽固性便秘

2. 行大量不保留灌肠时，肛管插入直肠内　（　）

A. 5 ~ 10 cm　　B. 7 ~ 10 cm

C. 15 ~ 20 cm　　D. 10 ~ 20 cm

E. 20 ~ 25 cm

3. 中暑患者用灌肠法降温,灌肠液的温度为 ( )

A. 4 ℃ B. 5 ℃

C. 6 ℃ D. 7 ℃

E. 8 ℃

4. 大量不保留灌肠时,灌肠液液面与肛门距离在 ( )

A. 30 ~ 40 cm B. 40 ~ 50 cm

C. 40 ~ 60 cm D. 50 ~ 60 cm

E. 60 ~ 70 cm

5. 大量不保留灌肠时,成人每次用液量为 ( )

A. 200 ~ 500 mL B. 250 ~ 500 mL

C. 400 ~ 800 mL D. 500 ~ 1 000 mL

E. 1 000 ~ 1 500 mL

6. 患者,男,46 岁,遵医嘱行大量不保留灌肠,灌肠时当液体灌入 200 mL 患者感觉腹胀并有便意,正确的护理措施是 ( )

A. 协助患者右侧卧位 B. 停止灌肠

C. 提高灌肠袋的高度 D. 移动肛管继续灌

E. 嘱患者张口深呼吸

7. 大量不保留灌肠的目的不包括 ( )

A. 解除肠胀气 B. 为肠道手术做准备

C. 解除便秘 D. 为高热患者降温

E. 镇静催眠

8. 下列禁止灌肠的患者是 ( )

A. 充血性心力衰竭 B. 水钠潴留

C. 肝性脑病 D. 急腹症

E. 便秘

9. 为高热患者降温,灌肠液的温度是 ( )

A. 28 ~ 32 ℃ B. 30 ~ 35 ℃

C. 35 ~ 40 ℃ D. 39 ~ 41 ℃ E. 39 ~ 42 ℃

10. 肝性脑病患者禁用的灌肠液是 ( )

A. 等渗盐水 B. 肥皂水

C. 等渗冰盐水 D. 碳酸氢钠水 E. 温开水

【选择题答案】

1. C 2. B 3. A 4. C 5. D 6. E 7. E 8. D 9. A 10. B

【评判性思考】

1. 肝性脑病患者为什么禁用肥皂水灌肠?

2. 伤寒患者灌肠时应注意什么?为什么?

项目二　小量不保留灌肠

【实验学时】

2 学时。

【实验类型】

技能型实验。

【学习目标】

1. 能够正确说出小量不保留灌肠的目的、适应证、禁忌证及注意事项。
2. 能够正确进行灌肠液的配制,说出灌肠液的量、用途、种类、浓度、温度。
3. 能熟练进行小量不保留灌肠操作,操作中关心患者、减少暴露。

【实验目的】

1. 软化粪便,解除便秘。
2. 排除肠道内气体,减轻患者腹胀。

【临床案例】

患者张某某,女,76 岁,以"反复排便困难 10 年,再发 5 d"为主诉入院。患者 5 d 前无明显原因出现腹部胀痛、无排便,有排气,无发热、恶心、呕吐。体格检查:腹部平软,压痛,无反跳痛,肝脾肋下未触及,双肾无叩击痛,完善相关检查,初步诊断:老年性便秘,现遵医嘱实施"小量不保留灌肠"。

【实验准备】

1. 护士准备:衣帽整洁,修剪指甲,洗手,戴口罩。

2. 用物准备

(1)治疗车上层

1)治疗盘内:一次性灌肠袋或注洗器,肛管,量杯(内盛遵医嘱配制的灌肠液),石蜡棉球,手套,纱布,一次性治疗巾,水温计。

2)治疗盘外:医嘱执行单,弯盘,手消毒液,卫生纸。

(2)治疗车下层:便盆,生活垃圾桶,医疗废物桶。

(3)灌肠液:"1、2、3"溶液(50% 硫酸镁 30 mL、甘油 60 mL、温开水 90 mL);甘油 50 mL 加等量温开水;各种植物油 120～180 mL。温度为 38 ℃。

(4)其他:输液架,必要时备屏风。

3. 患者准备:给清醒患者讲解实施小量不保留灌肠目的、方法及注意事项,教会患者如何配合操作,排空小便。

【操作步骤】

一、操作前核对、评估、与患者沟通

1. 核对患者的床号、姓名、腕带及灌肠液等信息。

2. 评估患者的年龄、病情、临床诊断、意识状态、心理状况、排便情况、肛周皮肤情况、配合程度。

3. 评估操作环境光线充足,是否隐蔽,室温是否适宜。

(参考解释语)

您好,请让我核对一下您的腕带好吗?(患者:好的。)张女士您好,我是您的责任护士小王,刚查房得知您已经5 d没有排便了,可以让我检查一下腹部吗?(患者:好的。)请您屈膝(用手轻轻按压腹部),您现在有什么感觉吗?(患者:肚子很胀。)为了软化粪便解除便秘,减轻腹胀,遵医嘱现在为您进行灌肠,您以前灌过肠吗?(患者:没有。)灌肠是将一定量的液体由肛门经直肠灌入结肠,可软化粪便帮助您解除便秘,缓解腹胀,操作中我的动作会尽量轻柔,请您不要紧张。让我来帮您检查一下肛周的皮肤情况吧?(护士:肛周皮肤清洁、干燥,皮肤完好,无皮疹、无伤口、无破溃。)您已经去小便了吗?(患者:去过了。)还有别的需要吗?(患者:没有。)好的,请您稍候,我去准备一下马上过来。

二、操作过程

1. 关闭门窗,屏风遮挡,注意保护患者隐私。

2. 移床旁椅至操作同侧的床尾,将便盆放置床尾床旁椅上。

3. 协助患者取左侧卧位,双膝屈曲,褪裤至膝部,臀部移至床沿,及时盖被。

(参考解释语)

张女士,为了方便操作,我来帮您脱下裤子,请您向左边侧躺过来,双腿屈膝,您这样躺着可以吗?(患者:可以。)如有不适请及时告诉我。

4. 将一次性治疗巾垫于患者臀下,将弯盘置于患者臀边。

5. 准备灌肠袋:用手消毒液消毒双手,关闭引流管调节器,将配置好的灌肠液倒入灌肠袋中,测量温度,灌肠袋挂于架子上,液面距肛门不超过30 cm。

6. 接管、润管、排气:再次核对患者信息,戴手套,将肛管与灌肠袋引流管连接,用无菌石蜡棉球润滑肛管前端,放出少量液体于弯盘内,排尽肛管内空气后关闭调节器。

7. 插管:左手垫纱布分开臀裂,暴露肛门,嘱患者深呼吸;右手持肛管轻轻插入直肠7 ~ 10 cm,如插入受阻,可退出少许,旋转后缓缓插入。

(参考解释语)

张女士,插管时可能会有便意,请您张口深呼吸,不要紧张,如有不适请及时告诉我。

8. 输入灌肠液:左手垫纱布固定肛管,右手松开引流管调节器,使灌肠液缓缓流入。

9. 观察并控制流速，如液面下降过慢或停止，可以移动或挤压肛管，必要时检查有无粪块阻塞；如患者有便意及腹胀感应适当调低高度或暂停注入药液，并嘱患者张口深呼吸；如患者出现脉速、面色苍白、大汗、剧烈疼痛、心慌气促，应该立即停止灌肠，及时与医生联系，给予处理。

（参考解释语）

张女士，您现在有什么不舒服吗？（患者：没有。）如果有什么不适请及时告诉我。

10. 拔管：灌肠液即将流尽时关闭调节器，右手用纱布包裹肛管轻轻拔出，丢弃于医疗废物桶内。左手用纱布擦净肛门，脱手套，消毒双手。

11. 保留灌肠液：协助患者穿好裤子，取舒适体位。嘱其保留灌肠液 10 ~ 20 min 后再排便。

（参考解释语）

张女士，药液已经灌进去了，如您有便意，请张口深呼吸，尽量保留灌肠液 10 ~ 20 min，这样能达到很好的清洁效果。您这样躺着舒服吗？（患者：可以。）您还有什么需要吗？（患者：没有。）随后我会来协助您上厕所的，如果有任何不适请及时按呼叫器叫我。

12. 排便：协助能下床的患者上厕所排便；对不能下床的患者给予便盆，并将卫生纸、呼叫器放置于易取处。

13. 排便后取出便盆，擦净肛门，观察大便性状，必要时留取标本送检。撤出一次性治疗巾，丢弃于医疗废物桶内，消毒双手。

14. 协助患者穿好衣裤，取舒适体位，再次核对患者信息。

15. 整理床单位，撤去屏风，开窗通风，去除异味，向患者交代注意事项，清理用物。

16. 洗手，记录灌肠时间，灌肠液的量、种类，患者的反应、排便次数及大便性状。

（参考解释语）

张女士您好，现在灌肠已经结束了，腹胀好些了吗？（患者：好些了。）建议您日常生活中多食新鲜水果、蔬菜，适当增加粗纤维类食物，多饮水，多运动，选择适合自己的运动方式，保持良好的排便习惯。（患者：好的，谢谢您。）您这样躺着舒服吗？您还有什么需要吗？（患者：没有。）如果有需要请及时按呼叫器叫我，我也会定时过来巡视的，请您放心，谢谢您的配合。

【操作流程图】

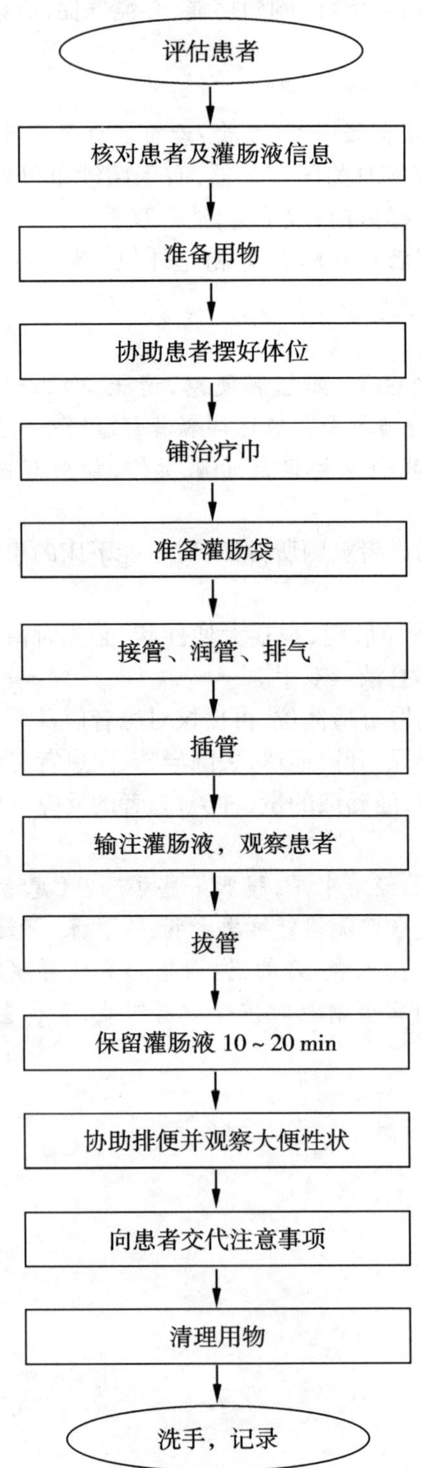
评估患者
核对患者及灌肠液信息
准备用物
协助患者摆好体位
铺治疗巾
准备灌肠袋
接管、润管、排气
插管
输注灌肠液，观察患者
拔管
保留灌肠液 10 ~ 20 min
协助排便并观察大便性状
向患者交代注意事项
清理用物
洗手，记录

【注意事项】

1. 插管时勿用力，插入直肠深度 7 ~ 10 cm。
2. 使用灌肠袋灌肠，液面距肛门不能超过 30 cm。
3. 灌注速度不宜过快过猛，以免刺激肠黏膜，引起排便反射。
4. 使用注洗器抽吸灌肠液时应反折肛管尾段，防止空气进入肠道，引起腹胀。

【操作评分标准】

小量不保留灌肠操作考核评分标准见表 10-2。

表 10-2　小量不保留灌肠操作考核评分标准

项目	操作要求	分值	考试评分	备注
操作前准备（5 分）	护士准备：衣帽整洁，修剪指甲，洗手，戴口罩	2		
	用物准备：用物齐全、放置合理。口述灌肠液的量、温度、浓度	3		
评估（5 分）	患者的年龄、病情、临床诊断、意识状态、心理状况、排便情况、配合程度	2		
	患者肛周皮肤情况	2		
	操作环境是否隐蔽，室温是否适宜	1		
操作要点（70 分）	携用物至患者床旁，核对患者信息，向患者解释	4		
	关闭门窗，调节室温，屏风遮挡，保护患者隐私。嘱其排空小便	4		
	协助患者取左侧屈膝卧位，脱裤至膝部，臀部移至床沿	2		
	将一次性治疗巾垫于患者臀下，臀旁置弯盘	4		
	洗手，将配制好的灌肠液倒入灌肠袋中，测量温度	4		
	灌肠袋挂于输液架上，液面距肛门不超过 30 cm	4		
	再次核对，戴手套，润滑肛管前端，排尽肛管内空气（方法不正确，湿衣单、地面各扣 1 分），关闭调节器	8		
	左手垫纱布分开臀裂，暴露肛门，嘱患者深呼吸	8		
	右手持肛管轻轻插入肛门 7 ~ 10 cm（插管手法正确，动作轻）	3		
	固定肛管，松开调节器，使药液缓慢流入	3		
	观察液面下降速度和患者的情况（液面下降过慢或停止不知如何处理扣 5 分；患者发生病情变化后不知如何处理扣 5 分）	10		

续表 10-2

项目	操作要求	分值	考试评分	备注
操作要点（70 分）	灌肠液即将流尽时关闭调节器，用纱布包裹肛管轻轻拔出，妥善处理，擦净肛门，脱手套，洗手	10		
	协助患者穿裤，取舒适体位，嘱患者尽量保留灌肠液 10 ~ 20 min	4		
	协助排便，观察大便性状，撤出一次性治疗巾弃于医疗废物桶内，洗手	2		
操作后终末处置（8 分）	协助患者穿好衣裤，取舒适体位，再次核对	3		
	整理床单位，开窗通风，交代注意事项，清理用物	3		
	洗手，记录	2		
操作后评价（12 分）	严格执行查对制度	3		
	操作中体现人文关怀，关心患者，健康教育到位，保护患者隐私	3		
	操作熟练，动作流畅，符合操作规程	3		
	知识掌握灵活准确、条理清晰，操作过程重点突出	3		
总分		100		

【选择题】

1. 患者行小量不保留灌肠时，灌肠液液面与肛门距离在 （ ）
   A. 20 cm 以下　B. 30 cm 以下
   C. 40 cm 以下　D. 50 cm 以下
   E. 60 cm 以下
2. 下列哪项不是小量不保留灌肠的适应证 （ ）
   A. 危重患者　B. 年老体弱患者
   C. 严重心血管疾病患者　D. 小儿患者
   E. 腹部手术患者
3. 小量不保留灌肠后，嘱患者保留液体的时间是 （ ）
   A. 5 ~ 10 min　B. 10 ~ 20 min
   C. 20 ~ 30 min　D. 30 ~ 40 min
   E. 40 ~ 50 min
4. 小量不保留灌肠前应协助患者体位摆为 （ ）
   A. 平卧位　B. 右侧卧位
   C. 左侧卧位　D. 屈膝仰卧位

E. 截石位

5. 行小量不保留灌肠时，肛管插入直肠深度为　（　　）

A. 7 ~ 10 cm　　B. 15 ~ 18 cm

C. 15 ~ 20 cm　　D. 8 ~ 10 cm

E. 10 ~ 20 cm

6. 小量不保留灌肠配制“1、2、3”溶液时，50%硫酸镁、甘油和温开水的量分别是　（　　）

A. 90 mL，60 mL，30 mL　　B. 60 mL，90 mL，30 mL

C. 60 mL，30 mL，90 mL　　D. 30 mL，90 mL，60 mL

E. 30 mL，60 mL，90 mL

7. 对排便异常的描述，下列错误的是　（　　）

A. 上消化道出血患者为柏油样便　　B. 痔疮患者排便后有鲜血滴出

C. 肠套叠患者可有果酱样便　　D. 胆道完全阻塞时，粪便呈暗黑色

E. 痢疾患者常为脓血便

8. 排便训练的目的是　（　　）

A. 预防腹泻　　B. 预防腹痛

C. 预防肠癌　　D. 形成有规律的排便习惯

E. 预防肠出血

9. 对便秘患者进行健康指导时，下列做法不正确的是　（　　）

A. 定时采用简易排便法　　B. 生活要有规律，按时排便

C. 多食富有粗纤维的食物　　D. 每日晨起或餐前饮一杯温开水

E. 卧床患者应常环形按摩腹部

10. 灌肠后排便 2 次，在体温单正确的记录方法是　（　　）

A. 1/E　　B. 0/E

C. E/1　　D. E/2

E. 2/E

【选择题答案】

1. B　2. C　3. B　4. C　5. A　6. E　7. D　8. D　9. A　10. E

【评判性思考】

1. 患者，女，80 岁，6 d 未排便，诊断为习惯性便秘，遵医嘱给予灌肠，应采取哪种灌肠方法？灌肠时需要注意什么？

2. 便秘患者灌肠时应采取什么体位？为什么？

项目三 保留灌肠

【实验学时】

2 学时。

【实验类型】

技能型实验。

【学习目标】

1. 能够说出保留灌肠的目的、适应证、禁忌证及注意事项。
2. 能够规范进行灌肠液的配制,说出灌肠液的量、用途、种类、浓度、温度。
3. 能规范进行保留灌肠操作,操作中关心患者,减少暴露。
4. 能对保留灌肠和不保留灌肠进行区分。

【实验目的】

1. 镇静、催眠。
2. 治疗肠道内疾病。

【临床案例】

患者王某某,女,60 岁,以“间断脓血便 5 余年,加重 2 d”为主诉入院。5 年前无明显诱因出现脓血便,4 ~5 次/d,伴里急后重感、腹痛,对症治疗后症状好转,2 天前无明显诱因上诉症状加重前来就诊,来时神志清,精神差,无发热、腹痛、恶心、呕吐,大便呈黄色糊样、伴脓血,10 ~15 次/d,行无痛肠镜及完善相关检查,诊断:溃疡性结肠炎,医嘱给予对症用药,现遵医嘱实施“保留灌肠”。

【实验准备】

1. 护士准备:衣帽整齐,修剪指甲,洗手,戴口罩。

2. 用物准备

(1)治疗车上层

1)治疗盘内:注洗器,治疗碗(内盛灌肠液),肛管(20 号以下),温开水 5 ~10 mL,水温计,止血钳,石蜡棉球,手套,纱布,一次性治疗巾。

2)治疗盘外:医嘱执行单,弯盘,手消毒液,卫生纸,小垫枕。

(2)治疗车下层:便盆,生活垃圾桶,医疗废物桶。

(3)灌肠液:根据治疗目的不同有多种。

1)镇静、催眠用10%水合氯醛。

2)抗肠道感染用2%小檗碱,0.5% ~1%新霉素或其他抗生素溶液。药物及剂量遵医嘱准备,灌肠液量不超过200 mL,温度38 ℃。

3. 患者准备:给清醒患者讲解使用灌肠的目的、方法及注意事项,教会患者如何配合操作,排空大小便。

4. 其他:屏风。

【操作步骤】

一、操作前核对、评估、与患者沟通

1. 核对患者的床号、姓名、腕带及灌肠液等信息。

2. 评估患者的年龄、病情、临床诊断、意识状态、心理状况、排便情况、肛周皮肤情况、配合程度。

3. 评估操作环境光线充足,是否隐蔽,室温是否适宜。

(参考解释语)

您好,请让我核对一下您的腕带好吗?(患者:好的。)王女士您好,我是您的责任护士小张,为了进一步治疗,遵医嘱现在为您进行保留灌肠,您以前灌过肠吗?(患者:没有。)保留灌肠是将一定量的药液由肛门经直肠灌入结肠,直接帮助肠道供药,可以达到治疗目的,操作中我的动作会尽量轻柔,请您不要紧张。让我来帮您检查一下肛周的皮肤情况吧?(护士:肛周皮肤清洁、干燥,皮肤完好,无皮疹、无伤口、无破溃。)您已经去大小便了吗?(患者:去过了。)还有别的需要吗?(患者:没有。)好的,请您稍候,我去准备一下马上过来。

二、操作过程

1. 关闭门窗,屏风遮挡,注意保护患者隐私。

2. 移床旁椅至操作同侧的床尾,将便盆放置床尾床旁椅上。

3. 协助患者取左侧卧位(根据病情选择不同的卧位,慢性细菌性痢疾,病变部位多在直肠或乙状结肠,取左侧卧位;阿米巴痢疾病变多在回盲部,取右侧卧位,以提高疗效)。双膝屈曲,褪裤至膝部,臀部移至床沿。

4. 将小垫枕、一次性治疗巾垫于患者臀下,使臀部抬高约10 cm,臀旁置弯盘,纱布(纸巾)放一次性治疗巾上。

(参考解释语)

王女士,为了方便操作,我来帮您脱下裤子,请您向左边侧躺过来,双腿屈膝,您这样躺着可以吗?(患者:可以。)我现在将小垫枕垫于臀下,使臀部抬高,如有不适请及时告诉我。

5. 用手消毒液消毒双手,测量灌肠液温度。

6. 再次核对患者信息,戴手套,用注洗器抽吸灌肠液,连接肛管。

7. 润管、排气:用无菌石蜡油棉球润滑肛管前端,放出少量液体于弯盘内,排尽肛管内空气后用止血钳夹闭肛管。

8. 插管:左手垫纱布分开臀裂,暴露肛门,嘱患者深呼吸;右手持肛管轻轻插入肛门15 ~20 cm,如插入时有阻力,可将肛管稍退出并转动肛管或稍微停片刻,阻力消失后再继续插入。

(参考解释语)

王女士,插管时可能会有便意,请您张口深呼吸,不要紧张,如有不适请及时告诉我。

9. 注入灌肠液:左手固定肛管,右手持注洗器缓缓注入灌肠液,注洗器液面距肛门不超过 30 cm。如注入药液受阻,可转动肛管,同时检查有无粪块堵塞。

10. 观察患者反应:如患者有便意及腹胀感应适当调低高度或暂停注入药液,并嘱患者张口深呼吸;如患者出现脉速、面色苍白、大汗、剧烈疼痛、心慌气促,应该立即停止灌肠,与医生联系,给予及时处理。

(参考解释语)

王女士,您现在有没有什么不舒服?(患者:没有。)如果有什么不适请及时告诉我。

保留灌肠

11. 药液注尽后用止血钳夹闭肛管,分离注洗器,用注射器抽温开水 5 ~10 mL 连接肛管,松开止血钳,再注入温开水,抬高肛管尾端,待灌肠液全部注完时,夹闭肛管。

12. 拔管:右手用纱布包裹肛管轻轻拔出,丢弃于医疗废物桶内。左手用纱布擦净肛门片刻;待 10 ~15 min 后撤出患者臀下的一次性治疗巾,丢弃于医疗废物桶内,脱手套,消毒双手。

13. 协助患者穿好衣裤,整理床单位,再次核对患者信息。

14. 向患者交代注意事项,嘱患者尽量保留药液在 1 h 以上,清理用物。

15. 洗手,记录灌肠时间,灌肠液的量、种类,患者的反应。

(参考解释语)

王女士,药液已经灌进去了,如您有便意,请张口深呼吸,尽量保留灌肠液 1 h 以上,让药物全部吸收,这样治疗效果会更好。您这样躺着舒服吗?您还有什么需要吗?(患者:没有。)如果有需要请及时按呼叫器叫我,我也会定时过来巡视的,请您放心,谢谢您的配合,祝您早日康复。

【操作流程图】

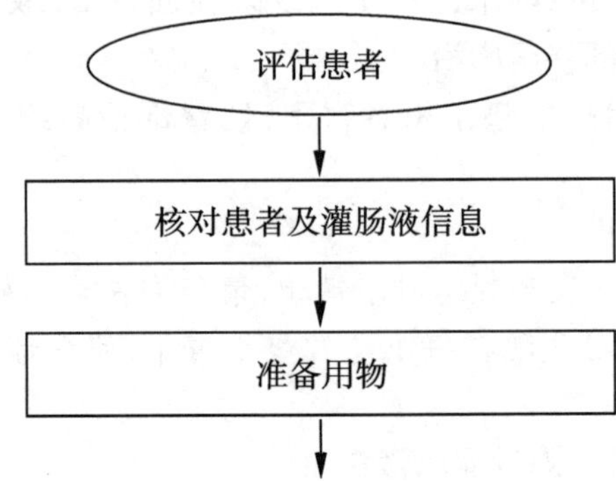

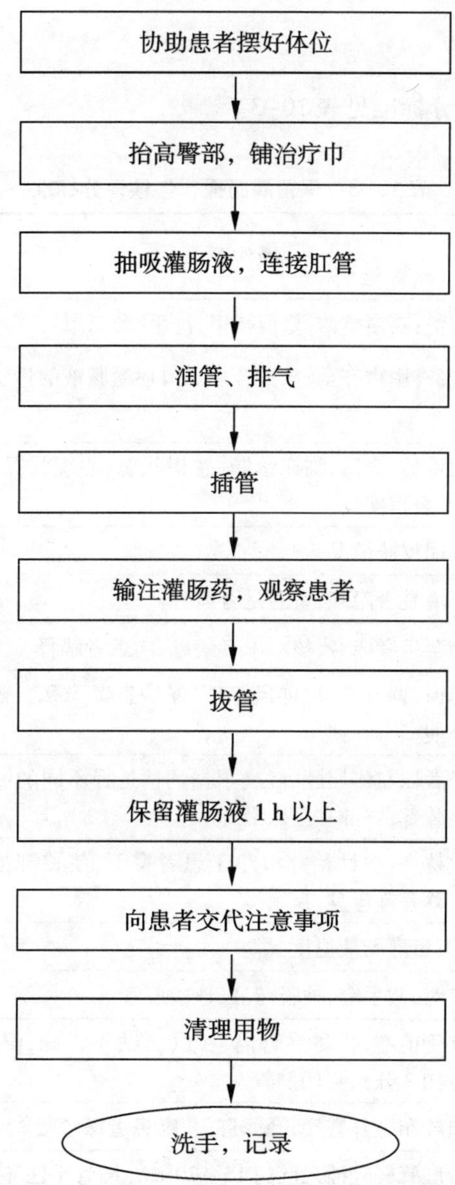

【注意事项】

1. 操作前先了解患者的灌肠目的、病变部位,以便掌握灌肠的卧位和肛管插入深度。

2. 保留灌肠前嘱患者排便,肠道排空有利于药液吸收。

3. 保留灌肠时,应选择稍细的肛管并且插入要深,液量不宜过多,压力要低,灌入速度宜慢,以减少刺激,使灌入的药液能保留较长时间,利于肠黏膜吸收。

4. 保留灌肠宜晚上睡眠前灌肠,此时活动量最小,便于药液吸收。

5. 肛门、直肠、结肠等手术的患者及大便失禁的患者,不宜做保留灌肠。

【操作评分标准】

保留灌肠操作考核评分标准见表 10-3。

表 10-3　保留灌肠操作考核评分标准

项目	操作要求	分值	考试评分	备注
操作前准备（5 分）	护士准备：衣帽整洁，修剪指甲，洗手，戴口罩	2		
	用物准备：用物齐全、放置合理。口述灌肠液的量、温度、浓度	3		
评估（5 分）	患者的年龄、病情、临床诊断、意识状态、心理状况、排便情况、配合程度	2		
	患者肛周皮肤情况	2		
	操作环境是否隐蔽，室温是否适宜	1		
操作要点（72 分）	携用物至患者床旁，核对患者信息，向患者解释	4		
	关闭门窗，调节室温，屏风遮挡，保护患者隐私。嘱其排空大小便	4		
	协助患者取左侧屈膝卧位（根据病情选择不同的卧位），脱裤至膝部，臀部移至床沿	2		
	将小垫枕、一次性治疗巾垫于患者臀下，使臀部抬高约 10 cm，臀旁置弯盘	6		
	洗手，测量灌肠液温度	4		
	再次核对，戴手套，抽吸药液，连接肛管	4		
	润滑肛管前端，排尽肛管内空气（方法不正确，湿衣单、地面各扣 2 分），夹闭肛管	6		
	左手垫纱布分开臀裂，暴露肛门，嘱患者深呼吸	6		
	右手持肛管轻轻插入肛门 15 ~ 20 cm（插管手法正确，动作轻）	6		
	固定肛管，缓缓注入药液，注洗器液面距肛门不超过 30 cm，观察患者反应（患者发生病情变化后不知如何处理扣 5 分），注毕夹管	12		
	分离注洗器，用注射器抽温开水 5 ~ 10 mL 连接肛管，松开止血钳，再注入温开水，抬高肛管尾端，待灌肠液全部注完时，夹闭肛管	8		
	右手用纱布包裹肛管轻轻拔出，妥善处理，左手用纱布擦净肛门，待 10 ~ 15 min 后撤出一次性治疗巾弃于医疗废物桶内，脱手套，洗手	10		

续表 10-3

项目	操作要求	分值	考试评分	备注
操作后终末处置（6 分）	协助患者穿好衣裤，整理床单位，再次核对	2		
	交代注意事项，清理用物	2		
	洗手，记录	2		
操作后评价（12 分）	严格执行查对制度	3		
	操作中体现人文关怀，关心患者，健康教育到位，保护患者隐私	3		
	操作熟练，动作流畅，符合操作规程	3		
	知识掌握灵活准确、条理清晰，操作过程重点突出	3		
总分		100		

【选择题】

1. 保留灌肠忌用于 （　　）

A. 习惯性便秘　　B. 肛门手术
C. 肾结石　　D. 慢性肠炎
E. 结肠溃疡

2. 保留灌肠的目的是 （　　）

A. 治疗肠道感染　　B. 解除胀气
C. 清洁肠道　　D. 减轻中毒
E. 为分娩做准备

3. 肠道感染进行保留灌肠宜在什么时间进行 （　　）

A. 晨起空腹　　B. 餐前
C. 餐后　　D. 睡前
E. 凌晨

4. 慢性细菌性痢疾患者进行保留灌肠时应采取的体位为 （　　）

A. 平卧位　　B. 右侧卧位
C. 左侧卧位　　D. 屈膝仰卧位
E. 截石位

5. 慢性细菌性痢疾病变多位于 （　　）

A. 升结肠或回盲部　　B. 直肠或乙状结肠
C. 横结肠或直肠　　D. 直肠或回盲部
E. 回盲部或升结肠

6. 阿米巴痢疾患者进行保留灌肠时应采取的体位为 （　　）

A. 平卧位
B. 右侧卧位
C. 左侧卧位
D. 屈膝仰卧位
E. 截石位

7. 保留灌肠时，灌入液体应（　　）

A. 不超过 100 mL
B. 不超过 150 mL
C. 不超过 200 mL
D. 不超过 250 mL
E. 不超过 300 mL

8. 当患者下消化道出血时，其粪便呈（　　）

A. 暗红色
B. 鲜红色
C. 陶土色
D. 柏油样便
E. 果酱样便

9. 保留灌肠下列哪项错误（　　）

A. 液面距肛门 30 cm
B. 拔管后嘱患者保留 1 h 以上
C. 灌肠前排便排尿
D. 插管深度为 15 cm
E. 患者随意取侧卧位

10. 保留灌肠插入肛门深度是（　　）

A. 7～10 cm
B. 15～18 cm
C. 15～20 cm
D. 8～10 cm
E. 10～20 cm

【选择题答案】

1. B　2. A　3. D　4. C　5. B　6. B　7. C　8. A　9. E　10. C

【评判性思考】

1. 慢性肠道疾病患者应在什么时间灌肠？为什么？
2. 阿米巴痢疾患者进行灌肠时应采取什么体位？为什么？

项目四　肛管排气

【实验学时】

2 学时。

【实验类型】

技能型实验。

【学习目标】

1. 能够正确说出肛管排气的目的、适应证、禁忌证及注意事项。

2. 能正确进行肛管排气操作，操作中关心患者，减少暴露，保护患者隐私。

【实验目的】

帮助患者解除肠腔积气，减轻腹胀。

【临床案例】

患者张某某，女，35 岁，以“便秘 6 d，大便不成形 2 d，间断腹痛伴呕吐 8 h”为主诉入院。患者 6 d 前无明显诱因出现便秘症状，表现为连续 4 d 无排便伴间断腹胀，有排气，无呕吐、腹痛等不适，自行口服通便药物后，出现黄褐色不成形糊状大便，约 2 d/次，未在意、未治疗；8 h 前出现间断左下腹疼痛，伴呕吐、腹胀，呕吐物为咖啡色液体，约有 6 次/h，无排气，至急诊科急查 CT 示：小肠梗阻，体格检查：腹软，左下腹压痛明显，轻反跳痛，无腹肌紧张，诊断：①小肠梗阻；②肝豆状核变性。现遵医嘱实施“肛管排气”。

【实验准备】

1. 护士准备：衣帽整洁，修剪指甲，洗手，戴口罩。

2. 用物准备

(1)治疗车上层

1)治疗盘内：肛管，引流管，一次性引流瓶(内盛水 3/4 满，瓶口系带)，石蜡棉球，胶布(1 cm×15 cm)，手套，一次性治疗巾，纱布。

2)治疗盘外：医嘱执行单，弯盘，手消毒液，卫生纸。

(2)治疗车下层：便盆，生活垃圾桶，医疗废物桶。

(3)其他：屏风。

3. 患者准备：给清醒患者讲解肛管排气的目的、方法及注意事项，教会患者如何配合操作，排空大小便。

【操作步骤】

一、操作前核对、评估、与患者沟通

1. 核对患者的床号、姓名、腕带。

2. 评估患者的年龄、病情、临床诊断、意识状态、心理状况、排便情况、肛周皮肤情况、配合程度。

3. 评估操作环境光线充足，是否隐蔽，室温是否适宜。

（参考解释语）

您好，请让我核对一下您的腕带好吗？（患者：好的。）张女士您好，我是您的责任护士小王，由于您腹部胀疼，遵医嘱现在为您进行肛管排气，您以前做过肛管排气吗？（患者：没有。）肛管排气是将肛管从肛门插入直肠，排出肠腔内积气，可以减轻腹胀。操作中我的动作会尽量轻柔，请您不要紧张。让我来帮您检查一下肛周的皮肤情况吧？（护士：肛周皮肤清洁、干燥，皮肤完好，无皮疹、无伤口、无破溃。）您需要上厕所吗？（患者：去过了。）还有别的需要吗？（患者：没有。）好的，请您稍候，我去准备一下马上过来。

二、操作过程

1. 关闭门窗，屏风遮挡，注意保护患者隐私。

2. 协助患者取左侧卧位，双膝屈曲，褪裤至膝部，臀部移至床沿，及时盖被。

3. 将一次性治疗巾垫于患者臀下。

（参考解释语）

张女士，为了方便操作，我来帮您把裤子脱下来，请您向左边侧躺过来，双腿屈膝，您这样躺着可以吗？（患者：可以。）如有不适请及时告诉我。

4. 连接排气装置：用手消毒液消毒双手，将引流瓶固定与床边，引流管一端插入引流瓶液面下，另一端与肛管相连。

肛管排气

5. 润管、插管：再次核对患者信息，戴手套，用无菌石蜡棉球润滑肛管前端，左手垫纱布分开臀裂，暴露肛门，嘱患者深呼吸；右手持肛管轻轻插入直肠 15～18 cm，用胶布将肛管固定于臀部，引流管留出足够长度固定在床旁。

（参考解释语）

张女士，插管时可能会有便意，请您张口深呼吸，不要紧张，如有不适请及时告诉我。

6. 观察：观察患者排气情况，如排气不畅，帮助患者更换体位或按摩腹部，若有气体排出，可见瓶内液面下有气泡逸出。

（参考解释语）

张女士，您现在有没有什么不舒服？（患者：没有。）如果有什么不适请及时告诉我。

7. 拔管：右手用纱布包裹肛管轻轻拔出，丢弃于医疗废物桶内。左手用纱布擦净肛门，撤出患者臀下的一次性治疗巾，丢弃于医疗废物桶内，脱手套，消毒双手。保留肛管不超过 20 min，长时间留置肛管，会降低肛门括约肌的反应，甚至导致肛门括约肌永久性

松弛。必要时2～3 h后再行肛管排气。

（参考解释语）

张女士，您现在腹胀好些了吗？（患者：好些了。）您的症状已缓解，我现在帮您拔除肛管，如您有什么不舒服请及时告诉我。

8. 协助患者穿好衣裤，取舒适体位，再次核对患者信息。

9. 整理床单位，撤去屏风，开窗通风，向患者交代注意事项，清理用物。

10. 洗手，记录排气时间、效果，患者的排气后反应。

（参考解释语）

张女士您好，您这样躺着舒服吗？（患者：可以。）建议您平时要保持健康的生活习惯，注意合理饮食，少食刺激性强的食物，不食豆浆及牛奶等引起腹胀的食物，多食粗纤维食物，不要私自乱用药，若出现以往的腹痛、腹胀症状一定要告知医生。（患者：好的，谢谢您！）您这样躺着舒服吗？您还有什么需要吗？（患者：没有。）如果有需要请及时按呼叫器叫我，我也会定时过来巡视的，请您放心，谢谢您的配合，祝您早日康复！

【操作流程图】

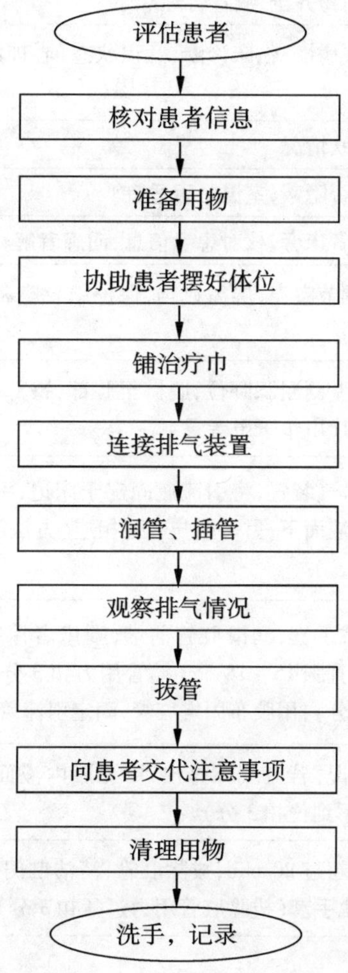

【注意事项】

1. 操作中防止空气进入直肠内。

2. 操作中如排气不畅应帮助患者更换体位或按摩腹部。

3. 保留肛管时间不宜超过 20 min,以免造成肛门括约肌反应性降低,甚至导致肛门括约肌永久性松弛。必要时可间隔 2 ~3 h 后再行肛管排气。

【操作评分标准】

肛管排气操作考核评分标准见表 10-4。

表 10-4　肛管排气操作考核评分标准

项目	操作要求	分值	考试评分	备注
操作前准备（5 分）	护士准备:衣帽整洁,修剪指甲,洗手,戴口罩	2		
	用物准备:用物齐全、放置合理	3		
评估（5 分）	患者的年龄、病情、临床诊断、意识状态、心理状况、排便情况、配合程度	2		
	患者肛周皮肤情况	2		
	操作环境是否隐蔽,室温是否适宜	1		
操作要点（71 分）	携用物至患者床旁,核对患者信息,向患者解释	6		
	关闭门窗,调节室温,屏风遮挡,保护患者隐私。嘱其排空大小便	8		
	协助患者取左侧屈膝卧位,脱裤至膝部,臀部移至床沿,将一次性治疗巾垫于患者臀下	8		
	洗手,连接排气装置,将引流瓶固定于床边,引流管一端插入引流瓶液面下,另一端与肛管相连(方法不规范扣 3 分)	10		
	再次核对,戴手套,润滑肛管前端,嘱患者深呼吸;将肛管轻轻插入直肠 15 ~ 18 cm(插管用力扣 3 分,插入过深或过浅扣 5 分),用胶布固定肛管,固定引流管	20		
	观察排气情况,若有气体排出,可见瓶内液面下有气泡逸出(观察不到位扣 3 分)	10		
	保留肛管不超过 20 min,拔除肛管,清洁肛门,撤除一次性治疗巾,脱手套(拔除肛管用力过猛扣 3 分),洗手	9		

续表 10-4

项目	操作要求	分值	考试评分	备注
操作后终末处置（7 分）	协助患者穿好衣裤，取舒适体位，再次核对	2		
	整理床单位，开窗通风，交代注意事项，清理用物	3		
	洗手，记录	2		
操作后评价（12 分）	严格执行查对制度	3		
	操作中体现人文关怀，关心患者，健康教育到位，保护患者隐私	3		
	操作熟练，动作流畅，符合操作规程	3		
	知识掌握灵活准确、条理清晰，操作过程重点突出	3		
总分		100		

【选择题】

1. 患者，女性，40 岁，术后 3 d 未排气，诉腹胀，遵医嘱给予肛管排气，下列操作哪项不妥（　　）
   A. 引流管留出够翻身的长度　　B. 排气引流管要插入引流瓶液面下
   C. 保留肛管 1 h 左右，以便充分排气　　D. 排气不畅时可按摩腹部
   E. 肛管插入直肠 15 ~ 18 cm
2. 肛管排气时，肛管插入肛门（　　）
   A. 5 ~ 10 cm　　B. 7 ~ 10 cm
   C. 10 ~ 18 cm　　D. 15 ~ 18 cm
   E. 20 ~ 25 cm
3. 下列哪项是肛管排气目的（　　）
   A. 解除肠胀气　　B. 治疗肠内感染
   C. 解除便秘　　D. 为高热患者降温
   E. 镇静催眠
4. 下列哪项是保留肛管排气的时间（　　）
   A. 不超过 5 min　　B. 不超过 10 min
   C. 不超过 15 min　　D. 不超过 20 min
   E. 不超过 30 min
5. 行肛管排气时，引流管一端应该（　　）
   A. 插入引流瓶液面下　　B. 插入引流瓶液面上
   C. 插入引流瓶液面底部并贴于瓶壁　　D. 插入引流瓶盖下
   E. 插入引流瓶液面与瓶盖中间

6. 肛管排气结束后,若再次需要排气需要间隔多长时间 ( )
A. 1 ~2 h B. 2 ~3 h
C. 3 ~4 h D. 4 ~5 h
E. 5 ~6 h

7. 肛管排气时,肛管不宜长时间放置肛门内是因为 ( )
A. 以免影响排气 B. 以免影响排便
C. 以免影响排尿 D. 以免影响患者活动
E. 以免影响肛门括约肌的功能及肠蠕动

8. 行肛管排气,下列哪项不妥 ( )
A. 协助患者仰卧位或侧卧位
B. 保留肛管时间不超过 20 min
C. 肛管插入直肠 7 ~10 cm
D. 肛管所连接的引流管末端插入引流瓶液面下
E. 按结肠解剖位置做离心按摩

9. 肛管排气时,如排气不畅可采用的方法是 ( )
A. 拔出肛管重插 B. 嘱患者做深呼吸
C. 嘱患者屏气以加压腹压 D. 挤压肛管
E. 按摩腹部

10. 肛管排气一般采取的卧位是 ( )
A. 右侧卧位 B. 左侧卧位
C. 平卧位 D. 头高足低位
E. 截石位

【选择题答案】

1. C 2. D 3. A 4. D 5. A 6. B 7. E 8. C 9. E 10. B

【评判性思考】

1. 肛管排气的患者如何观察排气情况?

2. 行肛管排气的患者为什么保留排气管 20 min? 若再次需要肛管排气需要间隔多长时间? 为什么?

模块十一　排尿相关护理技术

项目一 一次性导尿术

任务一 女性患者一次性导尿术

【实验学时】

2 学时。

【实验类型】

技能型实验。

【学习目标】

1. 能正确说出女性尿道的特点,以及女性患者导尿的目的、注意事项。
2. 能熟练与患者交流,操作中注意保护患者的隐私。
3. 掌握女性患者一次性导尿技术。

【实验目的】

1. 为尿潴留患者减轻痛苦,引流出尿液。
2. 协助临床诊断:留取未受污染的尿标本做细菌培养;测量膀胱容量、压力及检查残余尿液;进行尿道或膀胱造影等。
3. 为膀胱肿瘤患者进行膀胱化疗。

【临床案例】

患者丁某某,女,72 岁,主诉:车祸 4 h 余,诊断:车祸致颅脑损伤。患者行开颅血肿清除术,术后出现尿液大量留存,膀胱不能自主排出,膀胱高度膨胀。查体:耻骨上膨隆,扪及囊样包块,叩诊呈实音,有压痛。护士调整患者体位、诱导排尿、热敷等方法均无效。医嘱:立即施行一次性导尿术。

【实验准备】

1. 护士准备:衣帽整洁,修剪指甲,洗手,戴口罩。
2. 用物准备:一次性导尿包(导尿管、镊子、石蜡油棉球、集尿袋、纱布、塑料试管、孔巾、导管夹、手套、外消毒组件），手消毒液，弯盘，一次性治疗巾，浴巾，便器，医疗废物桶，生活垃圾桶，必要时备屏风。

3. 患者准备

（1）患者和家属了解导尿的目的、意义、过程、注意事项及配合操作的要点。

（2）清洁外阴，做好导尿的准备。若患者无自理能力，应协助其进行外阴清洁。

【操作步骤】

一、操作前核对、评估、与患者沟通

1. 核对患者的床号、姓名、腕带。

2. 评估患者的病情、意识状态、生命体征、膀胱充盈度、会阴部皮肤黏膜状况。

3. 评估操作环境是否隐蔽，室温是否适宜。

（参考解释语）

您好，请让我核对一下您的腕带好吗？丁女士您好，我是您的责任护士小胡。由于您术后一直排尿困难，多次诱导排尿效果不佳，现在遵医嘱给您进行导尿，帮助您减轻痛苦。我先来帮您检查一下会阴部皮肤黏膜情况和膀胱的充盈程度。（护士：会阴部皮肤黏膜完整，无红肿，无炎症。触诊，患者膀胱过度充盈，触之质硬，光滑；叩诊，在耻骨联合从上往下，由鼓音转成浊音。）丁女士，您现在膀胱过度充盈，已经出现了尿潴留的现象。导尿术是使用导尿管经尿道插入膀胱来引流尿液，操作时请您尽量放松，我会指导您如何进行配合的。好的，请您稍候，我去准备一下马上过来。

二、操作过程

1. 屏风遮挡，注意保护患者隐私。

2. 移床旁椅至操作同侧的床尾，将便器放在床旁椅上。

3. 松开床尾盖被，协助患者脱去对侧裤腿，盖在近侧腿部，盖上浴巾，对侧腿用盖被遮盖。

（参考解释语）

丁女士，为了方便操作，我来帮您脱一下衣裤。请不要紧张！

4. 协助患者取屈膝仰卧位，两腿略外展，暴露外阴。

（参考解释语）

丁女士，我来协助您摆好体位。请您仰卧，双腿屈膝，两腿稍稍外展。

5. 将一次性治疗巾垫于患者臀下，弯盘置于近外阴处，消毒双手，检查并打开导尿包，取出初步消毒用物，操作者一只手戴上手套，将消毒液棉球倒入小方盘内。

6. 根据女性患者尿道的解剖特点进行消毒、导尿。

（1）初步消毒：操作者一手持镊子夹取消毒液棉球初步消毒阴阜、两侧大阴唇，另一戴手套的手分开大阴唇，消毒两侧小阴唇和尿道口；污染棉球置弯盘内；消毒完毕脱下手套置于弯盘内，将弯盘及小方盘弃入医疗废物桶内。消毒时注意由外向内，自上而下，每个棉球限用一次。消毒顺序：阴阜→大阴唇→小阴唇→尿道口。

（参考解释语）

丁女士，首先我会为您进行外阴部的初步消毒，部位包括阴阜、大阴唇、小阴唇及尿道口。会有一点儿凉，请您不要紧张，我的动作也会轻一点。一会儿为您消毒好以后，请尽量维持给您摆好的体位，以免污染消毒区域。

（2）打开导尿包：用手消毒液消毒双手后，将导尿包放在患者两腿之间，按无菌技术操作原则打开无菌治疗巾。

（3）戴无菌手套，铺孔巾：取出无菌手套，按无菌技术操作原则戴好无菌手套；取出孔巾，铺在患者的外阴处并暴露会阴部。

（4）整理用物，润滑尿管：按操作顺序整理好用物，取出导尿管，用石蜡油棉球润滑导尿管前段，将导尿管和集尿袋的引流管连接，取消毒液棉球放于弯盘内。

（5）再次消毒：弯盘置于外阴处，一手分开并固定小阴唇，一手持镊子夹取消毒液棉球，分别消毒尿道口、两侧小阴唇、尿道口。污染棉球、弯盘、镊子放床尾弯盘内。消毒时注意由上而下，每个棉球限用一次。消毒顺序：尿道口→小阴唇→尿道口。

（参考解释语）

丁女士，接下来我会再次为您进行小阴唇及尿道口的消毒。消毒好以后，请您像之前一样，尽量维持给您摆好的体位，以免污染消毒区域。

女性患者一次性导尿术

（6）导尿：将弯盘置于孔巾口旁，嘱患者张口呼吸，用另一镊子夹持导尿管对准尿道口轻轻插入尿道 4 ~6 cm，见尿液流出时再插入 1 ~2 cm，松开固定小阴唇的手下移固定导尿管，将尿液引入集尿袋内。

（参考解释语）

丁女士，我准备给您下导尿管了，请您不要过度紧张，张口深呼吸，有什么不适及时告诉我。

7. 夹管、导尿：当集尿袋内盛 2/3 满尿液时，用导管夹夹住导尿管尾端，将尿液倒入便器内，再打开导尿管继续放尿（一次放尿不能超过 1 000 mL）。

8. 导尿完毕，轻轻拔出导尿管，撤下孔巾，擦净外阴，收拾导尿用物及一次性治疗巾并弃于医疗废物桶内。

9. 脱去手套，用手消毒液消毒双手，协助患者穿好裤子。整理床单位。

10. 清理用物，测量尿量。交代注意事项。

11. 洗手，记录：记录导尿的时间、导出尿量、患者的病情及反应。

（参考解释语）

丁女士，已经为您导尿完毕。建议您平时要有计划地进行饮水，既不能限制水的摄入，也不能一次饮用过多的水，以防止尿潴留再次发生。如果您再次发生尿潴留的现象，请不要惊慌，及时告知医务人员。您这样躺着舒服吗？还有其他的需要吗？如果有需要请及时按呼叫器叫我，我也会经常来看您的，谢谢您的配合。

【操作流程图】

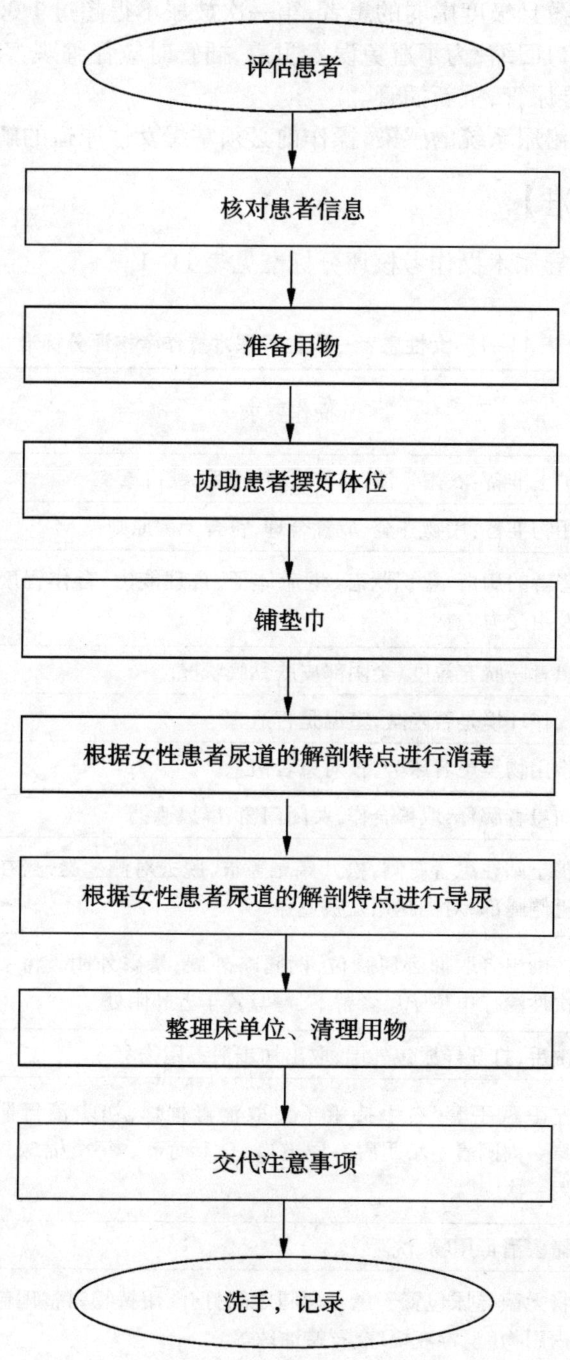

【注意事项】

1. 严格执行查对制度和无菌技术操作原则,以防尿路感染的发生。

2. 在操作过程中耐心解释，注意保护患者的隐私。

3. 采取适当的保暖措施，防止患者着凉。

4. 对膀胱高度充盈且极度虚弱的患者，第一次放尿不得超过 1 000 mL。

5. 老年女性尿道口回缩，为了避免误入阴道，插管时应仔细观察、辨认。如导尿管误入阴道，应更换无菌导尿管，重新插管。

6. 为避免损伤和泌尿系统的感染，操作前必须掌握女性尿道的解剖特点。

【操作评分标准】

女性患者一次性导尿术操作考核评分标准见表 11-1。

表 11-1　女性患者一次性导尿术操作考核评分标准

项目	操作要求	分值	考试评分	备注
操作前准备（5 分）	护士准备：衣帽整洁，修剪指甲，洗手，戴口罩	2		
	用物准备：用物齐全、放置合理，符合无菌原则	3		
评估（5 分）	患者的病情、意识状态、生命体征、自理能力、合作程度及耐受力	2		
	患者膀胱充盈度、会阴部皮肤黏膜状况	2		
	操作环境是否隐蔽，室温是否适宜	1		
操作要点（70 分）	携用物至患者床旁，核对患者信息	2		
	向患者解释，取得合作，关闭门窗，屏风遮挡	2		
	护士站在患者右侧，松开床尾盖被，脱去对侧裤腿，盖在近侧腿部，对侧腿用盖被遮盖	3		
	协助患者取仰卧屈膝位，两腿略外展，暴露外阴。将一次性治疗巾垫于患者臀下，弯盘置于近外阴处	5		
	洗手，打开导尿包外层，取出初步消毒用物	2		
	左手戴手套，右手持镊子夹取消毒棉球，初步消毒阴阜→大阴唇→小阴唇→尿道口，自上而下。每个棉球只用一次	10		
	撤去消毒用物，洗手	2		
	将无菌导尿包置于患者两腿之间打开，用持物钳整理包内用物（消毒液棉球、石蜡油球等）	5		
	戴无菌手套，铺孔巾，使孔巾和导尿包内层包布形成无菌区，合理摆放用物	5		

续表 11-1

项目	操作要求	分值	考试评分	备注
操作要点（70 分）	检查无菌导尿管是否通畅，连接导尿管与集尿袋，用无菌石蜡油棉球润滑导尿管前端	5		
	左手分开并固定小阴唇，右手持镊子夹取棉球分别消毒尿道口、小阴唇、尿道口	10		
	持镊子将导尿管插入尿道 4 ~ 6 cm，见尿液流出，再插入 1 ~ 2 cm，误入阴道应更换导尿管重新插入	10		
	松开左手，固定导尿管，将尿液引入集尿袋内	5		
	导尿完毕，轻轻拔出导尿管，撤下孔巾，擦净外阴	4		
操作后终末处置（5 分）	协助患者穿好衣裤，整理床单位	1		
	向患者交代注意事项	2		
	清理用物，洗手，记录	2		
操作后评价（15 分）	严格执行查对制度和无菌操作原则	3		
	关心患者，健康教育到位，保护患者隐私	3		
	动作轻柔，未损伤尿道	3		
	操作熟练，符合操作规程	3		
	知识掌握灵活准确、条理清晰，操作过程重点突出	3		
总分		100		

【选择题】

1. 导尿前清洁外阴的主要目的是　（　　）
   A. 防止污染导尿管
   B. 使患者舒适
   C. 便于固定导尿管
   D. 清除并减少会阴部病原微生物
   E. 防止污染导尿的无菌物品
2. 对尿失禁患者的护理中错误的是　（　　）
   A. 指导患者行盆底肌锻炼
   B. 女患者使用橡胶接尿器
   C. 对长期尿失禁患者可行导尿术
   D. 嘱患者多饮水，促进排尿反射恢复
   E. 多用温水冲洗会阴部

3. 下列哪类患者的尿液中有烂苹果味 (　　)

A. 前列腺炎　　B. 尿道炎
C. 膀胱炎　　D. 糖尿病酮症酸中毒
E. 急性肾炎

4. 为尿潴留患者首次导尿时放出的尿量不应超过 (　　)

A. 500 mL　　B. 800 mL
C. 1 000 mL　　D. 1 500 mL
E. 2 000 mL

5. 多尿是指 24 h 尿量超过 (　　)

A. 1 000 mL　　B. 1 600 mL
C. 1 800 mL　　D. 2 000 mL
E. 2 500 mL

6. 膀胱炎时,患者排出的新鲜尿液中有 (　　)

A. 硫化氢味　　B. 烂苹果味
C. 氨臭味　　D. 粪臭味
E. 酸臭味

7. 为成年女性导尿时导尿管插入多少厘米后,见尿再插 1 ~2 cm (　　)

A. 2 ~3 cm　　B. 4 ~6 cm
C. 7 ~8 cm　　D. 7 ~9 cm
E. 9 ~10 cm

8. 正常尿液的 pH 值是 (　　)

A. 中性　　B. 酸性
C. 碱性　　D. 弱碱性
E. 弱酸性

9. 患者,叶某,女性,因外伤导致尿失禁,需为该患者留置尿管,留置尿管的目的是 (　　)

A. 记录每小时尿量　　B. 引流尿液保持会阴部干燥
C. 持续保持膀胱空虚状态　　D. 测量尿比重
E. 预防泌尿系统感染

10. 患者,女,36 岁,剖宫产术后 8 h,有尿意,排尿困难,用温水冲洗会阴部的主要目的是 (　　)

A. 增进患者舒适度　　B. 减轻紧张,分散注意力
C. 清洁会阴,防止尿路感染　　D. 缓解尿道痉挛
E. 利用条件反射,促进排尿

【选择题答案】

1. D　2. C　3. D　4. C　5. E　6. C　7. B　8. E　9. B　10. E

【评判性思考】

1. 膀胱高度膨胀且虚弱的患者,第一次放尿为什么不能超过1 000 mL?
2. 如何预防术后患者尿潴留的发生?

任务二 男性患者一次性导尿术

【实验学时】

2 学时。

【实验类型】

技能型实验。

【学习目标】

1. 能正确说出男性尿道的特点,以及男性患者导尿的目的、注意事项。
2. 能熟练与患者交流,操作中注意保护患者的隐私。
3. 掌握男性患者一次性导尿操作。

【实验目的】

1. 为尿潴留患者减轻痛苦,引流出尿液。
2. 协助临床诊断:如留取未受污染的尿标本做细菌培养;测量膀胱容量、压力及检查残余尿液;进行尿道或膀胱造影等。
3. 为膀胱肿瘤患者进行膀胱化疗。

【临床案例】

患者李某某,男,54 岁。主诉:肺癌术后 2 年,全身疼痛明显,诊断:肺癌术后 2 年,全身多发转移。1 d 前给予患者局麻下行鞘内吗啡镇痛泵植入术,术程顺利,现主诉下腹部疼痛。查体:膀胱区明显隆起,叩诊浊音,患者 12 h 未排尿。护士调整患者体位、诱导排尿、热敷等方法均无效。医嘱:立即施行一次性导尿术。

【实验准备】

1. 护士准备:衣帽整洁,修剪指甲,洗手,戴口罩。
2. 用物准备:一次性导尿包(导尿管、镊子、石蜡油棉球、集尿袋、纱布、塑料试管、孔巾、导管夹、手套、外消毒组件),手消毒液,弯盘,一次性治疗巾,浴巾,便器,医疗废物桶,生活垃圾桶。必要时备屏风。
3. 患者准备
(1)患者和家属了解导尿的目的、意义、过程、注意事项及配合要点。
(2)清洁外阴,做好导尿的准备。若患者无自理能力,应协助其进行外阴清洁。

【操作步骤】

一、操作前核对、评估、与患者沟通

1. 核对患者的床号、姓名、腕带。

2. 评估患者的病情、意识状态、生命体征、膀胱充盈度、会阴部皮肤黏膜状况。

3. 评估操作环境是否隐蔽，室温是否适宜。

（参考解释语）

您好，请让我核对一下您的腕带好吗？李先生您好，我是您的责任护士小胡。由于您术后已经 12 h 没有排尿，多次帮助您诱导排尿效果不佳，现在遵医嘱给您进行一次性导尿术，帮助您导出尿液减轻痛苦。我先来帮您检查一下会阴部皮肤黏膜情况和膀胱的充盈程度。（护士：会阴部皮肤黏膜完整，无红肿，无炎症。触诊，患者膀胱过度充盈，触之质硬，光滑；叩诊，在耻骨联合从上往下，由鼓音转成浊音。）李先生，您现在膀胱过度充盈，已经出现了尿潴留的现象。导尿是使用导尿管经尿道插入膀胱来引流尿液，操作时请您尽量放松，我会指导您如何进行配合的。好的，请您稍候，我去准备一下马上过来。

二、操作过程

1. 屏风遮挡，注意保护患者隐私。

2. 移床旁椅至操作同侧的床尾，将便器放床尾床旁椅上。

3. 松开床尾盖被，协助患者脱去对侧裤腿，盖在近侧腿部，并盖上浴巾，对侧腿用盖被遮盖。

（参考解释语）

李先生，为了方便操作，我来帮您脱一下衣裤。请不要紧张！

4. 协助患者取屈膝仰卧位，两腿略外展，暴露外阴。

（参考解释语）

李先生，我来协助您摆好体位。请您仰卧，双腿屈膝，两腿稍稍外展。

5. 将一次性治疗巾垫于患者臀下，弯盘置于近外阴处，消毒双手，核对检查并打开导尿包，取出初步消毒用物，操作者一只手戴上手套，将消毒液棉球倒入小方盘内。

6. 根据男性患者尿道的解剖特点进行消毒、导尿。

（1）初步消毒：操作者一手持镊子夹取消毒棉球进行初步消毒，依次为阴阜、阴茎、阴囊。另一戴手套的手取无菌纱布裹住阴茎将包皮向后推暴露尿道口，自尿道口向外向后旋转擦拭尿道口、龟头及冠状沟。污染棉球、纱布置弯盘内；消毒完毕将小方盘、弯盘弃入医疗废物桶内，脱下手套。消毒时自阴茎根部向尿道口消毒，包皮和冠状沟易藏污垢，应注意擦拭，每个棉球限用一次。消毒顺序：阴阜→阴茎→阴囊→尿道口→冠状沟。

（参考解释语）

李先生，首先我会为您进行外阴部的初步消毒，部位包括阴阜、阴茎、阴囊等。会有一点儿凉，请您不要紧张，我的动作也会轻一点。一会儿为您消毒好以后，请尽量维持给您摆好的体位，以免污染消毒区域。

(2)打开导尿包:用手消毒液消毒双手后,将导尿包放在患者两腿之间,按无菌操作原则打开无菌治疗巾。

(3)戴无菌手套,铺孔巾:取出无菌手套,按无菌技术操作原则戴好无菌手套;取出孔巾,铺在患者的外阴处并暴露阴茎。

(4)整理用物,润滑尿管:按操作顺序整理好用物,取出导尿管,用无菌石蜡油棉球润滑导尿管前段,将导尿管和集尿袋的引流管连接,取消毒液棉球放于弯盘内。

(5)再次消毒:弯盘置于外阴处,一手用纱布包住阴茎将包皮向后推,暴露尿道口。另一只手持镊子夹消毒棉球再次消毒尿道口、龟头及冠状沟。污染棉球、弯盘、镊子放床尾弯盘内。消毒时注意由内向外,每个棉球限用 1 次,避免已消毒的部位受污染。消毒顺序:尿道口→冠状沟→尿道口。

(参考解释语)

李先生,接下来我会为您进行外阴部的再次消毒,部位包括尿道口及冠状沟。一会儿为您消毒好以后,请您像之前一样,尽量维持给您摆好的体位,以免污染消毒区域。

(6)导尿:一手继续持无菌纱布固定阴茎并提起,使之与腹壁呈 60°角将方盘置于孔巾口旁,嘱患者张口呼吸,用另一镊子夹持导尿管对准尿道口轻轻插入尿道 20 ~ 22 cm,见尿液流出时再插入 1 ~ 2 cm,将尿液引入集尿袋内。

男性患者一次性导尿术

(参考解释语)

李先生,我准备要给您下导尿管了,请您张口深呼吸,不要过度紧张,有什么不适及时告诉我。

7. 夹管、导尿:当集尿袋内盛 2/3 满尿液时,用导管夹夹住导尿管尾端,将尿液倒入便器内,再打开导尿管继续放尿(一次放尿不能超过 1 000 mL)。

8. 导尿完毕,轻轻拔出导尿管,撤下孔巾,擦净外阴,收拾导尿用物及一次性治疗巾并弃于医疗废物桶内。

9. 脱去手套,用手消毒液消毒双手,协助患者穿好裤子。整理床单位。

10. 清理用物,测量尿量。交代注意事项。

11. 洗手,记录:记录导尿的时间、导出尿量、患者的情况及反应。

(参考解释语)

李先生,已经为您导尿完毕。建议您平时要有计划地进行饮水,既不能限制水的摄入,也不能一次饮用过多的水。如果您再次发生尿潴留的现象,请不要惊慌,及时告知医务人员。您这样躺着舒服吗?还有其他的需要吗?如果有需要请及时按呼叫器叫我,我也会经常来看您的,谢谢您的配合。

【操作流程图】

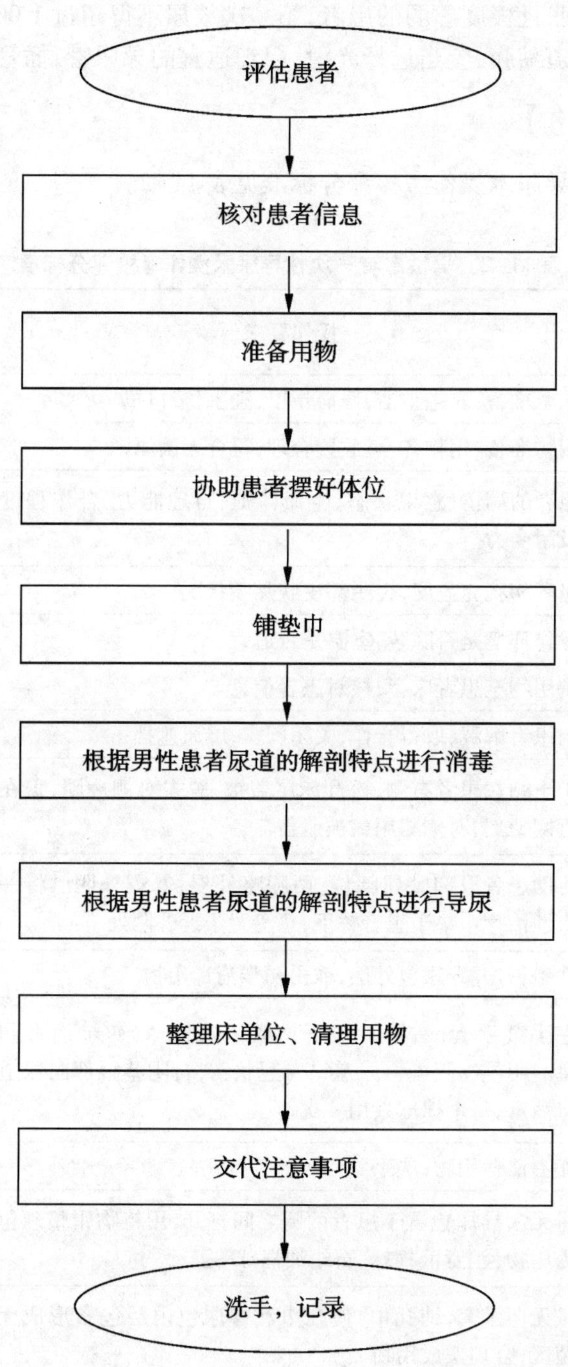

【注意事项】

1. 严格执行查对制度和无菌技术操作原则，以防尿路感染的发生。

2. 在操作过程中耐心解释,注意保护患者的隐私。
3. 采取适当的保暖措施,以防患者着凉。
4. 对膀胱高度膨胀且极度虚弱的患者,第一次放尿不得超过 1 000 mL。
5. 为避免损伤尿道黏膜,应当选择光滑、粗细适宜的导尿管,插管时动作要轻柔。

【操作评分标准】

男性患者一次性导尿术操作考核评分标准见表 11–2。

表 11–2　男性患者一次性导尿术操作考核评分标准

项目	操作要求	分值	考试评分	备注
操作前准备（5 分）	护士准备:衣帽整洁,修剪指甲,洗手,戴口罩	2		
	用物准备:用物齐全、放置合理,符合无菌原则	3		
评估（5 分）	患者的病情、意识状态、生命体征、自理能力、合作程度及耐受力	2		
	患者膀胱充盈度、会阴部皮肤黏膜状况	2		
	操作环境是否隐蔽,室温是否适宜	1		
操作要点（70 分）	携用物至患者床旁,核对患者信息	2		
	向患者解释,取得合作,关闭门窗,屏风遮挡	2		
	护士站在患者右侧,松开床尾盖被,脱去对侧裤腿,盖在近侧腿部,对侧腿用盖被遮盖	3		
	协助患者取仰卧屈膝位,两腿略外展,暴露外阴。将一次性治疗巾垫于患者臀下,弯盘置于近外阴处	5		
	洗手,打开导尿包外层,取出初步消毒用物	2		
	左手戴手套,右手持镊子夹取消毒棉球,初步消毒阴阜→阴茎→阴囊→尿道口→冠状沟,自阴茎根部向尿道口消毒,每个棉球只用一次	10		
	撤去消毒用物,洗手	2		
	将无菌导尿包置于患者两腿之间打开,用持物钳整理包内用物(消毒液棉球、石蜡油棉球等)	5		
	戴无菌手套,铺孔巾,使孔巾和导尿包内层包布形成无菌区,合理摆放用物	5		
	检查无菌导尿管是否通畅,将导尿管与集尿袋连接,用无菌石蜡油棉球润滑导尿管前端,放弯盘内	5		

续表 11-2

项目	操作要求	分值	考试评分	备注
操作要点（70 分）	一手用纱布包住阴茎将包皮向后推，暴露尿道口；另一手持镊子夹取棉球分别消毒尿道口→冠状沟→尿道口，每个棉球限用一次，移弯盘至无菌区外	10		
	持无菌纱布固定阴茎并提起，使之与腹壁呈 60°角，持镊子将导尿管插入尿道 20 ~ 22 cm，见尿液流出，再插入 1 ~ 2 cm	10		
	固定导尿管，将尿液引入集尿袋内	5		
	导尿完毕，轻轻拔出导尿管，撤下孔巾，擦净外阴，收拾导尿用物及一次性治疗巾并弃于医疗废物桶内	4		
操作后终末处置（5 分）	协助患者穿好衣裤，整理床单位	2		
	向患者交代注意事项	2		
	清理用物，洗手，记录	1		
操作后评价（15 分）	严格执行查对制度和无菌操作原则	3		
	关心患者，健康教育到位，保护患者隐私	3		
	动作轻柔，未损伤尿道	3		
	操作熟练，符合操作规程	3		
	知识掌握灵活准确、条理清晰，操作过程重点突出	3		
总分		100		

【选择题】

1. 为膀胱高度膨胀患者导尿，第一次放尿超过 1 000 mL 时可导致　（　　）

A. 胆红素尿　　B. 血尿

C. 蛋白尿　　D. 尿频尿痛

E. 反射性尿失禁

2. 护理尿潴留患者时，下列措施不妥的是　（　　）

A. 让患者听流水声　　B. 热水袋热敷下腹部

C. 酌情让患者坐起排尿　　D. 给予利尿剂

E. 必要时行导尿术

3. 患者，男性，68 岁，患尿毒症，24 h 尿量为 380 mL，该患者的排尿状况是　（　　）

A. 正常　　B. 少尿

C. 无尿　　D. 尿闭

E. 尿潴留

4. 王某,40 岁,泌尿系统感染,医嘱做尿培养,患者神志清楚,一般情况尚好,护士在留取尿标本的方法时可采用 ( )

A. 留晨第一次尿 100 mL
B. 随机留尿 100 mL
C. 留取中段尿
D. 收集 24 h 尿
E. 行导尿术留尿

5. 为男性患者导尿时,导尿管插入深度为 ( )

A. 12 ~ 14 cm
B. 14 ~ 16 cm
C. 16 ~ 18 cm
D. 18 ~ 20 cm
E. 20 ~ 22 cm

6. 插尿管时,为使患者耻骨前弯消失利于插管,应提起阴茎与腹壁呈的角度为 ( )

A. 90°
B. 60°
C. 45°
D. 30°
E. 15°

7. 尿失禁患者的护理,错误的是 ( )

A. 用接尿器接尿
B. 保持皮肤清洁、干燥,预防皮肤感染
C. 必要时留置导尿
D. 控制患者饮水,减少尿量
E. 理解、安慰、鼓励患者

8. 诱导排尿的目的是 ( )

A. 解除尿潴留
B. 解除尿失禁
C. 预防少尿
D. 预防多尿
E. 解除膀胱刺激征

9. 男性患者导尿过程中,如果龟头水肿或分泌物多时,可选用的消毒清洗液是 ( )

A. 醋酸
B. 双氧水
C. 生理盐水
D. 龙胆紫
E. 1∶5 000 高锰酸钾溶液

10. 24 h 尿肌酐测定使用的防腐剂是 ( )

A. 浓盐酸
B. 甲苯
C. 冰醋酸
D. 10% 麝香草酚异丙醇溶液
E. 40% 甲醛

【选择题答案】

1. B　2. D　3. B　4. C　5. E　6. B　7. D　8. A　9. E　10. B

【评判性思考】

为男性患者导尿时,有哪些操作要点需要注意?

项目二　留置导尿术

任务一　女性患者留置导尿术

【实验学时】

2 学时。

【实验类型】

技能型实验。

【学习目标】

1. 在泌尿系统操作中遵循无菌原则,防止尿路感染。
2. 注重人文关怀,注意保护患者隐私和保暖。
3. 正确说出导尿术的目的、注意事项。
4. 加强语言沟通,让患者和家属充分理解并配合导尿操作的进行。
5. 能正确进行女性患者的留置导尿操作。

【实验目的】

1. 抢救危重、休克患者时正确记录每小时尿量、测量尿比重。
2. 为盆腔手术患者排空膀胱,避免术中误伤。
3. 术后留置导尿管,便于引流和冲洗,减轻手术切口张力。
4. 为尿失禁或会阴部有伤口的患者引流尿液,保持会阴部的清洁、干燥。
5. 为尿失禁患者行膀胱功能的训练。

【临床案例】

患者张某某,女,42 岁。主诉:车祸 2 h,诊断:车祸伤大出血,多处软组织挫伤。患者既往体健,现血压下降,面色苍白,心率 128 次/min,血压 81/46 mmHg,出现休克症状。医嘱:立即施行留置导尿术。

【实验准备】

1. 护士准备:衣帽整洁,修剪指甲,洗手,戴口罩。

2. 用物准备：一次性导尿包（导尿管、镊子、石蜡油球、集尿袋、纱布、塑料试管、孔巾、导管夹、手套、外消毒组件），生理盐水，一次性无菌注射器 20 mL 一具，手消毒液，弯盘，一次性治疗巾，浴巾，便器，医疗废物桶，生活垃圾桶。必要时备屏风。

3. 患者准备

（1）患者和家属了解导尿的目的、意义、过程、注意事项及配合操作的要点，学会在活动时防止导尿管脱落的方法。

（2）清洁外阴，做好导尿的准备。若患者无自理能力，应协助其进行外阴清洁。

【操作步骤】

一、操作前核对、评估、与患者沟通

1. 核对患者的床号、姓名、腕带。

2. 评估患者的病情、意识状态、生命体征、膀胱充盈度、会阴部皮肤黏膜状况。

3. 评估操作环境是否隐蔽，室温是否适宜。

（参考解释语）

您好，让我核对一下您的腕带好吗？张女士您好，我是您的责任护士小胡。由于您出现了休克症状，需要每小时给您监测尿量来观察补液的效果，现在遵医嘱需要给您留置导尿。我先来帮您检查一下会阴部皮肤黏膜情况和膀胱的充盈程度。（护士：会阴部皮肤黏膜完整，无红肿，无炎症。）张女士，留置导尿是使用导尿管经尿道插入膀胱，在导尿后会将导尿管保留在膀胱内来引流尿液的方法，操作时请您尽量放松，我会指导您如何进行配合的。好的，请您稍候，我去准备一下马上过来。

二、操作过程

1. 屏风遮挡，注意保护患者隐私。

2. 移床旁椅至操作同侧的床尾，将便器放床尾床旁椅上。

3. 松开床尾盖被，协助患者脱去对侧裤腿，盖在近侧腿部，并盖上浴巾，对侧腿用盖被遮盖。

（参考解释语）

张女士，为了方便操作，我来帮您脱一下衣裤。请不要紧张！

4. 协助患者取屈膝仰卧位，两腿略外展，暴露外阴。

（参考解释语）

张女士，我来协助您摆好体位。请您仰卧，双腿屈膝，稍稍外展。

5. 将一次性治疗巾垫于患者臀下，弯盘置于近外阴处，消毒双手，核对检查并打开导尿包，取出初步消毒用物，操作者一只手戴上手套，将消毒液棉球倒入小方盘内。

6. 根据女性患者尿道的解剖特点进行消毒、导尿。

（1）初步消毒：操作者一手持镊子夹取消毒液棉球初步消毒阴阜、两侧大阴唇，另一戴手套的手分开大阴唇，消毒两侧小阴唇和尿道口；污染棉球置弯盘内；消毒完毕脱下手套置弯盘内，将弯盘及小方盘弃入医疗废物桶内。消毒时注意由外向内，自上而下，每个

棉球限用一次。消毒顺序：阴阜→大阴唇→小阴唇→尿道口。

（参考解释语）

张女士，首先我会为您进行外阴部的初步消毒，部位包括阴阜、大阴唇、小阴唇及尿道口。会有一点儿凉，请您不要紧张，我的动作也会轻一点。为您消毒好以后，请尽量维持给您摆好的体位，以免污染消毒区域。

（2）打开导尿包：用手消毒液消毒双手后，将导尿包放在患者两腿之间，按无菌技术操作原则打开无菌治疗巾。

（3）戴无菌手套，铺孔巾：取出无菌手套，按无菌技术操作原则戴好无菌手套；取出孔巾，铺在患者的外阴处并暴露会阴部。

（4）整理用物，润滑尿管：按操作顺序整理好用物，取出导尿管，用无菌石蜡油棉球润滑导尿管前段，将导尿管和集尿袋的引流管连接，取消毒液棉球放于弯盘内。

（5）再次消毒：弯盘置于外阴处，一手分开并固定小阴唇，一手持镊子夹取消毒液棉球，分别消毒尿道口、两侧小阴唇、尿道口。污染棉球、弯盘、镊子放床尾弯盘内。消毒时注意由上而下，每个棉球限用一次。消毒顺序：尿道口→小阴唇→尿道口。

（参考解释语）

张女士，接下来我会为您进行外阴部的再次消毒，部位包括小阴唇及尿道口。一会儿为您消毒好以后，请您像之前一样，尽量维持给您摆好的体位，以免污染消毒区域。

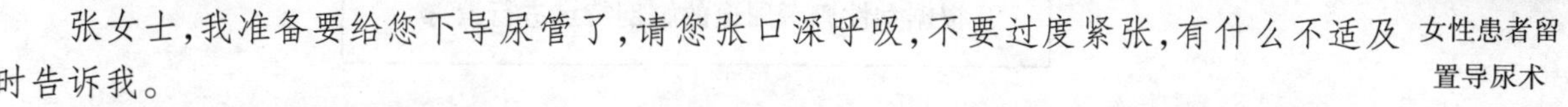

（6）导尿：将方盘置于孔巾口旁，嘱患者张口呼吸，用另一镊子夹持导尿管对准尿道口轻轻插入尿道 4 ~6 cm，见尿液流出时再插入 5 ~7 cm。

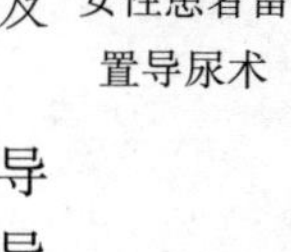

女性患者留置导尿术

（参考解释语）

张女士，我准备要给您下导尿管了，请您张口深呼吸，不要过度紧张，有什么不适及时告诉我。

7. 固定：夹闭导尿管尾端，连接集尿袋，将尿液引入集尿袋内。连接注射器，根据导尿管上注明的气囊容积向气囊内注入等量的生理盐水，轻拉导尿管有阻力感，即证实导尿管固定于膀胱内。

8. 固定集尿袋：导尿成功后，夹闭引流管，撤去孔巾，清洁外阴，用安全别针将集尿袋的引流管固定在床单上，集尿袋固定于床沿下，开放导尿管。

9. 收拾导尿用物及一次性治疗巾并弃于医疗废物桶内。

10. 脱去手套，用手消毒液消毒双手，协助患者穿好衣裤，取舒适体位。整理床单位。

11. 清理用物，测量尿量。向患者进行健康教育，交代注意事项。

12. 洗手，记录：粘贴导管标识并注明置管日期。记录导尿的时间、导出尿量、患者的病情及反应。

（参考解释语）

张女士，已经为您导尿完毕。在留置导尿期间需要摄入足够的水分，增加尿量可以起到自然冲洗膀胱的作用，这样可以减少尿路感染的机会，同时也可以预防尿结石的形成。请您在留置尿管期间，一定要保持导尿管引流通畅，避免导尿管受压、扭曲、堵塞等现象。您还有其他的需要吗？如果有需要请及时按呼叫器叫我，我也会经常来看您的，谢谢您的配合。

【操作流程图】

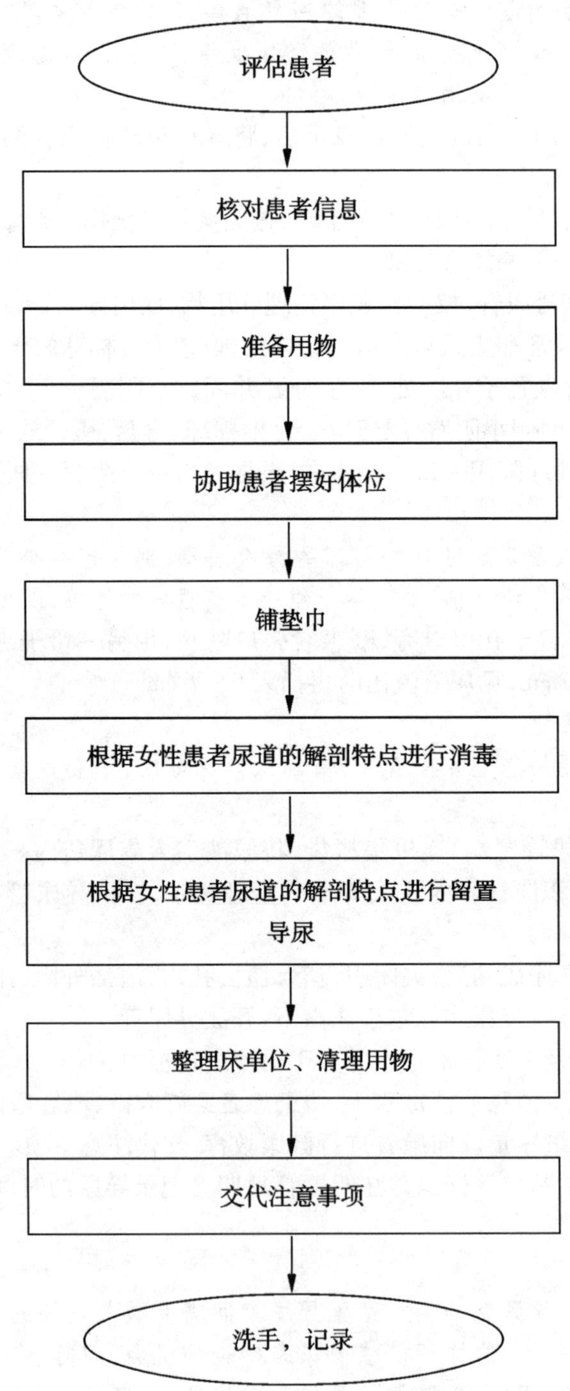
评估患者
核对患者信息
准备用物
协助患者摆好体位
铺垫巾
根据女性患者尿道的解剖特点进行消毒
根据女性患者尿道的解剖特点进行留置导尿
整理床单位、清理用物
交代注意事项
洗手，记录

【注意事项】

1. 严格执行查对制度和无菌技术操作原则。

2. 在操作过程中耐心解释，注意保护患者的隐私和采取保暖措施。

3. 对膀胱高度膨胀且极度虚弱的患者，第一次放尿不得超过 1 000 mL。

4. 老年女性尿道口回缩，插管时避免误入阴道，应仔细观察、辨认；如导尿管误入阴道，应更换无菌导尿管，重新插管。

5. 气囊导尿管固定时要注意不能过度牵拉尿管，以防膨胀的气囊卡在尿道内口，压迫膀胱壁或尿道，导致黏膜组织的损伤。

7. 留置导尿管期间应注意：①保持引流通畅，避免导管受压、扭曲、牵拉、堵塞等；②每日给予会阴擦洗；③定期更换引流装置、更换尿管。

8. 指导长期留置导尿管的患者多饮水并进行膀胱功能的训练，拔管后注意观察小便自解的情况。

【操作评分标准】

女性患者留置导尿术操作考核评分标准见表 11-3。

表 11-3　女性患者留置导尿术操作考核评分标准

项目	操作要求	分值	考试评分	备注
操作前准备（5 分）	护士准备：衣帽整洁，修剪指甲，洗手，戴口罩	2		
	用物准备：用物齐全、放置合理，符合无菌原则	3		
评估（5 分）	患者的病情、意识状态、生命体征、自理能力、合作程度及耐受力	2		
	患者膀胱充盈度、会阴部皮肤黏膜状况	2		
	操作环境是否隐蔽，室温是否适宜	1		
操作要点（70 分）	携用物至患者床旁，核对患者信息	2		
	向患者解释，取得合作，关闭门窗，屏风遮挡	2		
	护士站在患者右侧，松开床尾盖被，脱去对侧裤腿，盖在近侧腿部，对侧腿用盖被遮盖	3		
	协助患者取仰卧屈膝位，两腿略外展，暴露外阴。将一次性治疗巾垫于患者臀下，弯盘置于近外阴处	5		
	洗手，打开导尿包外层，取出初步消毒用物	2		
	左手戴手套，右手持镊子夹取消毒棉球，初步消毒阴阜→大阴唇→（左手分开大阴唇）小阴唇→尿道口，自上而下。每个棉球只用一次	10		

续表 11-3

项目	操作要求	分值	考试评分	备注
操作要点（70 分）	撤去消毒用物，洗手	2		
	将无菌导尿包置于患者两腿之间打开，用持物钳整理包内用物（消毒液棉球、石蜡油棉球等）	5		
	戴无菌手套，铺孔巾，使孔巾和导尿包内层包布形成无菌区，合理摆放用物	5		
	检查无菌导尿管是否通畅，用无菌石蜡油棉球润滑导尿管前端，放弯盘内。连接导尿管	5		
	左手分开并固定小阴唇，右手持镊子夹取棉球分别消毒尿道口、小阴唇、尿道口，每个棉球限用一次，移弯盘至无菌区外	10		
	持镊子将导尿管插入尿道 4 ~ 6 cm，见尿液流出，再插入 5 ~ 7 cm，误入阴道应更换导尿管重新插入	10		
	固定导尿管，根据尿管上标注的气囊容积向气囊注入等量的生理盐水，连接集尿袋，将尿液引入集尿袋内	5		
	固定引流管及尿袋，尿袋位置应低于膀胱	4		
操作后终末处置（5 分）	协助患者穿好衣裤，整理床单位	1		
	向患者交代注意事项	2		
	清理用物，洗手，记录。粘贴标识并注明置管日期	2		
操作后评价（15 分）	严格执行查对制度和无菌操作原则	3		
	关心患者，健康教育到位，注意保护患者隐私	3		
	动作轻柔，未损伤尿道	3		
	操作熟练，符合操作规程	3		
	知识掌握灵活准确、条理清晰，操作过程重点突出	3		
总分		100		

【选择题】

1. 长期留置导尿的患者需要定期更换尿管的目的是 （ ）

A. 使患者得到休息　　B. 防止逆行感染

C. 便于膀胱冲洗　　D. 防止导尿管老化

E. 锻炼膀胱反射功能

2. 盆腔器官术前导尿的目的是　(　　)

A. 放出尿液,减轻患者痛苦　B. 留取尿标本做细菌培养

C. 排空膀胱,避免术中误伤　D. 向膀胱内注入药液

E. 检查残余尿量

3. 患者,女性,67 岁,失血性休克,护士遵医嘱为患者实施留置导尿术,其主要目的是　(　　)

A. 记录尿量,观察病情变化　B. 保持会阴部清洁、干燥

C. 训练膀胱功能　D. 引流潴留的尿液

E. 进行尿培养检查

4. 患者,女性,56 岁,咳嗽、打喷嚏时不自主地出现排尿现象,这种现象称为　(　　)

A. 部分尿失禁　B. 急迫性尿失禁

C. 功能性尿失禁　D. 反射性尿失禁

E. 压力性尿失禁

5. 张女士,59 岁,因外伤高位截瘫,遵医嘱给予患者留置导尿,尿液引流通畅,但尿色淡黄、混浊,医嘱行抗感染治疗,护士在为其护理时应注意　(　　)

A. 鼓励患者多饮水,并进行膀胱冲洗　B. 观察尿量并记录

C. 及时更换导尿管　D. 每天清洗尿道口一次

E. 指导患者锻炼膀胱充盈和排空

6. 李女士,38 岁,以“尿毒症”为诊断入院,精神萎靡,下腹部胀满,患者 24 h 尿量为 38 mL,请你评估患者的排尿状况是　(　　)

A. 正常　B. 尿闭

C. 少尿　D. 尿量偏少

E. 尿潴留

7. 在留置尿管期间,以下说法错误的是　(　　)

A. 保持尿道口清洁

B. 观察并及时排空集尿袋内的尿液

C. 定期更换导尿管

D. 应鼓励患者每日摄入 2 500 mL 以上的水分

E. 注意患者的主诉并观察尿液情况

8. 女性患者清洗、消毒尿道口的正确顺序是　(　　)

A. 按照由上至下,由内向外的原则清洗外阴,然后清洗并消毒尿道口、前庭、两侧大小阴唇,最后是会阴、肛门

B. 按照由下至上,由外向内的原则清洗外阴,然后清洗并消毒尿道口、前庭、两侧大小阴唇,最后是会阴、肛门

C. 按照由上至下,由外向内的原则清洗外阴,然后清洗并消毒尿道口、前庭、两侧大小阴唇,最后是会阴、肛门

D. 按照由下至上,由内向外的原则清洗外阴,然后清洗并消毒尿道口、前庭、两侧大小阴唇,最后是会阴、肛门

E. 按照由上至下,由外向内的原则清洗外阴,然后会阴、肛门,最后是清洗并消毒尿道口、前庭、两侧大小阴唇

9. 留置导尿管后留取尿液标本的方法不正确的是 ( )

A. 消毒尿管后使用无菌注射器抽取标本送检

B. 留取大量尿液标本时打开导尿管和集尿袋的接口留取

C. 留取大量尿液标本时不能打开导尿管和集尿袋的接口留取,应从集尿袋中留取

D. 不能直接从导尿管中放取

E. 不能使用注射器直接从导尿管上穿刺抽取

【选择题答案】

1. B 2. C 3. A 4. E 5. A 6. B 7. D 8. A 9. B

【评判性思考】

1. 如何预防长期留置尿管的患者发生尿路感染?
2. 长期留置尿管的患者,拔管前有哪些需要注意的?
3. 更换导尿管和集尿袋的时间有何要求?

任务二　男性患者留置导尿术

【实验学时】

2 学时。

【实验类型】

技能型实验。

【学习目标】

1. 在泌尿系统操作中遵循无菌原则,防止尿路感染。
2. 注重人文关怀,注意患者保暖和保护患者隐私。
3. 正确说出导尿术的目的、注意事项。
4. 加强语言沟通,让患者和家属充分理解并配合导尿操作的进行。
5. 能正确进行男性患者的留置导尿操作。

【实验目的】

1. 抢救危重、休克患者时正确记录每小时尿量、测量尿比重。
2. 为盆腔手术排空膀胱,避免术中误伤。
3. 某些泌尿系统疾病手术后留置导尿管,便于引流和冲洗,减轻手术切口张力。
4. 为尿失禁或会阴部有伤口的患者引流尿液,保持会阴部的清洁、干燥。
5. 为尿失禁患者行膀胱功能训练。

【临床案例】

患者张某某,男,42 岁。主诉:右下肢碱烧伤 6 h,诊断:右下肢Ⅲ度烧伤,拟于明日行右下肢切痂植皮术,手术需要时间较长。医嘱:术前行留置导尿术。

【实验准备】

1. 护士准备:衣帽整洁,修剪指甲,洗手,戴口罩。

2. 用物准备:一次性导尿包(导尿管、镊子、石蜡油棉球、集尿袋、纱布、塑料试管、孔巾、导管夹、手套、外消毒组件),生理盐水,一次性无菌注射器 20 mL 一具,手消毒液,弯盘,一次性治疗巾,浴巾,便器,医疗废物桶,生活垃圾桶。必要时备屏风。

3. 患者准备

(1)患者和家属了解导尿的目的、意义、过程、注意事项及配合操作的要点,学会防止导尿管脱落的方法。

(2)清洁外阴,做好导尿的准备。若患者无自理能力,应协助其进行外阴清洁。

【操作步骤】

一、操作前核对、评估、与患者沟通

1. 核对患者的床号、姓名、腕带。

2. 评估患者的病情、意识状态、生命体征、膀胱充盈度、会阴部皮肤黏膜状况。

3. 评估操作环境是否隐蔽,室温是否适宜。

(参考解释语)

您好,请让我核对一下您的腕带好吗?张先生您好,我是您的责任护士小胡。由于您明天要做手术,手术时间较长,全麻状态下无法正常排尿,现在遵医嘱需要给您术前留置导尿管。我先来帮您检查一下会阴部皮肤黏膜情况和膀胱的充盈程度。(护士:会阴部皮肤黏膜完整,无红肿,无炎症。)张先生,留置导尿是使用导尿管经尿道插入膀胱,在导尿后会将导尿管保留在膀胱内来引流尿液的方法,操作时请您尽量放松,我会指导您如何进行配合的。好的,请您稍候,我去准备一下马上过来。

二、操作过程

1. 屏风遮挡,注意保护患者隐私。

2. 移床旁椅至操作同侧的床尾,将便器放床尾床旁椅上。

3. 松开床尾盖被,帮助患者脱去对侧裤腿,盖在近侧腿部,并盖上浴巾,对侧腿用盖被遮盖。

(参考解释语)

张先生,为了方便操作,我来帮您脱一下衣裤。请不要紧张!

4. 协助患者取屈膝仰卧位,两腿略外展,暴露外阴。

(参考解释语)

张先生,我来协助您摆好体位。请您仰卧,双腿屈膝,稍稍外展。

5. 将一次性治疗巾垫于患者臀下,弯盘置于近外阴处,消毒双手,检查并打开导尿包,取出初步消毒用物,操作者一只手戴上手套,将消毒液棉球倒入小方盘内。

6. 根据男性患者尿道的解剖特点进行消毒、导尿。

(1)初步消毒:操作者一手持镊子夹取消毒棉球进行初步消毒,依次为阴阜、阴茎、阴囊。另一戴手套的手取无菌纱布裹住阴茎将包皮向后推暴露尿道口,自尿道口向外向后旋转擦拭尿道口、龟头及冠状沟。污染棉球、纱布置弯盘内;消毒完毕将小方盘、弯盘弃入医疗废物桶内,脱下手套。消毒时自阴茎根部向尿道口消毒,包皮和冠状沟易藏污垢,应注意擦拭,每个棉球限用一次,避免已消毒的部位受污染。消毒顺序:阴阜→阴茎→阴囊→尿道口→冠状沟。

(参考解释语)

张先生,首先我会为您进行外阴部的初步消毒,部位包括阴阜、阴茎、阴囊等。会有一点儿凉,请您不要紧张,我的动作也会轻一点。一会儿为您消毒好以后,请尽量维持给

您摆好的体位,以免污染消毒区域。

(2)打开导尿包:用手消毒液消毒双手后,将导尿包放在患者两腿之间,按无菌技术操作原则打开无菌治疗巾。

(3)戴无菌手套,铺孔巾:取出无菌手套,按无菌技术操作原则戴好无菌手套,取出孔巾,铺在患者的外阴处并暴露阴茎。

(4)整理用物,润滑尿管:按操作顺序整理好用物,取出导尿管,用石蜡油棉球润滑导尿管前段,将导尿管和集尿袋的引流管连接,取消毒液棉球放于弯盘内。

(5)再次消毒:弯盘置于外阴处,一手用纱布包住阴茎将包皮向后推,暴露尿道口。另一只手持镊子夹消毒棉球再次消毒尿道口、龟头及冠状沟。污染棉球、弯盘、镊子放床尾弯盘内。消毒时注意由内向外,每个棉球限用1次,避免已消毒的部位再污染。消毒顺序:尿道口→冠状沟→尿道口。

(参考解释语)

张先生,接下来我会为您进行外阴部的再次消毒,部位包括尿道口及冠状沟。一会儿为您消毒好以后,请您像之前一样,尽量维持给您摆好的体位,以免污染消毒区域。

(6)导尿:一手继续持无菌纱布固定阴茎并提起,使之与腹壁呈60°角,将方盘置于孔巾口旁,嘱患者张口呼吸,用另一镊子夹持导尿管对准尿道口轻轻插入尿道20~22 cm,见尿液流出时再插入5~7 cm。

(参考解释语)

张先生,我准备要给您下导尿管了,请您张口深呼吸,不要过度紧张,有什么不适及时告诉我。

7. 固定:夹闭导尿管尾端,连接集尿袋,将尿液引入集尿袋内。连接注射器,根据导尿管上注明的气囊容积向气囊内注入等量的生理盐水,轻拉导尿管有阻力感,即证实导尿管固定于膀胱内。

8. 固定集尿袋:导尿成功后,夹闭引流管,撤去孔巾,清洁外阴,用安全别针将集尿袋的引流管固定在床单上,集尿袋固定于床沿下,开放导尿管。

9. 收拾导尿用物及一次性治疗巾并弃于医疗废物桶内。

10. 脱去手套,用手消毒液消毒双手,协助患者穿好衣裤,取舒适体位。整理床单位。

11. 清理用物,测量尿量。向患者进行健康教育,交代注意事项。

12. 洗手,记录:粘贴导管标识并注明置管日期。记录导尿的时间、导出尿量、患者的病情及反应。

(参考解释语)

张先生,已经为您导尿完毕。在留置导尿期间请您一定要保持导尿管引流通畅,避免导尿管牵拉、受压、扭曲、堵塞等现象,在离床活动时,应将导尿管远端固定在您的大腿上,以防导尿管脱出。集尿袋不得超过膀胱高度并且避免挤压,防止尿液反流发生感染。您还有其他的需要吗?如果有需要请及时按呼叫器叫我,我也会经常来看您的,谢谢您的配合。

【操作流程图】

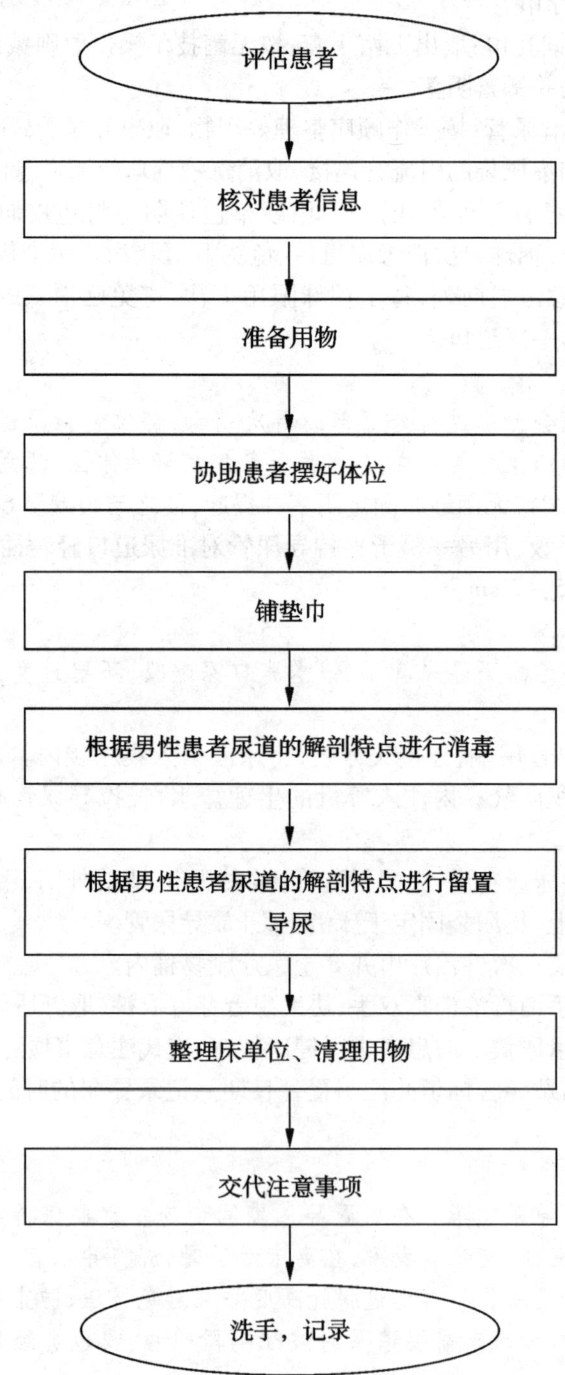
评估患者
核对患者信息
准备用物
协助患者摆好体位
铺垫巾
根据男性患者尿道的解剖特点进行消毒
根据男性患者尿道的解剖特点进行留置导尿
整理床单位、清理用物
交代注意事项
洗手，记录

【注意事项】

1. 严格执行查对制度和无菌技术操作原则，以防尿路感染的发生。

2. 在操作过程中耐心解释，注意保护患者的隐私和采取保暖措施，防止患者着凉。

3. 对膀胱高度膨胀且极度虚弱的患者，第一次放尿不得超过 1 000 mL。

4. 气囊导尿管固定时要注意不能过度牵拉尿管，以防膨胀的气囊卡在尿道内口，压迫膀胱壁或尿道，导致黏膜组织的损伤。

6. 留置导尿管应注意：①保持引流通畅，避免导管受压、扭曲、牵拉、堵塞等；②每日给予会阴擦洗；③定期更换引流装置、更换尿管。

7. 指导长期留置导尿管的患者多饮水并进行膀胱功能的训练，拔管后注意观察小便自解的情况。

【操作评分标准】

男性患者留置导尿术操作考核评分标准见表 11–4。

表 11–4　男性患者留置导尿术操作考核评分标准

项目	操作要求	分值	考试评分	备注
操作前准备（5 分）	护士准备：衣帽整洁，修剪指甲，洗手，戴口罩	2		
	用物准备：用物齐全、放置合理，符合无菌原则	3		
评估（5 分）	患者的病情、意识状态、生命体征、自理能力、合作程度及耐受力	2		
	患者膀胱充盈度、会阴部皮肤黏膜状况	2		
	操作环境是否隐蔽，室温是否适宜	1		
操作要点（70 分）	携用物至患者床旁，核对患者信息	2		
	向患者解释，取得合作，关闭门窗，屏风遮挡	2		
	护士站在患者右侧，松开床尾盖被，脱去对侧裤腿，盖在近侧腿部，对侧腿用盖被遮盖	3		
	协助患者取仰卧屈膝位，两腿略外展，暴露外阴。将一次性治疗巾垫于患者臀下，弯盘置于近外阴处	5		
	洗手，打开导尿包外层，取出初消用物	2		
	左手戴手套，右手持镊子夹取消毒棉球，初步消毒阴阜→阴茎→阴囊→尿道口→冠状沟，自阴茎根部向尿道口消毒，每个棉球只用 1 次	10		
	撤去消毒用物，洗手	2		

续表 11–4

项目	操作要求	分值	考试评分	备注
操作要点（70 分）	将无菌导尿包置于患者两腿之间打开，用持物钳整理包内用物（消毒液棉球、石蜡油球等）	5		
	戴无菌手套，铺孔巾，使孔巾和导尿包内层包布形成无菌区，合理摆放用物	5		
	检查无菌导尿管是否通畅，用无菌石蜡油棉球润滑导尿管前端，放弯盘内。连接导尿管	5		
	一手用纱布包住阴茎将包皮向后推，暴露尿道口；另一手持镊子夹取棉球分别消毒尿道口→冠状沟→尿道口，每个棉球限用 1 次，移弯盘至无菌区外	10		
	持无菌纱布固定阴茎并提起，使之与腹壁呈 60°角，持镊子将导尿管插入尿道 20 ~ 22 cm，见尿液流出，再插入 5 ~ 7 cm	10		
	固定导尿管，根据尿管上标注的气囊容积向气囊注入等量的生理盐水，连接集尿袋，将尿液引入集尿袋内	5		
	固定引流管及尿袋，尿袋位置应低于膀胱	4		
操作后终末处置（5 分）	协助患者穿好衣裤，整理床单位	1		
	向患者交代注意事项	2		
	清理用物，洗手，记录。粘贴标识并注明置管日期	2		
操作后评价（15 分）	严格执行查对制度和无菌操作原则	3		
	关心患者，健康教育到位，保护患者隐私	3		
	动作轻柔，未损伤尿道	3		
	操作熟练，符合操作规程	3		
	知识掌握灵活准确、条理清晰，操作过程重点突出	3		
总分		100		

【选择题】

1. 下列预防导尿管相关尿道感染措施，错误的是 （　　）

   A. 集尿袋应保持低于膀胱水平

   B. 保持引流的密闭性，不轻易打开导尿管与集尿袋接口

   C. 集尿袋每天更换

D. 应每天评估留置导尿管的必要性，尽早拔出导尿管

E. 患者在病情允许的情况下多饮水、多排尿

2. 导尿管置管后，哪项做法不正确 （　　）

A. 妥善固定尿管，避免打折、弯曲

B. 保持引流管密闭，搬运活动时夹闭引流管

C. 及时清空集尿袋中的尿液

D. 发现尿液浑浊，使用含抗菌药的溶液进行膀胱冲洗

E. 每天尿量应维持在 2 000 mL 以上，以达到自然冲洗的作用

3. 导尿管相关尿路感染的方式是 （　　）

A. 顺行性感染　　B. 逆行性感染

C. 自发性感染　　D. 单向性感染

E. 双向性感染

4. 下面有关留置导尿措施，错误的是 （　　）

A. 手术患者常规进行留置导尿

B. 置管后妥善固定尿管，避免打折、弯曲

C. 置管时医务人员要严格执行无菌操作技术实施导尿术

D. 保证集尿袋高度低于膀胱水平，避免接触地面，防止逆行感染

E. 尽早拔出尿管

5. 张先生，59 岁，因外伤高位截瘫，遵医嘱给予患者留置导尿，尿液引流通畅，但尿色淡黄、浑浊，医嘱行抗感染治疗，护士在为其护理时应注意 （　　）

A. 鼓励患者多饮水，并进行膀胱冲洗

B. 观察尿量并记录

C. 及时更换导尿管

D. 每天清洗尿道口 1 次

E. 指导患者锻炼膀胱充盈和排空

6. 患者，叶某，男性，因外伤导致尿失禁，需要为该患者留置导尿管，留置导尿管的目的是 （　　）

A. 记录每小时尿量　　B. 引流尿液保持会阴部干燥

C. 持续保持膀胱空虚状态　　D. 测量尿比重

E. 预防泌尿系统感染

7. 为成年男性导尿时，提起阴茎使之与腹壁呈 60°的目的是 （　　）

A. 使耻骨前弯消失　　B. 使耻骨下弯消失

C. 扩张尿道内口　　D. 扩张尿道外口

E. 扩张尿道膜部

8. 导尿前需要彻底清洁外阴的目的是 （　　）

A. 防止污染导尿管　　B. 使患者舒适

C. 便于固定导尿管　　D. 防止污染导尿的无菌物品

E. 清除并减少会阴部病原微生物

9. 解除尿潴留的措施中错误的一项是 ( )

A. 让患者听流水声　　B. 轻轻按摩下腹部

C. 用温水冲洗会阴　　D. 导尿术

E. 口服氢氯噻嗪

10. 患者马某，男，44 岁，因“血尿待查”入院。B 超提示尿道结石。主诉下腹部胀痛难忍，排尿困难，护士应采取 ( )

A. 耐心鼓励患者自行排尿　　B. 注射利尿剂

C. 轻轻按摩、热敷下腹部　　D. 立即导尿

E. 立即与医生联系，给予对症处理

【选择题答案】

1. C　2. D　3. B　4. A　5. A　6. B　7. A　8. E　9. E　10. E

【评判性思考】

为什么说导尿术对患者是一种潜在性的损害?

模块十二　饮食与给药技术

项目一 鼻饲法

【实验学时】

2 学时。

【实验类型】

技能型实验。

【学习目标】

1. 能正确操作鼻胃管插入和鼻饲液的喂食。
2. 能正确判断胃管是否插入胃内。
3. 能正确说出鼻饲液的量、温度及鼻饲间隔时间的要求。
4. 能熟练与患者交流,向患者讲解鼻饲法的目的、注意事项。

【实验目的】

对不能自行经口进食的患者,通过鼻胃管供给食物和药物,以维持和满足患者营养和治疗的需要。

【临床案例】

患者丁某某,男,65 岁,主诉:构音障碍、吞咽困难、四肢麻木无力 1 个月。诊断:脑梗死、高血压 3 级,高危。查体:患者咀嚼无力,软腭上抬无力,咽反射存在,有饮水呛咳、吞咽困难及声音嘶哑,舌肌萎缩及肌束震颤。医嘱:立即实施留置胃管、鼻饲饮食。

【实验准备】

1. 护士准备:衣帽整洁,修剪指甲,洗手,戴口罩。

2. 用物准备:无菌鼻饲包(内置治疗碗、镊子、止血钳、压舌板、纱布、胃管、50 mL 注射器、治疗巾)、弯盘、液体石蜡、棉签、胶布、别针、手电筒、听诊器、鼻饲流食(38 ~ 40 ℃)、温开水适量、手消毒液、医疗废物桶、生活垃圾桶。

3. 患者准备

(1)患者和家属了解鼻饲饮食的目的、操作过程、注意事项及配合操作的要点。

(2)患者愿意配合,鼻孔通畅,无鼻部疾病。

4. 环境准备:环境清洁,无异味。

【操作步骤】

一、操作前核对、评估、与患者沟通

1. 核对患者的床号、姓名、腕带。

2. 评估患者的病情、意识状态、生命体征、鼻腔是否通畅、鼻腔黏膜有无肿胀、炎症、鼻中隔有无弯曲、息肉等,既往有无鼻部疾病。

3. 向患者或家属(昏迷患者)解释鼻饲法的目的、方法、注意事项,教会其配合方法以取得合作。

(参考解释语)

您好,请让我核对一下您的腕带好吗? 丁先生您好,我是您的责任护士小徐。由于您现在吃东西会呛咳,遵医嘱给您进行插管鼻饲,鼻饲就是将一根细管从鼻腔插到胃内,食物就从这根管灌入胃内,这样不用经口进食,可以避免呛咳。为了更顺利地插管,需要得到您的配合,在我请您吞咽的时候您就做吞咽动作。丁先生,插管过程可能会有一点不舒服,如恶心、呕吐,这都是正常现象,请您不要紧张,您只要张口呼吸或做吞咽动作就可以缓解这些不适。丁先生,您还有什么疑问吗? 没有是吧,好的,请您等一下,我准备稍后给您插管。

二、操作过程

1. 携用物至床旁,核对患者姓名、床号,有活动义齿者应取下。

(参考解释语)

丁先生,请再让我核对一下您的腕带好吗? 您还需要去洗手间吗? 不需要是吧,那现在我来帮您留置胃管。您有活动性假牙吗? 如果有,现在就要取下来,以免操作时脱落。

2. 协助患者取半坐位或坐位,无法坐起者取右侧卧位,昏迷患者取去枕平卧位,头向后仰。

3. 颌下铺治疗巾,检查鼻腔是否通畅,选择通畅一侧,并用湿棉签清洁鼻腔。

(参考解释语)

丁先生,让我来帮您检查和清洁一下鼻腔,过程可能会有些不舒服,请您稍微忍耐一下。

4. 消毒双手,核对检查并打开鼻饲包,倒温开水于包内的治疗碗中,整理鼻饲包内其他用物。

5. 检查胃管是否通畅,测量胃管插入长度,插入长度一般为病人前额发际至胸骨剑突处或由鼻尖经耳垂至胸骨剑突处的距离,并标记。润滑胃管前端。

6. 插管

(1)一手持纱布托住胃管,一手持镊子夹住胃管前端,沿选定测鼻孔轻轻插入。

(2)插入胃管 10 ~ 15 cm(咽喉部)时,根据患者具体情况进行插管。

1)清醒患者:嘱患者做吞咽动作,顺势将胃管向前推进,至预定长度。

（参考解释语）

丁先生，现在为您下胃管，请您放松，不要紧张，往下咽，您配合得很好。

2）昏迷患者：左手将患者头托起，使下颌靠近胸骨柄，缓缓插入胃管至预定长度。

3）若插管过程中，患者出现恶心，应暂停片刻，嘱其做深呼吸或吞咽动作，插入不畅时应检查胃管是否盘在口中或将胃管抽出少许，再小心插入。如胃管误入气管，应立即拔出胃管，休息片刻后重新插管。

（参考解释语）

丁先生，让我检查一下胃管是否在胃内。

（3）确认胃管是否在胃内：①在胃管末端连接注射器抽吸，能抽出胃液；②置听诊器于患者胃部，快速经胃管向胃内注入 10 mL 空气，听到气过水声；③将胃管末端置于盛水的治疗碗中，无气泡逸出。

（参考解释语）

丁先生，胃管已经在胃内，现在我们固定好，您没有什么不舒服的吧？

鼻饲法

（4）用胶布将胃管固定于鼻翼及面颊部。

（5）连接注射器于胃管末端，抽吸见有胃液抽出，再注入温开水。

（6）缓慢注入鼻饲液或药物。

（7）注完饮食后再注入少量温开水。①每次鼻饲量不超过 200 mL，间隔时间大于 2 h；②每次注入前应先用水温计测试温度，以 38～40 ℃为宜；③每次抽吸鼻饲液后应反折胃管末端，避免灌入空气。

（8）将胃管末端反折，用纱布包好，再用夹子夹紧，用别针固定于大单、枕旁或患者衣领处。

（9）协助患者清洁鼻腔、口腔、面部，整理床单位，嘱患者维持原卧位 20～30 min。

（参考解释语）

丁先生，胃管已经为您插好了，并且也注入了一些流质食物，请尽量保持现在的姿势 20～30 min 以利用食物消化吸收，防止食物反流。因为现在没有经口进食，口腔容易感染，所以要勤漱口、刷牙，保持口腔卫生。翻身、活动时要防止胃管滑落，如有呛咳或呕吐等原因导致胃管脱落，请及时告知医务人员。您这样躺着舒服吗？还有其他的需要吗？如果有需要请及时按呼叫器叫我，我也会定时过来巡视的，请您放心，谢谢您的配合。

（10）整理用物，注射器洗净后放在治疗碗内，上盖纱布，放在患者床旁桌上，鼻饲用物每日更换消毒。

（11）洗手，记录鼻饲情况。

7. 拔管

（1）核对患者床号、姓名，评估患者情况是否适合拔管，向患者解释拔管的目的、注意事项。

（参考解释语）

丁先生，经过这段时间的治疗，您现在经口进食不再呛咳了，根据您的情况可以拔除胃管了。现在遵医嘱要给您拔除胃管，拔胃管时可能会有些不舒服，请您不要紧张，另外还需要您配合一下，到时候您只需要做深呼吸就可以了，请您稍等，我准备一下用物。

(2)置弯盘于患者颌下,夹紧胃管末端,轻轻揭去固定的纱布。

(3)用纱布包裹近鼻孔处的胃管,嘱患者深呼吸,在患者呼气时拔管,边拔管边用纱布擦管,到咽喉部快速拔出。

(4)将胃管放入弯盘。

(5)清洁患者口鼻、面部,擦去胶布痕迹,协助患者漱口并采取舒适卧位。

(6)整理床单位,清理用物。

(7)洗手,记录。

(参考解释语)

丁先生,胃管已经为您拔除了,请您漱口,一会儿就可以经口进食了,但要注意一开始进食量不要太多,应逐渐增加,先从细软的食物开始,逐渐转为稍硬食物。如果您再次出现呛咳、吞咽困难,请不要惊慌,及时告知医务人员。您这样躺着舒服吗?还有其他的需要吗?如果有需要请及时按呼叫器叫我,我也会经常来看您的,感谢您的配合,祝您早日康复!

【插管操作流程图】

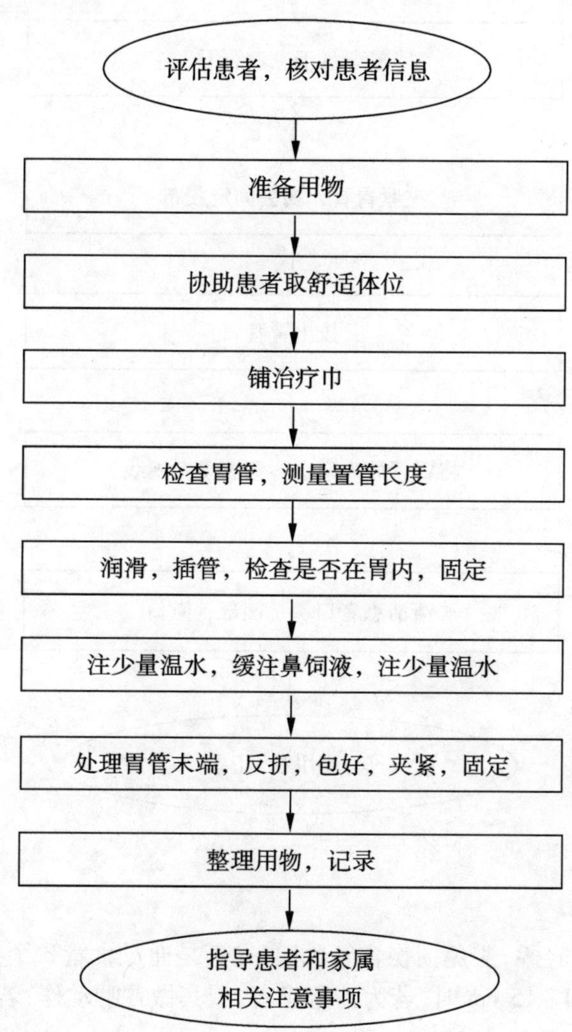

【拔管操作流程图】

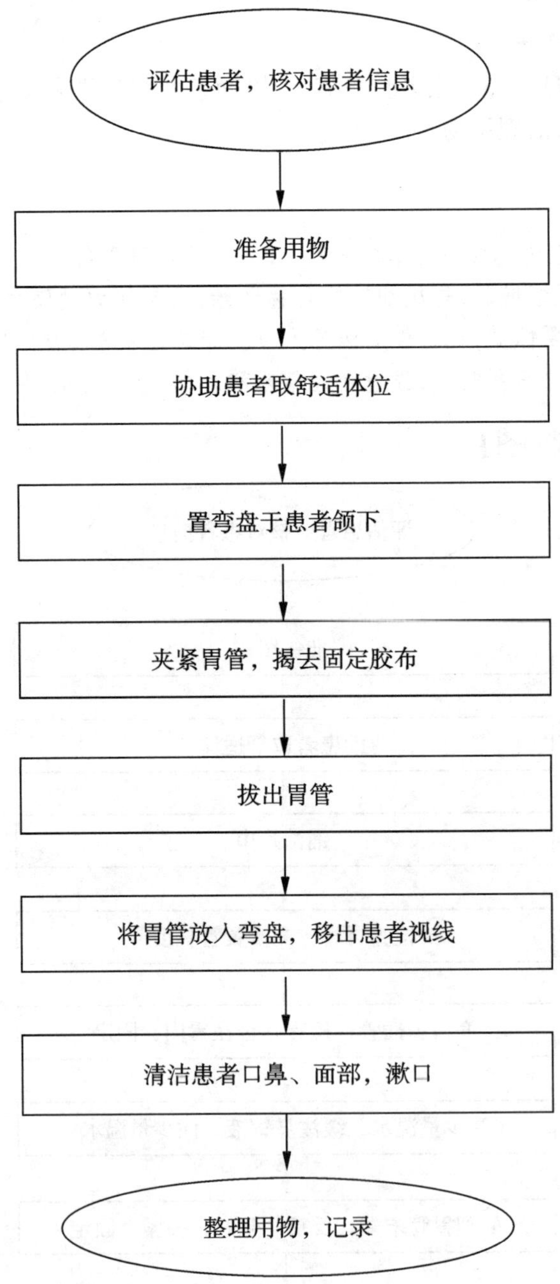

【注意事项】

1. 插管时动作应轻柔，避免损伤食管黏膜，尤其是通过食管 3 个狭窄部位时。

2. 插入胃管至 10 ~ 15 cm 时，若为清醒患者，嘱其做吞咽动作；若为昏迷患者，则用左手将其头部托起，使下颌靠近胸骨柄，以利于插管。

3. 插入胃管过程中如果患者出现呛咳、呼吸困难、发绀等，表明胃管误入气管，应立即拔出胃管。

4. 每次鼻饲前应证实胃管在胃内且通畅，并用少量温水冲管后进行喂食，鼻饲完毕后再次注入少量温开水，防止鼻饲液凝结。

5. 鼻饲液温度应保持在 38～40 ℃，避免过冷或过热；新鲜果汁与奶液应分别注入，防止产生凝块；药片应研碎溶解后注入。

6. 食管静脉曲张、食管梗阻的患者禁忌使用鼻饲法。

7. 长期鼻饲者应每天进行 2 次口腔护理，并定期更换胃管，普通胃管每周更换 1 次，硅胶胃管每月更换 1 次。

【操作评分标准】

鼻饲法操作考核评分标准见表 12-1。

表 12-1　鼻饲法操作考核评分标准

项目	操作要求	分值	考试评分	备注
操作前准备（5 分）	护士准备：衣帽整洁，修剪指甲，洗手，戴口罩	2		
	核对医嘱，用物准备，放置合理	3		
评估（5 分）	患者的病情、意识状态、生命体征、自理能力、合作程度及耐受力	2		
	患者鼻腔情况： （1）鼻腔黏膜有无肿胀、炎症、鼻中隔弯曲、鼻息肉 （2）既往有无鼻部疾病	2		
	向患者解释，取得配合	1		
操作要点（70 分）	携用物至患者床旁，核对患者信息，解释并取得合作，为患者取舒适卧位	2		
	将治疗巾铺于患者颌下，放弯盘	2		
	观察鼻腔是否通畅，选择通畅一侧，用棉签清洁鼻腔	3		
	检查胃管、测量长度并做标记	5		
	将少许液体石蜡油倒于纱布上，润滑胃管前端	2		
	一手持纱布托住胃管，一手持镊子夹住胃管前端，沿选定侧鼻孔轻轻插入；插入胃管 10～15 cm 时，根据患者具体情况进行插管：嘱患者吞咽（口述），昏迷患者可托起头部，使下颌靠近胸骨柄。插入不畅时应检查是否盘于口中，若患者呛咳应立即拔出重插（口述）	15		

续表 12-1

项目	操作要求	分值	考试评分	备注
操作要点（70 分）	插入 45 ~ 55 cm,检查胃管是否在胃内	5		
	将胃管用胶布固定于鼻翼及面颊部	3		
	连接注射器于胃管末端,抽吸,见有胃液抽出,注入少量温开水	5		
	缓慢注入鼻饲液或药液	3		
	鼻饲完毕,再次注入少量温开水	3		
	将胃管末端反折,用纱布包好,固定于枕旁或患者衣领处	5		
	协助患者清洁鼻腔,口腔	3		
	整理床单位,嘱患者维持原卧位 20 ~ 30 min,防止呕吐。整理用物,洗手,记录	4		
	拔胃管:弯盘置于患者颌下,夹紧胃管开口端放于弯盘内,轻轻揭去固定的胶布,纱布包裹近鼻孔处胃管边拔边擦,到咽喉部时迅速拔出胃管并妥善处理	10		
操作后终末处置（5 分）	清洁患者面部,协助患者取舒适卧位	1		
	向患者交代注意事项	2		
	整理用物,洗手,记录	2		
操作后评价（15 分）	操作熟练,符合操作规程	5		
	动作轻柔,关心患者,健康教育到位	5		
	知识掌握灵活准确、条理清晰,操作过程重点突出	5		
总分		100		

【选择题】

1. 不属于鼻饲的主要目的是 （　　）

A. 灌注流质食物　　B. 灌注水分

C. 灌注药物　　D. 灌注营养液

E. 便于引流胃液

2. 标记胃管插入长度的方法是 （　　）

A. 前额发际至胸骨柄　　B. 前额发际至胸骨剑突

C. 鼻尖至胸骨柄　　D. 鼻尖至胸骨剑突

E. 耳垂至胸骨柄

3. 灌注食物的温度是 （　　）

A. 36 ~ 38 ℃　　B. 37 ~ 39 ℃

C. 38 ~ 40 ℃　　　　D. 39 ~ 41 ℃

E. 40 ~ 42 ℃

4. 昏迷患者插胃管至 15 ~ 20 cm 时，应注意　　（　　）

A. 嘱患者做吞咽动作　　　　B. 使患者头向后仰

C. 使患者头偏向一侧　　　　D. 使患者下颌靠近胸部

E. 使患者张嘴哈气

5. 昏迷患者鼻饲插管前应将其体位摆为　　（　　）

A. 坐位　　　　B. 半坐位

C. 左侧卧位　　　　D. 右侧卧位

E. 去枕平卧位

6. 长期鼻饲患者，一般鼻饲管的更换时间为　　（　　）

A. 1 天 1 次　　　　B. 1 周 1 次

C. 1 周 2 次　　　　D. 2 周 1 次

E. 1 月 1 次

7. 鼻饲管的插入深度为　　（　　）

A. 20 ~ 30 cm　　　　B. 35 ~ 40 cm

C. 45 ~ 55 cm　　　　D. 50 ~ 60 cm

E. 55 ~ 65 cm

8. 当护士给患者插胃管时，患者出现呛咳、发绀。护士应　　（　　）

A. 嘱患者深呼吸　　　　B. 嘱患者做吞咽动作

C. 托起患者头部再插管　　　　D. 立即拔出，休息片刻后重插

E. 稍停片刻继续插

9. 为昏迷患者插胃管至 15 cm 处要将患者头部托起，这样做的目的是　　（　　）

A. 加大咽喉部通道的弧度　　　　B. 以免损伤食管黏膜

C. 减轻患者痛苦　　　　D. 避免出现恶心

E. 使喉部肌肉放松便于插入

10. 下列鼻饲时的注意事项中不妥的是　　（　　）

A. 间隔时间应大于 4 h　　　　B. 每次鼻饲量不超过 200 mL

C. 药片应研碎溶解后再灌注　　　　D. 果汁与牛奶应分别注入

E. 每次鼻饲前应用少量温水冲管后再进行喂食

【选择题答案】

1. E　2. B　3. C　4. D　5. E　6. B　7. C　8. D　9. A　10. A

【评判性思考】

1. 为患者注食前后用温水冲胃管的目的分别是什么？

2. 确认胃管在胃内的方法有哪些？

3. 如何更好地做好操作前的健康教育工作，使患者更好地配合诊疗与护理？

项目二 口服给药法

【实验学时】

2 学时。

【实验类型】

技能型实验。

【学习目标】

1. 能够正确说出口服给药法的目的及注意事项。
2. 能正确配药和发药,操作熟练、流程清晰。
3. 在配药和发药过程中严格执行三查七对制度。
4. 能够正确指导患者用药,在发药过程中能与患者进行有效的沟通,交流顺畅。

【实验目的】

协助患者遵照医嘱安全、正确地服下药物,以达到减轻症状、治疗疾病、维持正常生理功能、协助诊断和预防疾病的目的。

【临床案例】

患者李某某,男,66 岁。主诉:右上腹绞痛 3 h。诊断:急性胆囊结石。现为胆囊切除术后第 3 天,出现感冒,咳嗽咳痰。检查:体温 39 ℃,脉搏 94 次/min,呼吸 22 次/min,血压 138/83 mmHg,神志清楚。医嘱:复方磺胺甲噁唑片 800 mg,口服,每 12 h 1 次;布洛芬缓释胶囊 0.3 g,口服,每 12 h 1 次;止咳糖浆 10 mL,口服,每天 3 次。

【实验准备】

1. 护士准备:衣帽整洁,修剪指甲,洗手,戴口罩。
2. 药物及用物准备
(1)药物准备

配备中心药房:患者所需口服药物由中心药房负责准备。病区护士负责把服药车、医生处方发送至中心药房,中心药房的药剂师负责摆药、核对,再由病区护士核对无误后取回。

未配备中心药房:①根据医嘱核对小药卡(床号、姓名、药名、剂量、浓度、方法、时间),按顺序插小药卡于药盘内,放好药杯。②配药,先配固体药,后配水剂及油剂。

固体药(用药匙取药):①一手取药瓶,瓶签朝向自己,一手持药匙取药放入药杯。②含化片和粉剂用纸包好。

液体药(用量杯量取):①摇匀药液。②打开瓶盖,内面向上放置。③一手持量杯,拇指置于所需刻度,并使其刻度与视线平;另一手将药瓶有瓶签的一面朝上,倒药液至所需刻度处。④将药液倒入药杯。⑤更换药液品种时,洗净量杯。⑥油剂、按滴计算的药液或药量不足 1 mL 时,于药杯内倒入少许温开水,用滴管吸取药液。⑦用湿纱布擦净瓶口,放药瓶回原处。⑧由两人再次查对,盖上治疗巾,整理用物。

(2)用物准备:服药本、小药卡、药车、饮水管、水壶(内盛温开水),手消毒液、医疗废物桶等。

3. 患者准备:了解服药目的、方法、注意事项和配合要点,取舒适体位。

【操作步骤】

一、操作前核对、评估、与患者沟通

1. 核对患者的床号、姓名、腕带。

2. 评估

(1)患者的病情、年龄、意识状态、治疗情况、用药史、过敏史、不良反应史。

(2)患者的吞咽能力,有无口腔、食管疾病,有无恶心、呕吐、禁食,是否留置胃管等。

(3)评估患者对服药相关知识知晓情况、心理反应和合作程度。

(4)了解药物的性质、服药方法、注意事项及药物之间的相互作用。

3. 解释:向患者及家属解释给药目的和服药的注意事项。

(参考解释语)

您好,我是您的责任护士小张,让我核对一下您的腕带好吗?您好,李先生,您现在感觉怎么样?您吃过早餐了吗?口腔有无溃疡?以前吃过什么药物吗?对哪些药物过敏或有什么不良反应吗?(李先生:吃过早餐了,口腔无溃疡,没有发现过敏和不良反应。)医生根据您的症状给您开了一些口服药,用药后您的症状会有所改善。我现在去准备药物,您休息一会儿。

二、操作过程

1. 在规定时间内送药至患者床前,将药杯打开,核对药物,核对患者的床号、姓名、腕带,并询问患者名字,得到准确回答后才可发药。

(参考解释语)

您好,我是您的责任护士小张,让我再核对一下您的腕带吧。

2. 协助患者取舒适体位,解释服药目的及注意事项。如患者提出疑问,应重新核对后再给药。

(参考解释语)

李先生,医生根据您的症状给您开了 3 种口服药,分别是消炎药、解热镇痛药、止咳药,这些药都是饭后服用的,用药后您的症状会有所改善。您喜欢什么姿势服药?我现

在去准备药物。

3. 再次查对。

4. 提供温开水，协助患者服药，并确认患者服下。

5. 对危重患者及不能自行服药的患者应喂药。

6. 不能吞咽及鼻饲患者需将药物碾碎，用水溶解后，从胃管注入，再用少量温开水冲净胃管。

7. 小剂量液体药物，应精确量取，确保剂量准确。

8. 所有药物应一次性取离药盘，不同患者的药物不可同时取出。

（参考解释语）

您好，李先生，口服药已经为您准备好了，请您先服用复方磺胺甲噁唑片和布洛芬缓释胶囊，胶囊不可嚼服。请您尽量多喝水，因为复方磺胺甲噁唑片经肾脏排出，尿少时易析出结晶堵塞肾小管；布洛芬缓释胶囊具有解热镇痛作用，降温过程中您会出汗，多喝水可以补充水分，以增强药物疗效。（待患者大量服水后）李先生，现在服用止咳药物，止咳药物对呼吸道黏膜有安抚作用，会减轻咳嗽，要放在最后服用并且服后不要喝水，以免冲淡药物，影响疗效。

口服给药法

9. 协助患者服药，确认服下后询问患者服药后感受。

10. 外出或因故暂不能服药的患者，应将药物带回保管，适时再给药并做好交班。

11. 再次查对。

12. 告知注意事项，做好健康教育，将呼叫器放在患者伸手可及之处。

（参考解释语）

李先生，口服药都服完了，现在感觉怎么样？记得服药时只能用温开水，不可用茶水或其他汤水。根据您的病情现在需要卧床休息，饮食上要吃清淡、容易消化的食物，每餐不要吃得过饱，多吃水果、蔬菜，病情允许的话可在家属陪伴下适当下床活动。您还有什么疑问或是需求吗？呼叫器已放在您伸手可及之处，若有任何不舒服或是疑问，可按呼叫器呼叫我，我也会定时过来巡视的，请您放心，谢谢您的配合，祝您早日康复。

13. 整理用物，洗手记录。

14. 终末处置，预防交叉感染，洗手。

【操作流程图】

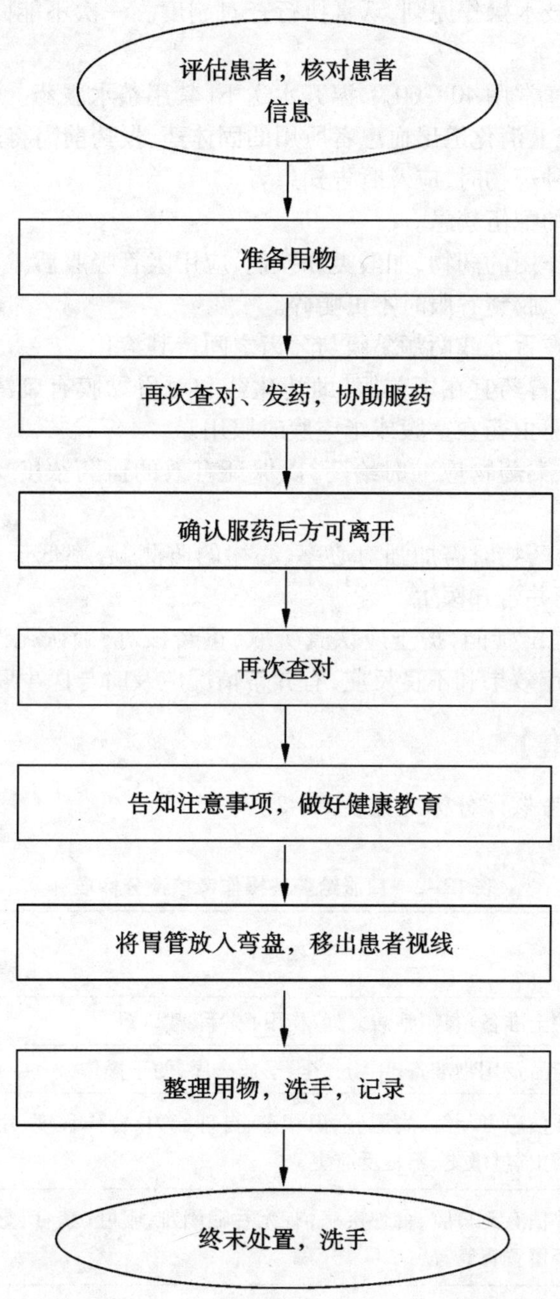
评估患者，核对患者信息
准备用物
再次查对、发药，协助服药
确认服药后方可离开
再次查对
告知注意事项，做好健康教育
将胃管放入弯盘，移出患者视线
整理用物，洗手，记录
终末处置，洗手

【注意事项】

1. 严格遵守无菌技术操作原则,认真执行查对制度。一次不能同时取出两个患者的药物,确保患者用药安全。

2. 需吞服的药物通常用40～60 ℃温开水送下,禁用茶水服药。

3. 婴幼儿、鼻饲或上消化道出血患者所用的固体药,发药前需将药片碾碎。

4. 增加或停用某种药物时,应及时告知患者。

5. 注意药物之间的配伍禁忌。

6. 对牙齿有腐蚀作用的药物,如酸类和铁剂,应用吸管吸服后漱口,以保护牙齿。

7. 缓释片、肠溶片、胶囊吞服时不可嚼碎。

8. 舌下含片应放在舌下或两颊黏膜与牙齿之间待其溶化。

9. 一般情况下,健胃药宜在饭前服,助消化药和对胃黏膜有刺激性的药物宜在饭后服,催眠药在睡前服,驱虫药在空腹或半空腹时服用。

10. 抗生素及磺胺类药物应准时给药,以保证有效的血药浓度。磺胺类药物服用后应多饮水。

11. 服用强心苷类药物时需加强对心率、心律的监测,心率低于60次/min或心律出现异常时,应暂停服药并告知医生。

12. 发药时患者提出疑问,护士应认真听取,重新核对,确认无误后耐心解释。发药后观察患者服药的治疗效果和不良反应,有异常情况应及时与医生联系,酌情处理。

【操作评分标准】

口服给药法操作考核评分标准见表12-2。

表12-2　口服给药法操作考核评分标准

项目	操作要求	分值	考试评分	备注
操作前准备（2分）	护士准备:衣帽整洁,修剪指甲,洗手,戴口罩	1		
	药品及用物准备:用物齐全、摆放有序,便于操作	1		
评估（8分）	评估患者年龄、病情、意识状态、自理能力、合作程度、用药史、过敏史、不良反应史	2		
	评估有无口腔、食管疾病,有无吞咽困难、呕吐、禁食,是否留置胃管等	2		
	评估患者对服药相关知识知晓、心理反应和合作程度	2		
	了解药物的性质、服药方法、注意事项及药物之间的相互作用	2		

续表 12-2

项目	操作要求	分值	考试评分	备注
操作要点（46 分）	按发药时间携用物至患者床旁，核对患者床号、姓名、腕带、口服药单、药物	3		
	协助患者取舒适体位，告知患者服药的目的及注意事项。如患者提出疑问，应重新核对后再给药	3		
	再次查对	3		
	提供温开水（需吞服的药物通常用 40 ~ 60 ℃温开水服下），协助患者服药并确认患者服下	3		
	对危重和不能自行服药的患者应予喂药	5		
	不能吞咽及鼻饲患者给药时，应将药物研碎用水溶解后，由胃管注入，再用少量温开水冲净胃管	5		
	小剂量液体药物，应精确量取，确保剂量准确	5		
	所有药物应一次取离药盘，不同患者的药物不可同时取出	5		
	协助患者服药，确认服下后方可离开	5		
	外出或因故暂不能服药的患者，应将药物带回保管，适时再给药并做好交班	5		
	再次查对口服药单和患者信息	2		
	告知患者服药后注意事项，如有不适及时呼叫，将呼叫器放在伸手可及之处	2		
操作后终末处置（4 分）	整理用物，洗手记录	2		
	终末处置，预防交叉感染，洗手	2		
操作后评价（40 分）	严格执行查对制度，遵守无菌技术操作原则	3		
	严格执行医嘱，如有疑问及时澄清	3		
	注意药物之间的配伍禁忌	5		
	观察用药效果及不良反应，如有异常，应立即通知医生并酌情处理	3		
	关心患者，健康教育到位，根据药物的特性进行正确的药物指导	3		
	注意事项： （1）对牙齿有腐蚀作用的药物，如酸类和铁剂，应用吸水管吸服后漱口，以保护牙齿	3		

续表 12-2

项目	操作要求	分值	考试评分	备注
操作后评价（40 分）	(2)缓释片、肠溶片、胶囊不可嚼服;舌下含片应放在舌下或两颊黏膜与牙齿之间待其融化	3		
	(3)健胃药应在饭前服;助消化药及对胃黏膜有刺激的药物宜在饭后服,催眠药在睡前服,驱虫药在空腹或半空腹服	3		
	(4)抗生素及磺胺类药应准时服药,以保证有效血药浓度	3		
	(5)服用对呼吸道黏膜起安抚作用的药物,如止咳糖浆后不应立即饮水	3		
	(6)某些磺胺类药物经肾脏排出,尿少时易析出结晶堵塞肾小管,服药后应多饮水	3		
	(7)服用强心苷类药物时,应加强对心率、心律的监测,心率低于 60 次/min 或心律不齐,应暂停服用并告知医生	5		
总分		100		

【选择题】

1. 患者张某,需要口服磺胺类药,护士嘱咐其服药期间需多喝水的目的是（　　）

A. 减轻胃肠道刺激　　B. 增强药物疗效

C. 维持血液 pH 值　　D. 避免损害造血系统

E. 增加药物溶解度,避免结晶析出

2. 患者李某,因呼吸系统疾病,需同时服用下列几种药物,安排在最后服用的药物是（　　）

A. 维生素 C　　B. 螺旋霉素片

C. 氨茶碱　　D. 复方甘草片

E. 蛇胆川贝液

3. 患者刘某,因慢性充血性心力衰竭住院,医嘱:地高辛 0.25 mg,口服,每天 1 次,护士发药时应特别注意（　　）

A. 嘱患者服药后多喝水　　B. 待患者服下后再离开

C. 给药前应先测量心率　　D. 服药后不宜多喝水

E. 应将药研碎再喂服

4. 给药后要注意观察并记录药物（　　）

A. 疗效、不良反应　　B. 表情、疗效

C. 症状、疗效　　D. 症状、心理

E. 不良反应、心理

5. 护士在给患者发口服药时,发现患者不在病房,应该怎样做 (　　)
   A. 核对床头卡后将口服药放在患者床头柜离开
   B. 核对床头卡后告知同病房患者将口服药放在患者床头柜离开
   C. 暂不发药,做好交班
   D. 暂不发药,可不做交班
   E. 停止发药
6. 哪种药物,宜在饭前服 (　　)
   A. 健胃药　　B. 强心类
   C. 退热药　　D. 助消化类
   E. 降压药
7. 对呼吸道黏膜有安抚作用的药,如止咳糖浆服后应 (　　)
   A. 立即饮水　　B. 少量饮水
   C. 不饮水　　D. 不宜立即饮水
   E. 多饮水
8. 口服酸类、铁剂时应注意 (　　)
   A. 与牙齿直接接触
   B. 服后多饮水
   C. 用吸水管吸入避免与牙齿接触,服后漱口
   D. 直接服用
   E. 不饮水
9. 发药时,如有患者提出疑问 (　　)
   A. 弃去药物,重新配药
   B. 报告护士长
   C. 报告医生
   D. 重新核对,确认无误,解释后再给药
   E. 让患者找医生
10. 关于舌下给药正确的说法是 (　　)
   A. 首过效应影响药效　　B. 不经首过效应显效较快
   C. 给药量不受限制　　D. 脂溶性低的药物吸收快
   E. 吸收面积大显效快

【选择题答案】

1. E　2. E　3. C　4. A　5. C　6. A　7. D　8. C　9. D　10. E

【评判性思考】

1. 哪些患者不适宜口服给药?
2. 哪些患者需要将药片研粉后口服或鼻饲给药?
3. 如何为口服给药患者做好用药指导?

项目三 皮内注射法

【实验学时】

2 学时。

【实验类型】

技能型实验。

【学习目标】

1. 能正确复述药物过敏试验的目的及注意事项。
2. 能正确复述发生药物过敏反应的抢救程序。
3. 能正确进行皮试液的配制。
4. 能正确选择皮内注射部位并执行皮内注射。
5. 在操作过程中能严格执行无菌操作原则和三查七对制度。
6. 在皮内注射过程中能与患者进行良好的沟通交流,并正确指导患者。

【实验目的】

1. 进行药物过敏试验,以观察有无过敏反应。
2. 预防接种。
3. 局部麻醉的起始步骤。

【临床案例】

患者林某某,女,35 岁,主诉:咳嗽、咳痰 4 d,诊断:肺部感染。现患者神志清楚,痰液呈白色,量中等,较黏稠,无胸痛、呼吸困难,无恶心、呕吐,无发热、盗汗。检查:体温 37.6 ℃,脉搏 86 次/min,呼吸 22 次/min,血压 120/65 mmHg,查体:咽部可见充血,扁桃体无肿大。双肺呼吸音粗,右上肺可闻及少量湿啰音。主管医师拟用青霉素药物静脉滴注,医嘱:青霉素 50 U 皮试,根据皮试结果确定是否可以应用该药物。

【实验准备】

1. 护士准备:衣帽整洁,修剪指甲,洗手,戴口罩。

2. 用物及药物准备

(1)用物准备:无菌盘、注射器(1 mL、5 mL)、4.5 号针头、注射卡、注射用药物、开瓶器。如做药物过敏试验时,应另备 0.1% 的盐酸肾上腺素,一次性注射器(5 mL)一支。

医疗废物桶、锐器收集盒、生活垃圾桶。

(2)试验液的配置

1)核对药液,注射卡。

2)启开0.9%氯化钠注射液及青霉素(80万U)小瓶铝盖,常规消毒。

3)抽取4 mL 0.9%氯化钠注射液,溶解青霉素。

4)抽吸0.1 mL青霉素液,加入0.9%氯化钠注射液至1 mL,混匀。

5)弃去0.9 mL,加入0.9%氯化钠注射液至1 mL,混匀。

6)弃去0.9 mL,加入0.9%氯化钠注射液至1 mL,混匀,排气。

7)注射器套上护针帽,放于无菌盘内,再次查对。

3. 患者准备:了解药物皮试的目的、方法、注意事项及配合要点,取舒适体位。

4. 环境准备:环境安静整洁,室温适宜,光线充足。

【操作步骤】

一、操作前核对、评估、与患者沟通

1. 核对患者的床号、姓名、腕带。

2. 评估患者用药史、过敏史、家族史、注射部位皮肤情况、近期有无饮酒等。

3. 评估操作环境是否安静,室温是否适宜,光线是否适宜。

(参考解释语)

您好,请让我核对一下您的腕带好吗?林女士您好,我是您的责任护士小荆。您用过青霉素吗?对乙醇过敏吗?您家人有过敏的吗?根据医嘱,现在需要为您做青霉素皮试,皮试阴性才能放心用药,请您配合一下好吗?操作时请您尽量放松,我会动作轻柔一点,您先休息一下,我去准备一下马上回来。

二、操作过程

1. 携用物至患者床旁,核对床头卡及腕带信息。

2. 告知患者皮内注射的目的、方法及配合要点。

3. 选择合适的注射部位,洗手。

(参考解释语)

林女士,我来帮您把袖子卷起来,我们选择前臂掌侧下段,您这块皮肤无破损,无红肿、硬结、瘢痕,适宜操作。

4. 75%的乙醇消毒皮肤,待干。

(参考解释语)

林女士,一会为您消毒好后,请您维持好我给您摆的体位,以免污染消毒区域。

5. 再次核对,更换针头并排尽空气。

(参考解释语)

1房6床林女士,您好,请再让我核对一下您的腕带(患者信息及药物核对无误)好吗?林女士,现在为您进行青霉素皮试,皮试过程可能会有点痛,请您稍微忍耐一下,不

能动。

6. 一手绷紧前臂内侧皮肤，一手平执式持注射器，针头斜面向上与刻度一致，与皮肤呈0°~5°角刺入皮内，待针头斜面完全进入后再进入少许。

（参考解释语）

林女士，请您放松。

7. 放平注射器，用绷紧皮肤手的拇指固定针栓，注入皮试液0.1 mL，使局部隆起形成一皮丘，显露毛孔。

8. 迅速拔出针头，勿按压注射部位。

（参考解释语）

林女士，现在感觉怎么样？请您不要按揉注射部位，并避免衣服和被子摩擦。

9. 再次查对医嘱及药物。

10. 记录时间。

（参考解释语）

1房6床林女士，青霉素皮试已完毕。

11. 协助患者取舒适卧位，嘱患者勿离开病室，交代注意事项，如有不适，立即通知医务人员。

皮内注射法

（参考解释语）

林女士，请您不要离开病房，20 min后我来看皮试结果。如果您感觉头晕或是其他不适，请您及时按呼叫器，我也会随时过来看您的。

12. 20 min后由两名护士共同判断结果并记录。

13. 口述判断标准。

（参考解释语）

青霉素皮试阴性：皮丘局部无红肿，无自觉症状。

青霉素皮试阳性：皮丘局部隆起，并出现红晕，硬块、直径大于1 cm或红晕周围有伪足，痒感，严重时全身出现皮疹或过敏性休克反应。

假阳性：由于稀释液的刺激，也可出现假阳性反应，皮丘不大，红晕直径小于1 cm。应在另一侧前臂做0.9%氯化钠注射液对照试验。

迟缓反应：有些患者过敏试验虽为阴性，但在注射药物数小时或数日后，甚至出现发热皮疹、过敏性休克症状，应立即停药及处理。

14. 整理用物，洗手，记录。

【操作流程图】

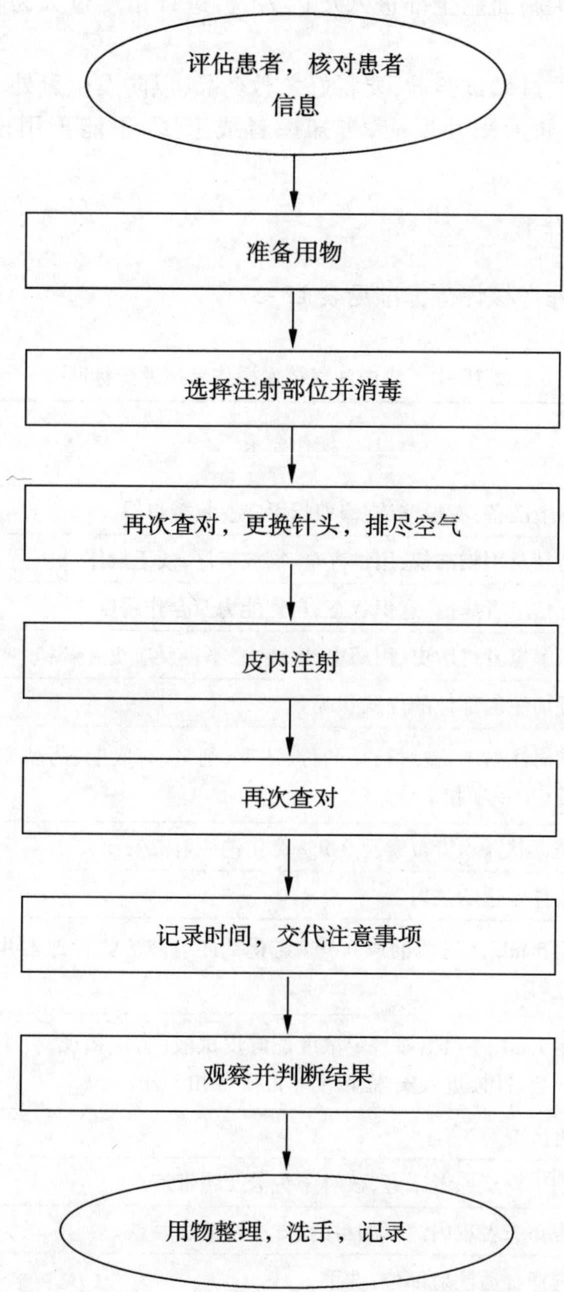

【注意事项】

1. 严格执行查对制度和无菌操作制度。

2. 做药物过敏试验前，护士应该详细询问患者的用药史、过敏史及家族史。如患者对需要注射的药物有过敏史,则不可做皮试并与医生联系,更换其他药物。

3. 药物试验消毒皮肤时忌用碘酊、碘伏,以免影响对局部反应的观察。

4. 进针角度以针尖斜面能全部进入皮内为宜,进针角度过大易将药液注入皮下,影响结果的观察和判断。

5. 在为患者做药物过敏试验前,要备好急救药品,以防发生意外。

6. 药物过敏结果如为阳性反应,告知患者或家属,不能再用该种药物,并记录在病历。

【操作评分标准】

皮内注射技术操作考核评分标准见表 12-3。

表 12-3 皮内注射技术操作考核评分标准

项目	操作要求	分值	考试评分	备注
操作前准备 (4 分)	护士准备:衣帽整洁,修剪指甲,洗手,戴口罩	2		
	药品及用物准备:用物齐全、摆放有序,便于操作	2		
评估 (6 分)	评估患者病情、意识状态、自理能力及合作程度	2		
	了解患者过敏史、用药史、家族史、不良反应史并解释	2		
	评估注射部位的皮肤状况	2		
配置流程质量 (25 分)	核对注射卡,查对药品名称、浓度、剂量、有效期、药品质量(少一项扣 1 分)	5		
	消毒并开启青霉素及 0.9% 氯化钠注射液安瓿	4		
	选择合适的注射器	2		
	用 5 mL 注射器抽取 0.9% 氯化钠注射液溶解青霉素并混匀	2		
	用 1 mL 注射器按规定浓度配好皮试液(方法错误、针头回套、针栓进入安瓿、浓度不准确各扣 3 分)	10		
	再次查对	2		
操作要点 (50 分)	携用物至患者床旁,核对床头卡及腕带信息	2		
	告知患者皮内注射的目的、方法及配合要点	3		
	选择合适注射部位,洗手	5		
	75% 乙醇消毒皮肤,待干	2		
	查对,更换针头、排尽空气	4		
	一手绷紧前臂掌侧下段皮肤,一手持注射器,针头斜面向上与刻度一致,与皮肤呈 0°~5°刺入皮内	10		

续表 12-3

项目	操作要求	分值	考试评分	备注
操作要点（50 分）	针头斜面完全进入皮内后，放平注射器，用绷紧皮肤手的拇指固定针栓，注入皮试液 0.1 mL，使局部隆起形成一皮丘	10		
	迅速拔出针头，勿按压注射部位	2		
	查对	1		
	记录皮试时间	1		
	协助患者取舒适卧位，交代注意事项，嘱患者勿离开病室或注射室，如有不适，立即通知医护人员	3		
	20 min 后由两名护士共同判断结果并记录	2		
	口述判断标准	5		
操作后终末处置（5 分）	协助患者穿好衣裤，整理床单位	1		
	向患者交代注意事项	2		
	清理用物，洗手，记录	2		
操作后评价（10 分）	严格执行查对制度和无菌操作原则	2		
	操作熟练，皮试液配置剂量准确，皮丘符合要求	2		
	关心患者，健康教育到位	1		
	注意事项： (1)消毒皮肤时，避免反复涂擦局部皮肤，忌用含碘消毒剂	1		
	(2)不应抽回血	1		
	(3)判断、记录皮试结果，告知医生、患者及家属并标注	1		
	(4)备好相应抢救药物与设备，及时处理过敏反应	1		
	(5)特殊药物的皮试，按要求观察结果	1		
总分		100		

【选择题】

1. 青霉素过敏性休克的抢救药物首选 （ ）

A. 0.01% 去甲肾上腺素　　B. 0.1% 去甲肾上腺素

C. 0.01% 盐酸肾上腺素　　D. 0.1% 盐酸肾上腺素

E. 0.001% 肾上腺素

2. 皮内注射部位要避开硬结、瘢痕等是因为 ( )

A. 引起患者剧烈疼痛而发生虚脱
B. 影响皮试结果的观察
C. 影响皮内注射的用药效果
D. 引起患者的不舒适
E. 引起局部皮肤的瘀斑和出血

3. 皮内注射结果阳性者不必要注明哪项 ( )

A. 体温单
B. 医嘱单
C. 床头卡
D. 膳食单
E. 护理记录单

4. 皮内注射部位为 ( )

A. 前臂尺侧上 1/3 处
B. 前臂尺侧下 1/3 处
C. 前臂掌侧下 1/3 处
D. 前臂掌侧上 1/3 处
E. 前臂桡侧上 1/3 处

5. 皮内注射进针角度为 ( )

A. 10°
B. 10°~20°
C. 15°~20°
D. 5°~10°
E. 0°~5°

6. 不符合皮试液浓度的是 ( )

A. 青霉素 250~550 U/mL
B. 破伤风抗毒素 150 U/mL
C. 普鲁卡因注射液 2.5 mg/mL
D. 细胞色素 C 0.75 mg/mL
E. 链霉素 2 500 U/mL

7. 皮内注射需推入药液 ( )

A. 0.01 mL
B. 0.1 mL
C. 0.2 mL
D. 0.25 mL
E. 0.15 mL

8. 怀疑皮试结果可做对照，下面哪项叙述是恰当的 ( )

A. 同侧前臂皮内注射 0.9% 氯化钠注射液 0.2 mL
B. 同侧前臂皮内注射高渗氯化钠注射液 0.1 mL
C. 对侧前臂皮内注射低渗氯化钠注射液 0.2 mL
D. 对侧前臂皮内注射 0.9% 氯化钠注射液 0.1 mL
E. 对侧前臂皮内注射 0.9% 氯化钠注射液 0.2 mL

9. 皮内注射后观察结果的最适宜时间是 ( )

A. 15 min
B. 20 min
C. 25 min
D. 30 min
E. 10 min

10. 林女士，43 岁，主诉：突发寒战、高热 1 d。检查：体温 39.7 ℃，脉搏 116 次/min，呼吸 35 次/min，血压 133/67 mmHg。神志清楚，呼吸急促，左上胸呼吸运动减弱，可闻及支气管呼吸音及细湿啰音，白细胞计数 $16×10^9$/L。诊断：大叶性肺炎。医嘱：青霉素 50 U 皮试。操作中错误的是 ( )

A. 操作前询问患者过敏史
B. 皮试液现配现用
C. 患者紧张,给予患者平卧位
D. 操作完告知患者注意事项,即可离开
E. 不宜空腹进行皮试

【选择题答案】

1. D 2. A 3. D 4. C 5. E 6. A 7. B 8. D 9. B 10. D

【评判性思考】

1. 皮试时,为何忌用碘酊消毒皮肤?
2. 若患者出现药物过敏,应如何应对?
3. 简述青霉素过敏性休克的主要临床表现?

项目四 皮下注射法

【实验学时】

2 学时。

【实验类型】

技能型实验。

【学习目标】

1. 能正确复述皮下注射法的目的及注意事项。
2. 能正确选择皮下注射部位及执行皮下注射。
3. 在皮下注射过程中严格执行无菌技术操作原则和三查七对制度。
4. 在皮下注射过程中能与患者进行良好的沟通交流,并正确指导患者。

【实验目的】

1. 注入小剂量药物,用于不宜口服给药而需要在一定时间内发生药效时。
2. 预防接种。
3. 局部麻醉用药。

【临床案例】

患者曹某某,女,64 岁,主诉:右下肢水肿伴疼痛 2 d,行走时加剧。诊断:右下肢肌间静脉血栓。查体:体温 36.2 ℃,脉搏 76 次/min,呼吸 19 次/min,血压 123/68 mmHg,腓肠肌压迫时疼痛明显,Homans 征阳性,卷尺测量右下肢腿围较左下肢粗。急查床旁彩超显示:右侧小腿肌间静脉血栓形成。实验室检查:纤维蛋白原测定 4.59 g/L;D-二聚体:0.98 mg/L。医嘱:右下肢抬高制动,低分子肝素钙抗凝治疗,低分子肝素钙针(立迈青)5 000 IU,皮下注射,每 12 h 1 次。

【实验准备】

1. 护士准备:衣帽整洁,修剪指甲,洗手,戴口罩。
2. 药物及用物准备
(1)药物准备
1)根据医嘱核对注射卡、床号、姓名、药名、剂量、浓度、用法、时间。
2)检查药物的有效期,有无裂痕、变质。

3)检查注射器有效期、包装是否完好。

4)安瓿颈部消毒处理,掰断,吸药、排气。

5)再次核对医嘱单或注射卡。

6)保持无菌:将安瓿或药液瓶套在针头上(也可以套上针头帽,将安瓿或药液瓶放于一边)放于无菌治疗巾内。

(2)用物准备:无菌盘、注射卡、1~2 mL 注射器、药液(按医嘱备药)、医疗废物桶、锐器收集盒、生活垃圾桶。

3. 患者准备:了解皮下注射的目的、意义、过程、注意事项及配合操作的要点。

4. 环境准备:环境安静整洁,室温适宜,光线充足,必要时使用屏风或遮挡,保护患者隐私。

【操作步骤】

一、操作前核对、评估、与患者沟通

1. 核对患者的床号、姓名、腕带。

2. 评估患者的病情、治疗情况、用药史及药物过敏史、意识状态、肢体活动能力、对药物的认识及合作程度、注射部位皮肤及肌肉组织状况。

3. 评估操作环境光线是否充足,室温是否适宜。

4. 向患者及家属解释皮下注射的目的、方法、注意事项、药物的作用和副作用,以及配合要点。

(参考解释语)

您好,我是您的责任护士小张,请让我核对一下您的腕带好吗?曹女士您好,您现在感觉怎么样,由于您下肢有静脉血栓形成,现在遵医嘱给您皮下注射低分子肝素钙针治疗,您以前注射过低分子肝素钙针吗?低分子肝素钙针可以治疗您的静脉血栓,您想选择哪个部位注射?右手臂是吗?让我看看您右手臂情况。这个部位很适合注射,那我一会就选择这里注射好吗?请您放松,我会指导您如何进行配合的。好的,请您稍候,我先准备一下马上过来。

二、操作过程

1. 携用物至患者床旁,暴露注射部位、协助患者取舒适体位。

(参考解释语)

您好,曹女士,现在我帮您进行皮下注射低分子肝素钙针,请您把手伸出来,我帮您把袖子卷起来,把手掌叉在腰上,您配合得很好,谢谢!

2. 选择注射部位:上臂三角肌下缘(其余注射部位为两侧腹壁、大腿前侧和外侧)。

3. 消毒皮肤

(1)螺旋式由内向外消毒两次注射部位皮肤,直径 5 cm 以上。

(2)待干。

4. 穿刺

(1)再次核对。

(2)更换针头,排尽空气。

(3)一手拇指、示指绷紧局部皮肤,另一手持注射器,示指固定针栓,针头斜面向上,与皮肤呈 30°~40°,快速刺入皮下,进针深度为针梗的 1/2~2/3(若为腹壁注射,应捏起皮肤,距离脐窝至少两横指宽以避开脐静脉,以 90°角进针)。

5. 推药

(1)固定针栓,推药前试抽回血,若无回血,根据药物性质选择合适的注射速度。

(2)观察局部和全身反应,询问有无不适。

(参考解释语)

曹女士,感觉怎么样?有点疼是吗?那我再推慢一点,马上就注射完了,您配合得很好!

6. 拔针、按压。

(1)将干棉签放于穿刺部位上方,快速拔针后按压局部片刻。

(2)再次核对。

(参考解释语)

曹女士,现在注射完了,棉签按压已经不出血了,谢谢您的配合。

皮下注射法

7. 整理。

(1)协助患者取舒适卧位,整理床单位,交代注意事项。

(参考解释语)

曹女士,低分子肝素钙针已经注射完毕,注射部位请您不要按摩或热敷,以防造成药液外渗或感染,有什么不舒服请及时告知我,我会及时给您解释和处理的。您还有其他需要吗?没有是吧,那我把呼叫器放到您的床边,如果有需要或是不舒服请及时按呼叫器,我也会经常来看您的,谢谢您的配合。

(2)整理用物。

8. 洗手,记录注射时间,药物名称、浓度、剂量、途径,患者的反应。

【操作流程图】

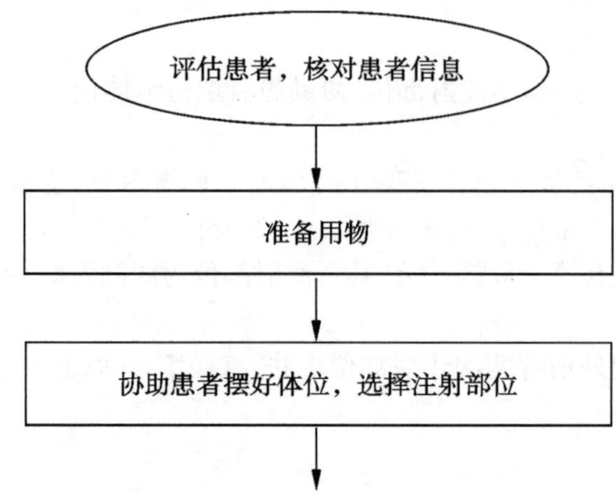

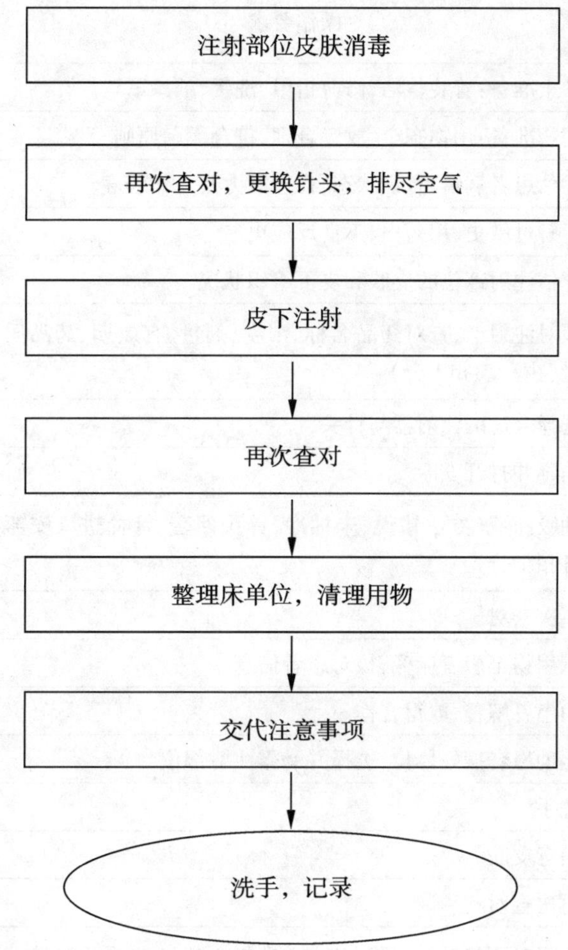

【注意事项】

1. 进针角度不宜超过45°,以免刺入肌层。

2. 尽量避免对皮肤有刺激作用的药物做皮下注射。

3. 经常注射者,应更换部位,建立轮流交替注射部位的计划,这样可以达到在有限的注射部位,吸收最大药量的效果。

4. 注射少于1 mL的药液时,必须用1 mL注射器抽吸药液,以保证注入药物的剂量准确无误。

5. 过于消瘦者,护士可捏起局部组织,适当减小进针角度。

【操作评分标准】

皮下注射技术操作考核评分标准见表12-4。

表 12-4　皮下注射技术操作考核评分标准

项目	操作要求	分值	考试评分	备注
操作前准备（5 分）	护士准备：着装整洁，修剪指甲，洗手，戴口罩	2		
	用物准备：用物齐全、放置合理，符合无菌原则	3		
评估（5 分）	评估患者病情、意识状态、自理能力及合作程度	1		
	了解过敏史、用药史、不良反应史	2		
	评估注射部位的皮肤和皮下组织状况	2		
操作要点（70 分）	核对注射卡，查对药品名称、浓度、剂量、有效期、药品质量（少一项扣 1 分）	3		
	选择合适的注射器与针头	2		
	消毒并打开安瓿	2		
	抽吸药液（方法错误、未抽净、针头回套、针栓进入安瓿各扣 2 分）	6		
	再次查对	2		
	携用物至患者床旁，核对患者信息	2		
	向患者解释，取得合作	2		
	协助患者摆好体位，选择并暴露注射部位	12		
	洗手	2		
	消毒皮肤	2		
	再次查对	2		
	必要时更换针头，排尽空气（排气方法不正确或浪费药液各扣 2 分）	5		
	绷紧局部皮肤，固定针栓，针头斜面向上，与皮肤呈 30° ~40°，快速进针（进针方法不正确、太深或太浅各扣 3 分）	10		
	固定针栓，抽回血	5		
	根据药物性质掌握注射速度，询问有无不适	5		
	注射完毕、快速拔针后干棉签按压片刻	2		
	协助患者，整理床单位	2		
	查对	2		
	整理用物，洗手	2		

续表 12-4

项目	操作要求	分值	考试评分	备注
操作后终末处置（5 分）	协助患者取舒适卧位，整理床单位	1		
	向患者交代注意事项	2		
	查对，清理用物，洗手，记录	2		
操作后评价（15 分）	无菌观念强，无污染，操作熟练	3		
	关心患者，健康教育到位，保护患者隐私	3		
	遵医嘱及药品说明书使用药物	3		
	观察注射后用药效果及不良反应	3		
	学生知识掌握灵活准确、条理清晰，操作过程重点突出	3		
总分		100		

【选择题】

1. 皮下注射法进针时，与皮肤呈　　　　（　　）

A. 5°～15°　　B. 10°～20°

C. 15°～25°　　D. 30°～40°

E. 35°～45°

2. 皮下注射进针深度为针梗的　　　　（　　）

A. 1/2～2/3　　B. 1/4～1/3

C. 1/5～1/4　　D. 1/2～3/5

E. 1/5～3/5

3. 以下关于皮下注射技术叙述，不正确的是　　　　（　　）

A. 严格遵循无菌原则　　B. 掌握无痛注射技术

C. 进针后无回血方可推注药液　　D. 进针不宜过深，以免刺入肌层

E. 离开患者时要确保注射部位不出血

4. 皮下注射药量要少于多少毫升为宜　　　　（　　）

A. 0.1　　B. 0.5

C. 1　　D. 2

E. 3

5. 下列哪项不是皮下注射的评估内容　　　　（　　）

A. 患者病情　　B. 家族史

C. 药物的性质　　D. 注射部位静脉分布情况

E. 过敏史

6. 皮下注射常用部位不包括　　　　（　　）

A. 上臂三角肌下缘
B. 两侧腹壁
C. 大腿前侧
D. 大腿外侧
E. 上臂外侧

7. 执行给药原则中,首要的是 ( )

A. 遵医嘱给药
B. 给药途径要准确
C. 给药时间要准确
D. 注意用药不良反应
E. 给药过程中要观察疗效

8. 患者徐先生,64 岁,患糖尿病 10 年,常规进行胰岛素 6 U,餐前 30 min,皮下注射,每天 3 次。针对该患者,说法不正确的是 ( )

A. 应建立轮流交替注射部位的计划
B. 用 2 mL 注射器抽吸药液
C. 注射部位优先选择腹部
D. 用 75% 乙醇消毒皮肤
E. 针头与皮肤呈 30°进针

【选择题答案】

1. D　2. A　3. B　4. D　5. D　6. E　7. A　8. B

【评判性思考】

1. 皮下注射进针角度和深度为多少？为什么？
2. 为什么皮下注射前需排净空气,抽回血？
3. 如何与患者更好地交流,让患者放松情绪,更好地配合诊疗与护理？

项目五　肌内注射法

【实验学时】

2 学时。

【实验类型】

技能型实验。

【学习目标】

1. 能正确说出肌内注射法的目的及注意事项。
2. 能正确选择注射部位及执行肌内注射。
3. 在肌内注射过程中严格执行无菌技术操作原则和三查七对制度。
4. 在肌内注射过程中与患者进行良好的沟通交流,并正确指导患者。

【实验目的】

注入药液,用于不宜或不能口服或静脉注射,且要求比皮下注射更快发生疗效时。

【临床案例】

患者丁某某,女,32 岁,主诉:恶心、腹痛 1 d,诊断:急性阑尾炎。今日“阑尾切除术”后第 1 天,突然呕吐出黄绿色胃内容物 20 mL,立即告知医师,医嘱:盐酸甲氧氯普胺注射液 10 mg 肌内注射,立即。

【实验准备】

1. 护士准备:着装整洁,修剪指甲,洗手,戴口罩。

2. 用物准备

(1)治疗车上层:注射盘、皮肤消毒剂、无菌棉签、2 ~ 5 mL 无菌注射器及 6 ~ 7 号针头、速干手消毒剂、注射卡和医嘱单,按医嘱备药液。

(2)治疗车下层:锐器收集盒、医疗废物桶、生活垃圾桶。

3. 患者准备:患者和家属了解肌内注射的目的、注意事项及配合操作的要点、药物作用及副作用。

(参考解释语)

您好,请让我核对一下您的腕带好吗? 丁女士您好,我是您的责任护士小胡,您昨天才做过手术,有些恶心难受,刚还呕吐了,您先别紧张,医生开了盐酸甲氧氯普胺注射液

10 mg 肌内注射，以改善您现在的恶心、呕吐。我马上就来为您进行臀部肌内注射。今天给您打哪边臀部？右边是吧？那让我看看是不是适合？哦，右边臀部适合注射。操作时请您尽量放松，我会指导您如何进行配合的。

4. 检查、抽吸药液

(1)根据医嘱核对注射卡、床号、姓名、药名、剂量、浓度、方法、时间。

(2)检查药物的有效期，有无裂痕、变质。

(3)检查注射器、备用针头的有效期、包装是否完好。

(4)安瓿颈部消毒处理，吸药、排气。

(5)再次核对医嘱单或注射单。

(6)保持无菌：将安瓿或药瓶套在针头上，放于注射盘内。

【操作步骤】

一、操作前核对、评估、与患者沟通

1. 核对患者的床号、姓名、腕带。

2. 评估及解释

(1)评估：①患者的病情、治疗情况、用药史及药物过敏史；②患者的意识状态、肢体活动能力、对用药的认识及合作程度；③注射部位的皮肤及肌肉组织状况。

(2)解释：①肌内注射的目的、方法、注意事项；②药物的作用、副作用及配合要点。

3. 评估操作环境是否隐蔽，室温是否适宜。

二、操作过程

1. 屏风遮挡，注意保护患者隐私。

2. 移床旁椅至操作同侧的床尾，松开床尾盖被，帮助患者摆好体位。

(参考解释语)

您好，丁女士，准备好了吗？现在我帮您注射盐酸甲氧氯普胺了，请您左侧躺，将上面的腿伸直，下腿弯曲，这样可以放松肌肉，减轻疼痛。

肌内注射法

3. 选择注射部位：臀大肌(婴幼儿选臀中肌、臀小肌)。

(1)臀大肌定位法

1)十字法：从臀裂顶点向左侧或右侧划一水平线，从髂嵴最高点作一垂直线，将一侧臀部分为 4 个象限，其外上象限并避开内角为注射区。

2)连线法：从髂前上棘至尾骨作一连线，其外 1/3 处为注射区。

(2)臀中肌、臀小肌定位法：以示指尖和中指尖分别置于髂前上棘和髂嵴下缘处，在髂嵴、示指、中指之间构成一个三角形区域，其示指与中指构成的内角为注射区。

4. 洗手。

5. 消毒皮肤：①常规消毒皮肤，消毒直径 5 cm 以上。②待干。

6. 穿刺

(1)再次核对(二查)。

(2)更换针头,排气。

(3)一手拇指、示指绷紧局部皮肤,一手以执笔式持注射器,中指固定针栓,将针头迅速垂直刺入(进针深度为针梗的1/2~2/3,消瘦者及患儿酌减)。

7. 推药

(1)推药前试抽回血,如无回血缓慢推注药液。

(2)观察局部和全身反应。

(参考解释语)

丁女士,感觉怎么样?有些胀是吗?那我再推慢一点,这样好点了吗?很快就注射完了,您配合得很好!

8. 拔针、按压

(1)将干棉签放于穿刺点上方快速拔出针头,按压局部。

(2)再次核对(三查)。

(参考解释语)

丁先生,您好,止吐药已经注射过了。棉签按压也已经不出血了。

9. 整理

(1)协助患者取舒适卧位,整理床单位、交代注意事项。

(参考解释语)

丁女士,这几天请您躺在床上好好休息,不要外出活动。心情要尽量放松,洗澡不能坐浴,饮食要清淡,肌内注射后对局部肌肉有刺激,容易发生硬结,您可以在每天注射后2~3 h用温毛巾热敷注射部位,不能注射后立即热敷,以防造成药液外渗或感染。您还有什么需要吗?有需要可随时按呼叫器叫我。谢谢您的配合,好好休息。

(2)清理用物。

10. 洗手,记录注射时间,药物名称、浓度、剂量、途径,患者的情况及反应。

【操作流程图】

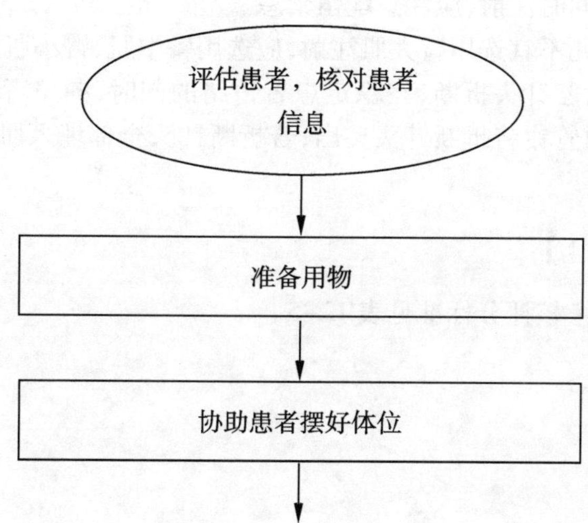

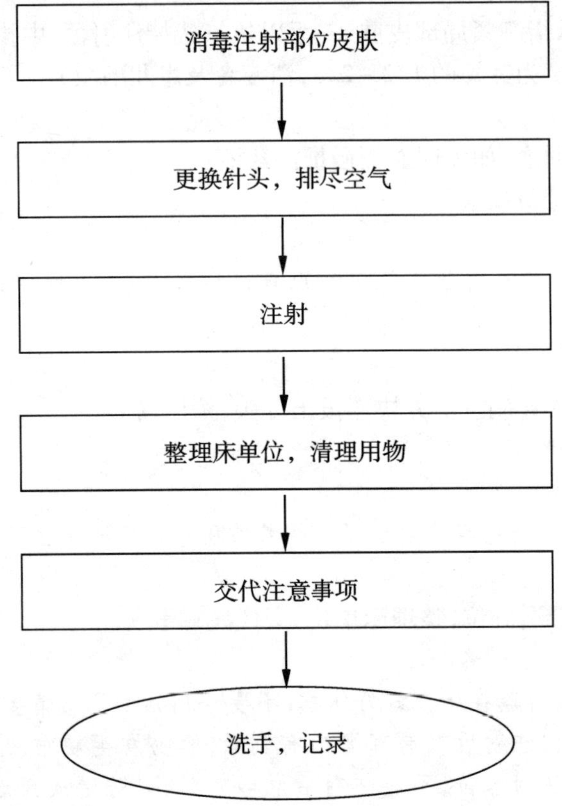

【注意事项】

1. 严格执行查对制度和无菌技术操作原则。

2. 在操作过程中注意保护患者的隐私，并采取适当的保暖措施，防止患者着凉。

3. 需要两种药物同时注射，应注意配伍禁忌。

4. 两岁以下婴幼儿不宜选用臀大肌注射，应选用臀中肌、臀小肌注射。

5. 在注射过程中，若针头折断，在稳定患者情绪的同时，嘱患者保持原体位不动，固定局部组织，用无菌血管钳将折断针头夹出；若折断针头全部埋入肌肉，需立即请外科医生处理。

【操作评分标准】

肌内注射法操作考核评分标准见表12-5。

表 12-5　肌内注射法操作考核评分标准

项目	操作要求	分值	考试评分	备注
操作前准备（4 分）	护士准备：着装整洁，修剪指甲，洗手，戴口罩	2		
	用物准备：用物齐全、放置合理，符合无菌原则	2		
评估（6 分）	患者的病情、治疗情况、用药史及药物过敏史	1		
	患者的意识状态、肢体活动能力、对用药的认识及合作程度	1		
	注射部位的皮肤及肌肉组织状况并洗手	1		
	解释肌内注射的目的、方法、注意事项	1		
	解释药物的作用、副作用及配合要点	1		
	操作环境是否隐蔽，室温是否适宜	1		
配制流程质量（20 分）	核对注射卡，查对药品名称、浓度、剂量、有效期、药品质量（少一项扣 1 分）	3		
	选择合适的注射器与针头	2		
	消毒并打开安瓿	3		
	抽吸药液（方法错误、未抽净、针头回套、针栓进入安瓿各扣 2 分）	10		
	再次查对，套上安瓿或药瓶置于治疗巾内	2		
操作要点（50 分）	携用物至患者床旁，核对患者信息（床号、姓名、腕带）	2		
	向患者解释，取得合作	2		
	患者和家属了解肌内注射的目的、注意事项及配合操作的要点、药物作用及副作用	3		
	协助患者取侧卧位，上腿伸直，下腿弯曲，选择并暴露注射部位	12		
	洗手	2		
	消毒皮肤，范围≥5 cm	2		
	再次查对	2		
	洗手，更换针头，排尽空气（排气方法不正确或浪费药液各扣 2 分）	5		
	绷紧皮肤，持注射器垂直快速进针（进针方法不正确、太深或太浅各扣 3 分）	10		
	固定针栓，抽回血	3		

续表 12-5

项目	操作要求	分值	考试评分	备注
操作要点（50 分）	根据药物性质掌握注射速度，询问有无不适、观察患者反应	3		
	注射完毕用无菌棉签按压针刺处，快速拔针后继续按压片刻	2		
	查对	2		
操作后终末处置（5 分）	协助患者穿好衣裤，取舒适卧位、整理床单位	1		
	向患者交代注意事项	2		
	清理用物，洗手，记录	2		
操作后评价（15 分）	严格执行查对制度和无菌操作原则	3		
	关心患者，健康教育到位，保护患者隐私	3		
	操作熟练，符合操作规程	3		
	用药知识、健康教育到位	3		
	沟通有效	3		
总分		100		

【选择题】

1. 对 2 岁以下婴幼儿不宜选用臀大肌注射，因其有什么损伤的危险 （　　）
   A. 坐骨神经　B. 迷走神经
   C. 脊椎神经　D. 股神经
   E. 骨膜
2. 成人肌内注射消毒面积为 （　　）
   A. 6 cm×6 cm　B. 5 cm×5 cm
   C. 8 cm×8 cm　D. 3 cm×3 cm
   E. 4 cm×4 cm
3. 肌内注射法的评估内容有 （　　）
   A. 确认医嘱和注射卡　B. 向患者和家属解释注射目的和方法
   C. 询问过敏史　D. 患者注射部位情况
   E. 以上都是
4. 肌内注射完毕，在护理记录单上记录的内容是 （　　）
   A. 肌内注射的日期、时间　B. 注射的药名
   C. 注射的剂量　D. 患者的反应
   E. 以上都是

5. 为患者进行臀部肌内注射时，应将针梗的多少刺入皮肤　（　　）

A. 1/2　　B. 1/3

C. 1/4　　D. 1/5

E. 1/6

6. 肌内注射时，选用连线法进行体表定位，其注射区域正确的是　（　　）

A. 髂嵴和尾骨连线的外上 1/3 处　　B. 髂嵴和尾骨连线的中 1/3 处

C. 髂前上棘和尾骨连线的外上 1/3　　D. 髂前上棘和尾骨连线的中 1/3

E. 髂前上棘和尾骨连线的后 1/3

7. 执行给药原则中，下列首要的是　（　　）

A. 遵医嘱给药　　B. 给药途径要准确

C. 给药时间要准确　　D. 注意用药不良反应

E. 给药过程中观察疗效

8. 肌内注射时，选用十字法是，将臀部划分 4 个象限，注射区域正确的是　（　　）

A. 外上 1/4 象限　　B. 内上 1/4 象限

C. 外下 1/4 象限　　D. 内下 1/4 象限

E. 外上 1/4 象限、避开内角

9. 对需长期注射者，应选用　（　　）

A. 细针头　　B. 长针头

C. 细长针头　　D. 粗针头

E. 粗长针头

10. 因长期多次注射出现局部硬结时，可采用哪种方式予以处理　（　　）

A. 冰敷　　B. 湿敷

C. 热敷　　D. 按摩

E. 针灸

【选择题答案】

1. A　2. B　3. E　4. E　5. A　6. C　7. A　8. E　9. C　10. C

【评判性思考】

1. 长期卧床且瘦弱的患者，在进行肌内注射时应注意什么？

2. 如果注射时发生针头折断，护士应该怎么做？

3. 如何与患者交流，让患者放松情绪，更好地配合诊疗与护理？

项目六 静脉注射法

【实验学时】

2 学时。

【实验类型】

技能型实验。

【学习目标】

1. 能正确说出静脉注射法的目的及注意事项。
2. 能正确选择注射部位并执行静脉注射。
3. 在静脉注射过程中严格执行无菌技术操作原则和三查七对制度。
4. 在静脉注射过程中与患者进行良好的沟通交流,并正确指导患者。

【实验目的】

1. 注入药物,用于药物不宜口服、不宜皮下注射、不宜肌内注射或需迅速发挥药效时。
2. 药物因浓度高、刺激性大、量多而不宜采取其他注射方法。
3. 注入药物做某些诊断性检查。
4. 静脉营养治疗。

【临床案例】

患者李某某,女,72 岁,主诉:头疼、恶心、视力模糊 2 h,诊断:高血压病 3 级,高危,患者急诊轮椅入院,既往有高血压病史,血压 212/126 mmHg,医嘱:呋塞米 40 mg 静脉注射,立即。

【实验准备】

1. 护士准备:着装整洁,修剪指甲,洗手,戴口罩。
2. 用物准备
(1)治疗车上层:注射盘、皮肤消毒液、无菌棉签、无菌注射器(根据药液量选用不同规格)、6 ~ 9 号针头或头皮针、输液贴、止血带、一次性治疗巾、速干手消毒剂、注射卡或医嘱单,按医嘱备药液。
(2)治疗车下层:锐器收集盒、医疗废物桶、生活垃圾桶。

3. 患者准备：患者和家属了解静脉注射的目的、方法、注意事项、配合要点、药物作用及其副作用。

（参考解释语）

您好，请让我核对一下您的腕带好吗？李女士您好，我是您的责任护士小胡。由于监测到您的血压较高，且您目前头疼、恶心、视力模糊，为防止血压过高造成潜在并发症的发生，现在遵医嘱给您进行呋塞米40 mg静脉注射，以降低您的血压。我先查看一下您的注射部位，您扎哪只手？注射部位皮肤无红肿、无硬结、无瘢痕。李女士，我待会将在您的手背部为您进行静脉注射，操作时请您尽量放松，我会指导您如何进行配合的。好的，请您稍候，我去准备一下马上过来。

4. 检查、抽吸药液

（1）查对药品名称、浓度、剂量、时间、有效期、药品质量。

（2）选择合适的注射器与针头。

（3）消毒并打开安瓿。

（4）抽吸药液。

（5）再次查对。

【操作步骤】

一、操作前核对、评估、与患者沟通

1. 核对患者的床号、姓名、腕带。

2. 评估及解释

（1）评估：①患者的病情、治疗情况、用药史、过敏史；②患者的意识状态、肢体活动能力、对用药的认知及合作程度；③穿刺部位的皮肤状况、静脉充盈度及管壁弹性。

（2）解释：①静脉注射的目的、方法、注意事项；②药物的作用、副作用及配合要点。

3. 评估操作环境是否隐蔽，室温是否适宜。

二、操作过程

1. 屏风遮挡，注意保护患者隐私。

2. 协助患者取舒适体位，暴露注射部位。

3. 选择合适静脉。

（参考解释语）

您好，李女士，准备好了吗？现在我帮您注射呋塞米了，您需要去卫生间吗？注射呋塞米后，会有尿意，您可以提前去卫生间。不用去是吧？好，请您躺好，我看一下您的手臂，您的这侧手臂皮肤完整，无瘢痕，无静脉窦，血管弹性很好，这里按压疼吗？不疼？李女士，那我就在这里进针为您进行静脉注射了，请您放松。

4. 洗手。

5. 在穿刺部位下方放置一次性治疗巾。

6. 扎止血带：在穿刺部位上方（近心端）约6 cm处扎紧止血带。

7. 常规消毒皮肤,待干,准备输液贴。

(参考解释语)

李女士,您好,我帮您消毒皮肤,请您放松。

8. 嘱患者握拳。

9. 再次核对,排尽空气。

10. 穿刺:以一手拇指绷紧静脉下端皮肤,使其固定。一手持注射器,示指固定针栓,针头斜面向上,与皮肤呈 15°～30°角进针,由静脉上方或侧方刺入皮下,再沿静脉走向滑行刺入静脉,见回血可再顺静脉进针少许。

静脉注射法

11. 两松一固定:松开止血带,嘱患者松拳,固定针头(如为头皮针,用胶布固定)。

12. 注射前检查针头是否在血管内,根据药物性质掌握注射速度,询问患者有无不适,观察注射部位组织有无肿胀。

(参考解释语)

李女士,您好,请问您注射部位疼吗?有没有感觉有什么不舒服?

13. 注射完毕拔针,按压片刻至不出血。

14. 查对。

15. 协助患者取舒适卧位,整理床单位。

16. 整理用物。

17. 洗手,记录。

(参考解释语)

李女士,已经为您注射完呋塞米,请您安静休息,以免活动引起血压再次升高。如需去卫生间,请往这边走,门口有标识,请家人陪同,小心地滑。如果您有任何不适,请不要惊慌,及时告知医务人员。您这样躺着舒服吗?还有其他的需要吗?如果有需要请及时按呼叫器叫我,我也会经常来看您的,谢谢您的配合。

【操作流程图】

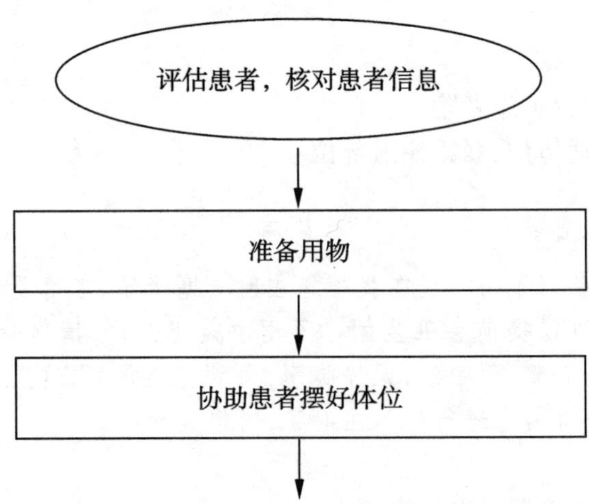

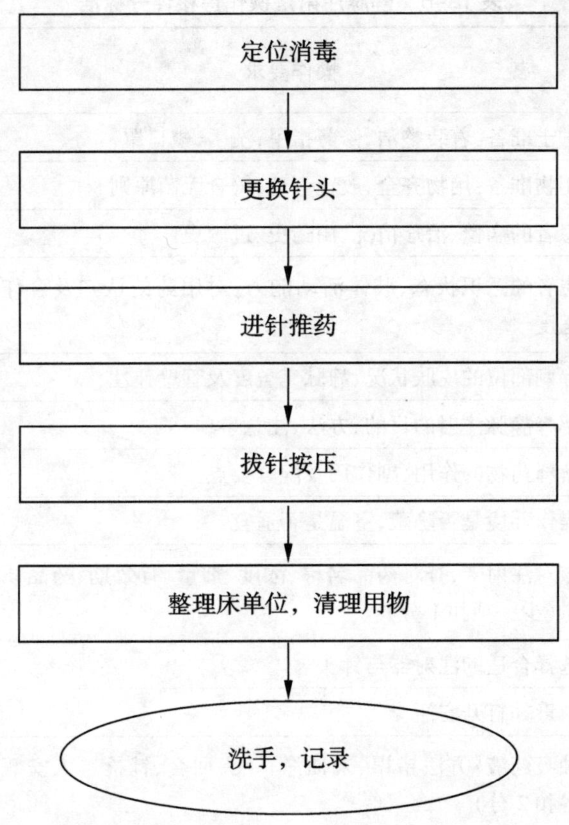

【注意事项】

1. 严格执行查对制度和无菌操作制度。

2. 长期静脉注射者要保护血管,应有计划地由远心端向近心端选择静脉。

3. 注射对组织有强烈刺激性的药物,一定要在确认针头在静脉内后方可推注药液,以免药液外溢导致组织坏死。

4. 股静脉注射时如误入股动脉,应立即拔出针头,用无菌纱布紧压穿刺处 5 ~ 10 min,直至无出血为止。

5. 根据病情及药物性质,掌握推药速度,若需要长时间、微量、均匀、精确地注射药物,有条件的医院可选用微量注射泵,更为安全可靠。

【操作评分标准】

静脉注射法操作考核评分标准见表 12-6。

表 12-6　静脉注射法操作考核评分标准

项目	操作要求	分值	考试评分	备注
操作前准备（4 分）	护士准备：着装整洁，修剪指甲，洗手，戴口罩	2		
	用物准备：用物齐全、放置合理，符合无菌原则	2		
评估（6 分）	患者的病情、治疗情况、用药史、过敏史	1		
	患者的意识状态、肢体活动能力、对用药的认知及合作程度	1		
	穿刺部位的皮肤状况、静脉充盈度及管壁弹性	1		
	解释静脉注射的目的、方法、注意事项	1		
	解释药物的作用、副作用及配合要点	1		
	操作环境是否隐蔽，室温是否适宜	1		
配制流程质量（20 分）	核对注射卡，查对药品名称、浓度、剂量、有效期、药品质量（少一项扣 1 分）	3		
	选择合适的注射器与针头	2		
	消毒并打开安瓿	3		
	抽吸药液（方法错误、未抽净、针头回套、针栓进入安瓿各扣 2 分）	10		
	再次查对	2		
操作要点（50 分）	携用物至患者床旁，核对患者信息	2		
	向患者解释，取得合作	2		
	患者和家属了解静脉注射的目的、注意事项及配合操作的要点、药物作用及副作用	5		
	协助患者取舒适体位，暴露注射部位，必要时用屏风遮挡，选择合适的静脉	5		
	洗手	2		
	在穿刺部位下方放置一次性治疗巾	3		
	扎止血带，在穿刺部位上方（近心端）约 6 cm 处扎紧止血带	3		
	常规消毒皮肤，待干，准备输液贴	3		
	嘱患者握拳	2		
	再次核对，排尽空气	5		
	穿刺成功，松开止血带	5		

续表 12-6

项目	操作要求	分值	考试评分	备注
操作要点（50 分）	嘱患者松拳，固定针头	5		
	根据药物性质掌握注射速度，询问有无不适，观察注射部位组织有无肿胀	4		
	注射完毕拔针，按压片刻至不出血	2		
	查对	2		
操作后终末处置（5 分）	协助患者取舒适卧位、整理床单位	1		
	向患者交代注意事项	2		
	清理用物，洗手，记录	2		
操作后评价（15 分）	严格执行查对制度和无菌操作原则	3		
	关心患者，健康教育到位，保护患者隐私	3		
	态度严谨，坚持三查七对	3		
	操作熟练，方法正确	3		
	知识掌握灵活准确、条理清晰，操作过程重点突出	3		
总分		100		

【选择题】

1. 静脉注射过程中，发现患者局部肿胀、疼痛、试抽有回血，可能的原因是　（　　）
   A. 静脉痉挛
   B. 针头刺入过深，穿破对侧血管壁
   C. 针头斜面一半在血管外
   D. 针头斜面紧贴血管内壁
   E. 针头刺入皮下
2. 患者郭某，病情危重，需进行股静脉注射，下列正确的叙述是　（　　）
   A. 选择股动脉外侧 0.5 cm 处进针
   B. 右手持注射器，针头与皮肤呈 20°角进针
   C. 患者取仰卧位，下肢伸直，略内收
   D. 患者有出血倾向时，不宜采用股静脉注射
   E. 注射完毕，无菌棉签按压 3 ~ 5 min
3. 患者张某，静脉注射 25% 葡萄糖注射液，患者述说疼痛，推注稍有阻力，局部无肿胀，抽无回血，应考虑是　（　　）
   A. 静脉痉挛
   B. 针刺入过深，穿破对侧血管壁

C. 针头斜面一半在血管外
D. 针头斜面紧贴血管内壁
E. 针头刺入过浅,药物注入皮下

4. 郭某,因肺结核注射链霉素,出现了发热、荨麻疹,医嘱静脉注射葡萄糖酸钙,其目的是 ( )
A. 收缩血管,增加外周阻力
B. 松弛支气管平滑肌
C. 减轻毒性症状
D. 降低体温
E. 缓解皮肤瘙痒

5. 不属于静脉炎的局部临床表现的有 ( )
A. 寒战
B. 肿胀
C. 灼热
D. 疼痛
E. 条索状

6. 静脉穿刺推注刺激性药物时,特别注意 ( )
A. 避开关节部位
B. 避开静脉瓣
C. 先用 0.9% 氯化钠注射液引导穿刺
D. 穿刺时,边穿刺边抽回血
E. 推注有阻力时可加大推注力度

7. 护士发现患者的静脉注射部位沿静脉走向出现条索状红线、肿痛等症状时,应采取的措施是 ( )
A. 适当活动患肢
B. 生理盐水热敷
C. 抬高患肢,局部用 50% 硫酸镁湿热敷
D. 注射 1 500 U 透明质酸酶
E. 冰袋冷敷

8. 对静脉注射要点陈述错误的是 ( )
A. 注射部位常规消毒
B. 选择细小静脉
C. 进针角度 20° ~30°
D. 确认回血无渗漏后推药
E. 严格控制注射速度

9. 对股静脉注射要点陈述错误的是 ( )
A. 有出血倾向者禁用
B. 穿刺点在股动脉外侧 0.5 cm 处
C. 进针角度 90°或 45°
D. 拔针后用无菌纱布加压止血 3 ~5 min
E. 误入股动脉时用无菌纱布加压止血 5 ~10 min

10. 静脉注射穿刺性较强的药物时防止损伤的主要护理措施是 ( )
A. 满足治疗需求的前提下选最小号针头
B. 选择较粗直、充盈度好的静脉

C. 充分稀释药物

D. 先用0.9%氯化钠注射液穿刺成功后再更换药物

E. 控制注射速度

【选择题答案】

1. C　2. D　3. C　4. C　5. A　6. C　7. C　8. B　9. B　10. B

【评判性思考】

1. 需长期静脉给药者，为了保护静脉，应如何有次序地选择血管进行注射？
2. 如有刺激性药液外渗，应如何处理？
3. 为什么静脉注射前，需排尽空气及抽回血？

项目七 雾化吸入法

任务一 氧气雾化吸入法

【实验学时】

2 学时。

【实验类型】

技能型实验。

【学习目标】

1. 能正确使用供氧装置。
2. 能正确掌握氧气雾化吸入法。
3. 能够正确说出氧气雾化吸入的目的。
4. 能熟练与患者交流，观察及协助患者排痰。

【实验目的】

1. 湿化气道：常用于呼吸道湿化不足、痰液黏稠、气道不畅者，也可作为气管切开术后常规诊疗手段。

2. 控制感染：消除炎症，控制呼吸道感染。常用于咽喉炎、支气管扩张、肺炎、肺脓肿、肺结核等患者。

3. 改善通气：解除支气管痉挛、保持呼吸道通畅。常用于支气管哮喘等患者。

4. 祛痰：减轻呼吸道黏膜水肿、稀释痰液、帮助祛痰。

5. 预防呼吸道感染：常用于胸部手术前后的患者。

【临床案例】

患者王某某，女，34 岁，主诉：间断阵发性咳嗽、咳痰半个月余，痰液黏稠不易咳出，轻度头痛、咽痛，偶有干呕等症状。诊断：肺炎。查患者体温 38 ℃，脉搏 98 次/min，呼吸 22 次/min，左肺呼吸音减低，语颤减弱；双肺可闻及干、湿啰音，经指导性排痰、叩背排痰均无效，医嘱：立即氧气雾化吸入。

【实验准备】

1. 护士准备:衣帽整洁,修剪指甲,洗手,戴口罩。

2. 用物准备

(1)治疗车上层:氧气雾化吸入器、氧气装置一套(湿化瓶勿放水)、弯盘、药液(遵医嘱准备),0.9%氯化钠注射液。

(2)治疗车下层:锐器收集盒、医疗废物桶、生活垃圾桶。

3. 患者准备

(1)患者了解氧气雾化吸入法的目的、方法、注意事项及配合要点。

(2)取卧位或坐位接受雾化治疗。

【操作步骤】

一、操作前核对、评估、与患者沟通

1. 核对患者的床号、姓名、腕带。

2. 评估患者

(1)病情、治疗情况、用药史、过敏史。

(2)患者的意识状态、肢体活动能力,对用药的认知及合作程度。

(3)呼吸道是否通畅,面部及口腔黏膜有无感染、溃疡等。

3. 评估操作环境:环境清洁,安静,光线充足,温度、湿度适宜。

(参考解释语)

您好,请让我核对一下您的腕带好吗?王女士您好,我是您的责任护士小胡。由于您有痰液不易咳出,现在遵医嘱给您进行氧气雾化吸入,雾化吸入后会促进痰液排出。您对什么药物过敏吗?我先来帮您检查一下口腔黏膜情况吧?(护士:患者无药物过敏史,面部及口腔黏膜完整,无红肿、无炎症。)操作时请您尽量放松,我会指导您如何进行配合的。好的,请您稍等,我去准备一下马上过来。

二、操作过程

1. 检查雾化器各部件是否完好,有无松动、脱落、漏气等异常情况。

2. 加药:遵医嘱将药液稀释至5 mL,注入雾化器的药杯内。

3. 核对:携用物至患者床旁,核对患者床号、姓名、腕带。

(参考解释语)

王女士,氧气雾化吸入是无创操作,请不要紧张。

4. 连接:将雾化器的接气口连接于氧气筒或中心吸氧装置的输液管上,氧气湿化瓶内勿放水。

5. 调节氧流量:一般为6~8 L/min。

6. 再次核对:患者床号、姓名、药名、浓度、剂量、给药方法及时间。

（参考解释语）

王女士，现在物品已经准备好了。开始雾化时，您需要深吸气，这样可以使药液充分到达支气管和肺内，提高治疗效果，请您给予配合，好吗？雾化过程中您有任何不适请及时告诉我，好吗？

7. 开始雾化：指导患者手持雾化器，将吸嘴放入口中，紧闭嘴唇。深吸气，用鼻呼气，如此反复，直至药液吸完为止。

8. 操作后查对：患者床号、姓名、药名、浓度、剂量、给药方法及时间。

9. 结束雾化：取下雾化器，关闭氧气开关。

10. 协助患者擦干面部，清洁口腔，取舒适卧位，整理床单位。

氧气雾化吸入法

11. 整理用物，洗手，记录。

（参考解释语）

王女士，已经给您雾化结束，有什么不舒适吗？您这样躺着舒服吗？还有其他需要吗？如果有需要请及时按呼叫器叫我，我也会经常来看您的，谢谢您的配合。

【操作流程图】

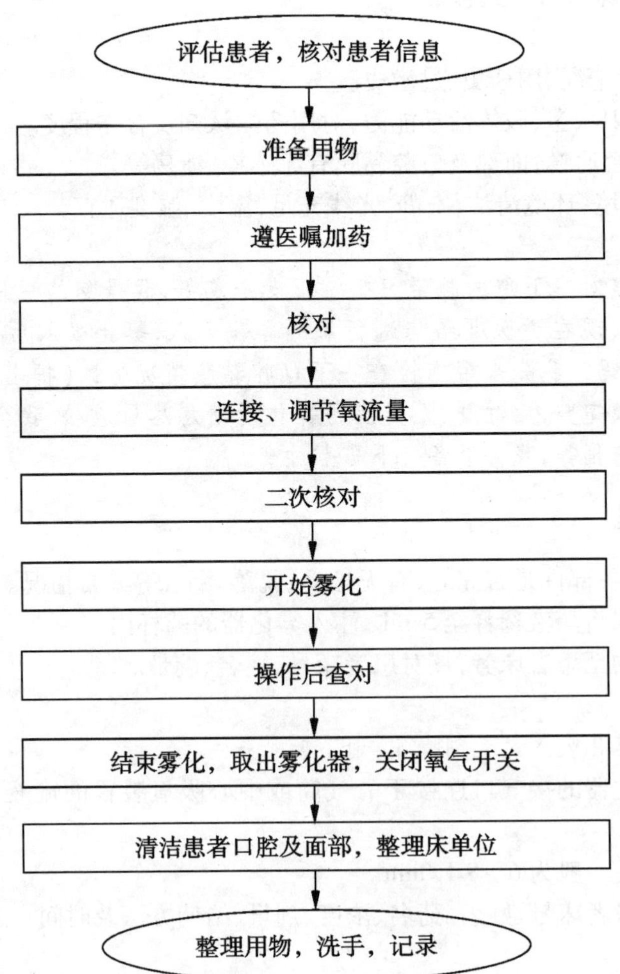

【注意事项】

1. 正确使用供氧装置,注意用氧安全,室内应避免火源。

2. 氧气湿化瓶内勿盛水,以免液体进入雾化器内使药液稀释影响疗效。

3. 观察及协助排痰,注意观察患者痰液排出情况。如痰液仍未咳出,可予以叩背、吸痰等方法协助排痰。

【操作评分标准】

氧气雾化吸入法操作考核评分标准见表12-7。

表12-7　氧气雾化吸入法操作考核评分标准

项目	操作要求	分值	考试评分	备注
操作前准备（5分）	护士准备:衣帽整洁,修剪指甲,洗手,戴口罩	2		
	用物准备:用物齐全、放置合理,符合无菌原则	3		
评估（5分）	患者的病情、意识状态、肢体活动能力、用药史、过敏史、合作程度	2		
	患者呼吸道是否通畅,面部及口腔黏膜有无感染、溃疡	2		
	操作环境是否清洁、安静,温度、湿度是否适宜	1		
操作要点（70分）	携用物至患者床旁,核对患者信息	3		
	向患者解释,取得合作	2		
	检查:使用前检查雾化器各部件是否完好,有无松动、脱落、漏气等异常情况	10		
	加药:遵医嘱将药液稀释至5 mL,注入雾化器的药杯内	10		
	连接:将雾化器的接气口连接于氧气筒或中心吸氧装置的输氧管上	10		
	调节:调节氧流量一般为6~8 L/min	5		
	再次核对	2		
	开始雾化:指导患者手持雾化器,将吸嘴放入口中紧闭嘴唇深吸气,用鼻呼气。如此反复,直至药液吸完为止	20		
	核对	2		
	结束雾化:取下雾化器,关闭氧气开关	6		
操作后终末处置（5分）	协助患者擦干面部,清洁口腔,取舒适卧位,整理床单位	3		
	清理用物	1		
	洗手,记录	1		

续表 12-7

项目	操作要求	分值	考试评分	备注
操作后评价（15 分）	严格执行查对制度和无菌操作原则	3		
	关心患者，体现人文关怀	3		
	动作轻柔、流畅，健康教育到位	3		
	操作熟练，符合操作规程	3		
	知识掌握灵活准确、条理清晰，操作过程重点突出	3		
总分		100		

【选择题】

1. 氧气雾化吸入的目的错误的是 （ ）
   A. 湿化气道　　B. 控制感染
   C. 改善通气　　D. 祛痰镇咳
   E. 促进药物吸收
2. 氧气雾化吸入过程中注入雾化器药杯中的药液应稀释至多少毫升 （ ）
   A. 5　　B. 10
   C. 7　　D. 4
   E. 6
3. 氧气雾化吸入时氧流量一般为多少 （ ）
   A. 6 ~ 8 L/min　　B. 5 ~ 10 L/min
   C. 5 ~ 8 L/min　　D. 3 ~ 4 L/min
   E. 10 L/min
4. 开始雾化时，患者将吸嘴放入口中，紧闭嘴唇深呼吸，用哪里呼气 （ ）
   A. 张口呼气　　B. 去掉雾化器
   C. 鼻　　D. 中间停止，用嘴呼气
   E. 可松口呼气
5. 雾化时氧气湿化瓶内 （ ）
   A. 勿盛水　　B. 盛 1/3 满
   C. 盛 1/2 满　　D. 盛 2/3 满
   E. 盛 3/4 满
6. 雾化吸入不常用于哪类患者 （ ）
   A. 咽喉炎　　B. 支气管扩张
   C. 肺炎　　D. 肺脓肿
   E. 胃溃疡
7. 雾化吸入前应评估患者的内容不包括 （ ）

A. 年龄　　B. 病情
C. 意识状态　　D. 精神压力
E. 过敏史

【选择题答案】

1. E　2. A　3. A　4. C　5. A　6. E　7. D

【评判性思考】

1. 氧气雾化吸入时氧气湿化瓶内为什么不能放水？
2. 如何与患者交流，让其放松情绪，更好地配合治疗和护理？
3. 如何正确使用供氧装置？

任务二　压缩雾化吸入法

【实验学时】

2 学时。

【实验类型】

技能型实验。

【学习目标】

1. 能说出压缩雾化吸入治疗的目的、意义及操作要点等。
2. 能正确操作压缩雾化器。
3. 能熟练与患儿交流，适时对患儿家属进行健康教育。

【实验目的】

1. 改善通气：解除支气管痉挛、保持呼吸道通畅。常用于支气管哮喘等患者。

2. 控制感染：消除炎症，控制呼吸道感染，缓解患者咳嗽、咳痰等呼吸道症状。

3. 湿化气道：常用于呼吸道湿化不足、痰液黏稠、咳痰无力，痰液不易咳出者，稀释痰液，有助于痰液的排出。

4. 祛痰镇咳：减轻呼吸道黏膜水肿、稀释痰液、帮助祛痰。

5. 预防呼吸道感染：常用于胸部手术前、后的患者。

【临床案例】

患者丁一，男，3 岁。代主诉：反复咳嗽、发热 1 d，伴有呼吸困难。诊断：哮喘，上呼吸道感染。体格检查：体温 36.7 ℃，脉搏 118 次/min，呼吸 31 次/min，咽部充血明显，扁桃体 2 度肿大，听诊肺部散在细湿啰音，医师给予止咳、抗炎等治疗。医嘱：布地奈德混悬液 1 mg 压缩雾化吸入每天 2 次。现遵医嘱实施“压缩雾化吸入”治疗。

【实验准备】

1. 护士准备：衣帽整齐，洗手，戴口罩。

2. 物品准备

(1)治疗车上层：压缩雾化器、氧气雾化面罩、5 mL 注射器 1 个、治疗盘 1 个、治疗巾、弯盘、药液(遵医嘱准备)、纸杯、毛巾。

(2)治疗车下层：锐器收集盒、医疗废物桶、生活垃圾桶。

3. 患者准备：给患者及家长解释雾化吸入的目的及雾化吸入过程如何配合等要点。

协助患者清洁口鼻腔分泌物，保持呼吸道通畅。

4. 环境准备：雾化室宽敞明亮，关闭门窗，室温调至 20 ~ 24 ℃，相对湿度 55% ~65%。

【操作步骤】

一、操作前核对、评估、与患者家长沟通

1. 核对患者的住院号、姓名、性别等信息。

2. 评估患者

(1) 病情、用药史、过敏史、治疗情况。

(2) 患者的意识状态、认知情况及配合程度。

(3) 呼吸道是否通畅，面部及口腔黏膜有无溃疡、感染等。

3. 评估操作环境，雾化室宽敞明亮。

(参考解释语)

家长您好，能告诉我患者的姓名吗？(家长：丁一。)丁一妈妈，我是丁一的责任护士小张，为了缓解孩子的咳嗽状况，遵医嘱现在给孩子做压缩雾化吸入，雾化吸入就是经过雾化器将药液压缩成颗粒很小的雾气，通过呼吸将药液吸入肺部，起到止咳的作用。您看现在可以做吗？(家长：可以。)请问孩子有对什么药物过敏吗？(家长：没有。)丁一小朋友，雾化的时候有一点儿凉凉的感觉，没有其他不舒服的。丁一能否配合阿姨一下呢？(患者：好的。)请您稍候，我去准备一下马上过来。

二、操作过程

1. 患者取坐位或半卧位。

2. 检查雾化器各部件是否完好，有无松动、脱落、漏气等异常情况。

3. 加药：遵医嘱将药液稀释至 5 mL，注入雾化器的药杯内。

4. 核对：携用物至患者床旁，核对患者床号、姓名、腕带。

5. 连接压缩雾化器电源及雾化面罩，加入药液，打开电源，将面罩轻扣患儿面部，不堵塞面罩两边出气侧孔。

(参考解释语)

压缩雾化吸入法

丁一小朋友，不用紧张，需要你通过这个面罩进行呼吸，面罩要和你的小脸紧密贴合哦，对，就是这样的！丁一真棒！丁一现在准备好了吗？(患者：好了。)那，我们现在开机了，你正常呼吸就可以了，吸气时最好深深地吸气，慢慢呼气，雾化过程大概持续 10 ~ 15 min。丁一，就是这样的，加油！

6. 雾化过程中，注意观察患者有无咳嗽、气促等状况，如有不适立即停止。

7. 雾化吸入治疗后进行叩背，协助排痰。

8. 协助患者用温开水漱口，不会漱口的患者嘱家长予以喂水，擦干净面部药液。

(参考解释语)

丁一小朋友，现在雾化结束了，整个过程中，你配合得非常好，棒棒哒！现在你用杯

子漱漱口好吗？对，就是这样的！来再用毛巾擦一下脸，真好！

9. 整理用物，洗手，记录。

（参考解释语）

丁一小朋友，现在雾化结束了，我们来玩一个叩背游戏好不好？（患者：好呀好呀！）丁一过来趴在阿姨腿上，叩背游戏马上开始喽！丁一你准备好了吗？好啦！丁一，我们开始吧！丁一妈妈，你看我是如何给丁一做叩背的，你学一下，回家也要给丁一叩背，一天早中晚最少3次，这样可以帮助孩子顺利地把痰液咳出来。丁一今天表现特别棒！配合阿姨特别到位！丁一，谢谢你的配合！

【操作流程图】

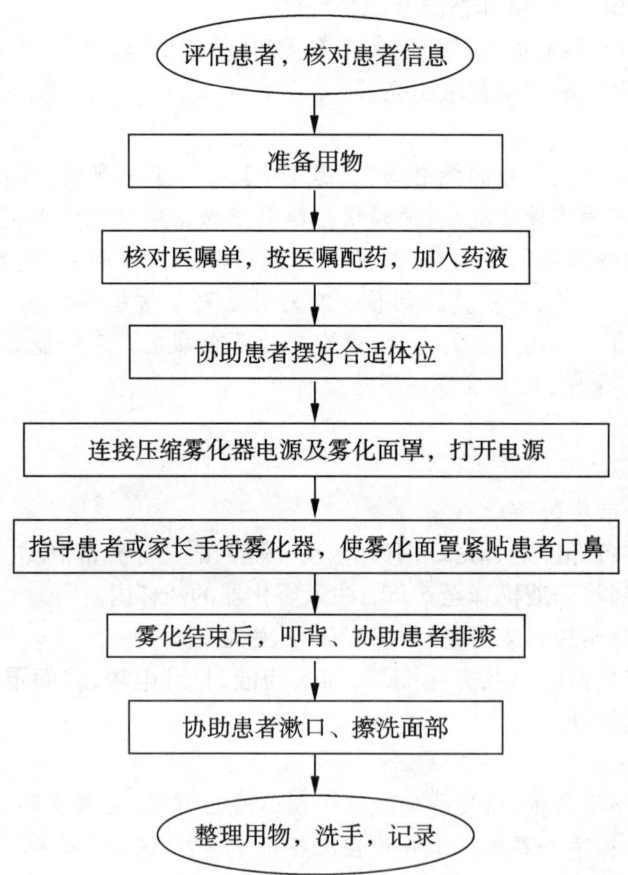

【注意事项】

1. 雾化吸入时取坐位、半坐位或侧位，尽量避免仰卧位，必须仰卧位时需将床头抬高30°。

2. 雾化前、后30 min内勿进食。

3. 面部勿涂抹脂溶性、油性等面霜。

4. 雾化吸入后及时开窗通风，给予患者叩背，促进痰液的排出。

5. 压缩雾化器须放在平坦稳定处，勿置于地毯或粗糙表面，以免堵塞通风，操作时勿覆盖压缩机表面。

【操作评分标准】

压缩雾化吸入法操作考核评分标准见表12–8。

表12–8 压缩雾化吸入法操作考核评分标准

项目	操作要求	分值	考试评分	备注
操作前准备（5分）	护士准备：衣帽整洁，修剪指甲，洗手，戴口罩	2		
	用物准备：用物齐全、放置合理，符合无菌原则	3		
评估（5分）	患者的病情、意识状态、肢体活动能力、用药史、过敏史、配合程度	2		
	患者呼吸道是否通畅，面部及口腔黏膜有无溃疡、感染	2		
	操作环境是否清洁、安静。温度、湿度是否适宜	1		
操作要点（70分）	携用物至患者床旁，核对患者信息	4		
	向患者解释雾化的目的、意义及注意事项，取得合作	6		
	检查：使用前检查压缩雾化器各部件是否完好，有无松动、脱落、漏气等异常情况	10		
	加药：核对治疗单，将雾化药物注入一次性雾化器内	6		
	协助患者取合适体位，铺治疗巾于颌下	4		
	正确连接口含嘴或面罩，协助患者将口含嘴或面罩放置于适当部位，保障雾化药物顺利进入患者体内	6		
	再次核对	2		
	接通电源，打开压缩雾化机开关。指导患者用口吸气、鼻呼气	6		
	治疗中观察患者反应，询问其有无不适，发现异常及时处理	6		
	治疗毕，取下口含嘴或面罩，关闭压缩雾化机开关	6		
	再次查对	6		
	正确处理用物，洗手	4		
	观察并记录治疗效果与反应	2		

续表 12-8

项目	操作要求	分值	考试评分	备注
操作后终末处置（5 分）	协助患者擦净面部，清洁口腔，取舒适卧位，整理床单位	3		
	清理用物	2		
操作后评价（15 分）	严格执行查对制度和无菌操作原则	3		
	关心患者，体现人文关怀	3		
	动作轻柔，流畅，健康教育具有针对性	3		
	雾化效果，雾化过程是否顺利	3		
	知识掌握灵活准确、条理清晰，操作过程重点突出	3		
总分		100		

【选择题】

1. 目前治疗哮喘最有效的抗炎措施是 （ ）
   A. 吸入 β_2 受体激动剂　　B. 吸入糖皮质激素
   C. 静脉输入抗炎药物　　D. 吸入盐酸氨溴索
   E. 吸入 α 干扰剂
2. 下述雾化吸入的注意事项，叙述不正确的是 （ ）
   A. 雾化治疗前半小时不进食
   B. 雾化吸入前不要涂抹油性面霜
   C. 雾化吸入后应漱口
   D. 雾化器放置于平稳的工作台上
   E. 雾化时可取侧卧位
3. 雾化吸入治疗时最适宜的药物微粒大小为 （ ）
   A. 直径 1 ~5 μm　　B. 直径<0.5 μm
   C. 直径>5 μm　　D. 直径>10 μm
   E. 直径 0.5 ~1 μm
4. 毛细支气管炎的主要病原微生物为 （ ）
   A. 肺炎链球菌　　B. 金黄色葡萄球菌
   C. 肺炎支原体　　D. 呼吸道合胞病毒
   E. 肺炎衣原体
5. 下列属于支气管舒张剂的是 （ ）
   A. 布地奈德混悬液　　B. 盐酸氨溴索
   C. 特布他林　　D. 地塞米松
   E. α 干扰素
6. 建议雾化吸入器更换频率为 （ ）

A. 7 d　　B. 3 d
C. 每日　　D. 15 d
E. 1 个月

7. 雾化吸入时正确的吸入方法不包括　（　　）
A. 一般患儿取坐立位或抱立位　　B. 年长儿易进行深而慢的呼吸
C. 哭闹时雾化效果比睡眠时更好　　D. 婴幼儿平静呼吸
E. 寒冷天气时避免雾化吸入后立刻外出

8. 关于雾化吸入的特点描述不正确的是　（　　）
A. 全身不良反应较小　　B. 患儿均需要深而慢的呼吸
C. 适用于任何年龄段　　D. 起效迅速
E. 疗效较好

9. 关于雾化吸入糖皮质激素,叙述不正确的是　（　　）
A. 减轻气道炎症　　B. 控制哮喘症状
C. 降低哮喘死亡率　　D. 改善肺功能
E. 不可同时联合吸入其他具有协同作用的药物

10. 雾化吸入过程的注意事项不包括　（　　）
A. 雾化吸入时防止药物进入眼睛
B. 使用面罩吸入前不要涂抹油性面霜
C. 面罩雾化吸入后清洗面部
D. 选择开放式面罩优于密闭式面罩
E. 雾化吸入时患儿哭闹对效果没有影响

【选择题答案】

1. B　2. E　3. A　4. D　5. C　6. A　7. C　8. B　9. D　10. E

【评判性思考】

1. 患儿的体位对雾化吸入效果有什么影响?
2. 为何在雾化过程中尽量避免患儿哭闹?
3. 如何与家长及患儿交流,让患儿放松情绪,更好地配合诊疗与护理?

项目八 胰岛素笔注射法

【实验学时】

2学时。

【实验类型】

技能型实验。

【学习目标】

1. 能区分长效、短效、正规胰岛素。
2. 能正确说出胰岛素给药途径和给药原则。
3. 能正确描述胰岛素笔注射方法的目的、常用部位及注意事项。
4. 能正确说出患者发生低血糖的处理及预防措施。

【实验目的】

注射胰岛素,控制血糖。

【临床案例】

患者刘某某,女,47岁,主诉:口渴多饮3个月,诊断:2型糖尿病。患者肥胖,体重约为105 kg,既往有糖尿病病史。全天喝碳酸饮料,偶尔饮酒,很少锻炼,否认使用过禁用药物。今日测患者晚餐前血糖18.7 mmol/L,告知主管医生,嘱患者活动,复测1 h后血糖,结果:17.6 mmol/L,医嘱:立即用诺和锐胰岛素12 U皮下注射。

【实验准备】

1. 护士准备:着装整洁,修剪指甲,洗手,戴口罩。

2. 用物准备

(1)治疗车上层:注射盘(内有75%乙醇1瓶,医用棉签1包)、胰岛素笔(内装胰岛素)、笔用针头1个、手消毒液1瓶。

(2)治疗车下层:锐器收集盒、医疗废物桶、生活垃圾桶。

3. 患者准备:患者和家属了解胰岛素注射的目的、方法、注意事项、配合要点、药物的作用及副作用。

(参考解释语)

您好,让我核对一下您的腕带好吗?刘女士您好,我是您的责任护士小胡。由于监测到您晚餐前血糖较高，且活动后未明显降低，为防止血糖过高造成潜在并发症的发生，现在遵医嘱给您进行诺和锐胰岛素12 U皮下注射，以降低您的血糖。我先查看一下您的注射部位。（护士：腹部皮肤无硬结、无瘢痕，皮下脂肪分布均匀。）刘女士，我待会将在您腹部为您注射胰岛素，操作时请您尽量放松。好的，请您稍候，我去准备一下马上过来。

4. 安装胰岛素笔芯

(1) 回温：提前30 min从冰箱冷藏室取出胰岛素，在室温下回温。

(2) 核对：核对胰岛素的剂型，检查笔芯有无破损或漏液，检查笔芯中的药液性状，并确认在有效期内。

(3) 安装：旋开笔帽，拧开笔芯架，将笔芯装入笔芯架，拧紧。

(4) 摇匀：将胰岛素笔平放在手心中，水平滚动10次，然后用手持胰岛素笔，通过肘关节和前臂的上下摆动，上下翻动10次，使瓶内药液充分混匀。

(5) 装针：撕掉针的保护片，顺时针拧紧针头。

(6) 排气：将计量调节旋钮拨至2 U，针尖向上直立，手指轻弹笔芯架数次，使空气聚集在顶部后，按压注射键，直至一滴胰岛素从针头溢出，即表示驱动杆已与笔芯完全接触，且笔芯内的气泡已排尽。

【操作步骤】

一、操作前核对、评估、与患者沟通

1. 核对患者的床号、姓名、腕带。

2. 评估及解释

(1) 评估：①患者的病情、治疗情况、过敏史、胰岛素使用情况。②患者的意识状态、肢体活动能力、对用药的认知及合作程度。③注射部位的皮肤及皮下组织状况。

(2) 解释：①胰岛素笔注射的目的、方法、注意事项。②药物的作用、副作用及配合要点。

3. 评估操作环境是否隐蔽，室温是否适宜。

二、操作过程

1. 屏风遮挡，注意保护患者隐私。

2. 协助患者取舒适体位，暴露注射部位。

3. 选择合适注射部位（适合注射胰岛素的部位有腹部、大腿外侧、上臂外侧和臀部外上侧）。

4. 洗手。

5. 75%乙醇消毒皮肤，消毒范围直径>5 cm，待干。

6. 调整剂量：剂量显示窗为零，调整剂量选择环，在显示窗中选择相应剂量。

胰岛素笔注射法

7. 核对排气。

8. 进针推药：使用较短（4 mm或5 mm）的针头时，大部分患者无须捏起皮肤，并可

90°进针;使用较长(≥8 mm)的针头时,需要捏皮,并45°角进针以降低肌内注射风险。快速按下注射键,应在拔出针头前至少停留10 s。

9. 拔针按压:注射毕,用无菌干棉签轻压针刺处,快速拔针后按压片刻。

10. 再次核对。

11. 操作后处理:①协助患者取舒适卧位;②清理用物;③洗手,记录。

(参考解释语)

刘女士,已经为您注射完毕胰岛素,建议您半小时内进食,减少含糖量较高食物的摄入,合理膳食,适当运动,以免再次引起血糖过高。如果您有任何不适,请不要惊慌,及时告知医务人员。您这样躺着舒服吗?还有其他的需要吗?如果有需要请及时按呼叫器叫我,我也会经常来看您的,谢谢您的配合。

【操作流程图】

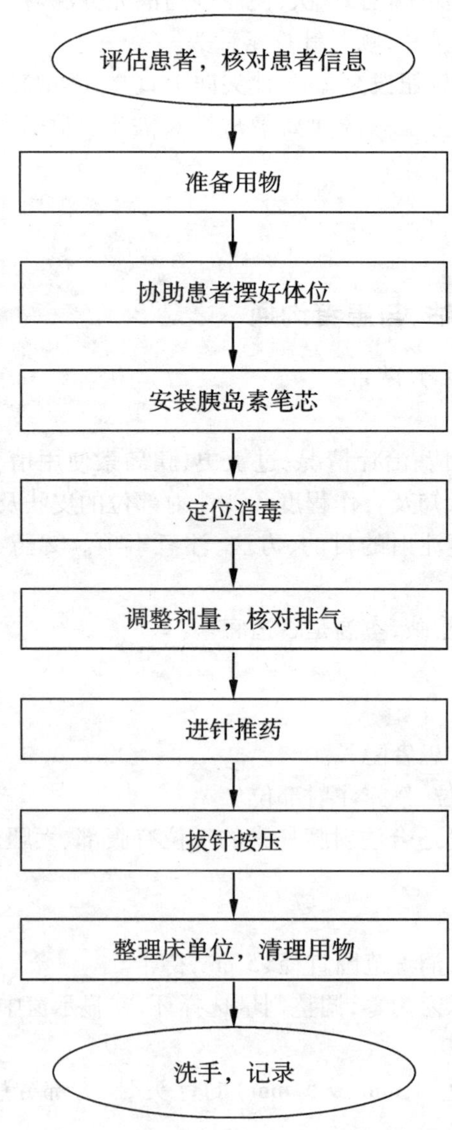

【注意事项】

1. 严格执行查对制度和无菌技术操作原则。

2. 提前 30 min 从冰箱冷藏室取出胰岛素，在室温下回温，刚从冰箱里取出的胰岛素温度过低，活性没有达到最佳效果，直接注射也会引起机体不适。而在高温情况下，胰岛素会部分失效。

3. 使用云雾状胰岛素之前，应将胰岛素充分混匀。笔芯中剩余的药液量，至少在 12 U 以上，才能保证药液能被混合均匀，如果不足 12 U，应换一支新的注射笔。

4. 使用前及更换笔芯后均应排尽笔芯内空气。

5. 适合注射胰岛素的部位有腹部、大腿外侧、上臂外侧和臀部外上侧；长期使用胰岛素患者，应注意更换注射部位。

6. 操作时确保药物剂量全部被注入体内，同时防止药液渗漏。

【操作评分标准】

胰岛素笔注射法操作考核评分标准见表 12–9。

表 12–9　胰岛素笔注射法操作考核评分标准

项目	操作要求	分值	考试评分	备注
操作前准备（4 分）	护士准备：着装整洁，修剪指甲，洗手，戴口罩	2		
	用物准备：用物齐全，摆放有序，便于操作	2		
评估（6 分）	患者的病情、治疗情况、胰岛素使用情况	1		
	意识状态、肢体活动能力、对用药的认知及合作程度	1		
	注射部位的皮肤及皮下组织状况	1		
	解释胰岛素笔注射的目的、方法、注意事项	1		
	解释药物的作用、副作用及配合要点	1		
	操作环境是否隐蔽，室温是否适宜	1		
安装流程质量（20 分）	回温：提前 30 min 从冰箱冷藏室取出胰岛素，在室温下回温	2		
	核对：核对胰岛素的剂型，检查笔芯有无破损或漏液，检查笔芯中的药液性状，并确认在有效期内	8		
	安装：旋开笔帽，拧开笔芯架，将笔芯装入笔芯架，拧紧	2		
	摇匀：将胰岛素笔平放在手心中，水平滚动 10 次，然后用手持胰岛素笔，通过肘关节和前臂的上下摆动，上下翻动 10 次，使瓶内药液充分混匀	3		
	装针：撕掉针的保护片，顺时针拧紧针头	2		
	排气：将计量调节旋钮拨至 2 U，针尖向上直立，手指轻弹笔芯架数次，使空气聚集在顶部后，按压注射键，直至一滴胰岛素从针头溢出	3		

续表 12-9

项目	操作要求	分值	考试评分	备注
操作要点（50 分）	携用物至患者床旁，核对患者信息	5		
	向患者解释，取得合作，协助患者取舒适卧位，暴露患者脐部两侧 3～5 cm 处皮肤	5		
	洗手	3		
	75% 乙醇消毒皮肤，待干	5		
	调整剂量	2		
	核对排气	5		
	进针推药，缓慢注射并询问，观察患者有无不适	10		
	拔针、按压片刻	10		
	查对	5		
操作后终末处置（5 分）	协助患者取舒适卧位，整理床单位	1		
	讲解进食时间、注意事项	2		
	清理用物，洗手，记录	2		
操作后评价（15 分）	严格执行查对制度和无菌操作原则	3		
	关心患者，健康教育到位，保护患者隐私	3		
	态度严谨，坚持三查七对	3		
	操作熟练，方法正确	3		
	知识掌握灵活准确、条理清晰，操作过程重点突出	3		
总分		100		

【选择题】

1. 胰岛素吸收速度最快的部位是（　　）

A. 腹部　　B. 手臂

C. 大腿　　D. 臀部

E. 以上皆是

2. 预防局部硬结和皮下脂肪增生有效的方法是（　　）

A. 减少注射胰岛素次数　　B. 减少胰岛素注射剂量

C. 药物预防　　D. 注射部位轮换

E. 局部热敷

3. 胰岛素注射前，除认真核对患者外，还应核对（　　）

A. 胰岛素注射笔与胰岛素是否匹配

B. 胰岛素的类型、性状、有效期
C. 胰岛素注射剂量
D. 注射时间
E. 以上皆是

4. 基础胰岛素一般 1 d 注射次数为　(　　)
A. 1　B. 2
C. 3　D. 4
E. 5

5. 按作用特点，普通胰岛素属于哪种胰岛素，起效时间多少　(　　)
A. 短效胰岛素，5 ~ 10 min　B. 短效胰岛素，10 ~ 15 min
C. 短效胰岛素，30 min　D. 中效胰岛素，30 min
E. 长效胰岛素，30 min

6. 胰岛素推注完毕后针头至少在体内停留多长时间　(　　)
A. 5 s　B. 10 s
C. 15 s　D. 20 s
E. 25 s

7. 对于胰岛素使用的注意事项，不正确的是　(　　)
A. 注射胰岛素易引起低血糖
B. 0 ~ 4 ℃冰箱保存，禁止冷冻
C. 根据血糖监测结果，及时调整胰岛素剂量
D. 胰岛素宜在餐前注射
E. 在抽取时先抽中、长效胰岛素，再抽普通胰岛素

8. 胰岛素治疗糖尿病最常见的不良反应是　(　　)
A. 低血糖反应　B. 脂肪萎缩
C. 过敏反应　D. 胃肠道反应
E. 肝脏损害

9. 关于胰岛素注射，下列说法错误的是　(　　)
A. 常用注射部位有臀大肌、上臂外侧、腹部、股外侧
B. 胰岛素可以冷冻保存
C. 混合注射胰岛素时，应先抽普通胰岛素
D. 1 周内同一部位不应注射 2 次
E. 使用前 1 h 自冰箱取出

10. 长期注射胰岛素的糖尿病患者出院，护士在健康指导中不妥的是　(　　)
A. 每日饭前 30 min 注射　B. 不能在发炎、化脓、硬结处注射
C. 注射部位固定在三角肌下缘　D. 严格做好皮肤消毒
E. 定期监测血糖

【选择题答案】

1. A　2. D　3. E　4. A　5. C　6. B　7. E　8. A　9. B　10. C

【评判性思考】

1. 在胰岛素笔注射、排气时,注射推键压不动,该怎么办?
2. 简述胰岛素注射针头重复使用的危害。
3. 简述胰岛素注射部位的轮换原则。

模块十三　静脉输液与输血技术

项目一 密闭式周围静脉输液法

任务一 头皮针静脉输液法

【实验学时】

2 学时。

【实验类型】

技能型实验。

【学习目标】

1. 操作中能严格执行查对制度及无菌操作原则。
2. 能熟练与患者沟通交流,向患者讲解输液的目的及注意事项。
3. 能正确操作密闭式周围静脉输液法静脉穿刺手法及操作流程。
4. 能正确说出输液过程中常见故障及排除方法。
5. 能正确说出常见的输液反应及护理措施。

【实验目的】

1. 补充水分及电解质,预防和纠正水、电解质及酸碱平衡紊乱。
2. 增加循环血量,改善微循环,维持血压及微循环灌注量。
3. 供给营养物质,促进组织修复,增加体重,维持正氮平衡。
4. 输入药物,治疗疾病。

【临床案例】

患者张某某,女,45 岁。主诉:进食不洁饮食后腹痛、腹泻 1 d 伴发热 2 h。检查:体温 38.5 ℃,脉搏 96 次/min,呼吸 24 次/min,血压 111/78 mmHg。血常规:WBC:18×10^9/L,诊断:急性胃肠炎,医嘱:环丙沙星 0.4 g,静脉滴注,每天 1 次,5% 葡萄糖氯化钠注射液 500 mL+10% 氯化钠注射液 30 mL,静脉滴注,每天 1 次。

【实验准备】

1. 护士准备:衣帽整洁,修剪指甲,洗手,戴口罩。

2. 用物准备

(1)治疗车上层:基础治疗盘用物一套、弯盘、输液执行单、输液巡视单、输液瓶签(根据医嘱打印或抄写)、液体及药物(按医嘱准备)、输液器一套、注射器及针头、胶布(输液贴)、止血带、小垫枕、一次性治疗巾、笔、护士表、瓶套、砂轮、手消毒液。

(2)治疗车下层:锐器收集盒、生活垃圾桶、医用垃圾桶、止血带回收盒。

(3)其他:输液架,必要时备开瓶器、小夹板、棉垫及绷带、剪刀、输液泵。

3. 输液前准备

(1)根据医嘱两人核对瓶签:核对床号、姓名、药名、浓度、剂量、用法、时间、失效期。

(2)核对所备药物的药名、浓度、剂量、失效期。

(3)检查药物瓶口有无松动、瓶身有无裂痕,药瓶尾部拉钩是否完好。

(4)对光检查有无混浊、沉淀、絮状物,检查药物有无变色。

(5)将输液瓶签倒贴在输液瓶上。

(6)拉开输液袋(瓶)上拉环,常规消毒瓶塞。

(7)按医嘱加入药物,检查药液情况,签加药时间及操作者全名,套上瓶套,消毒瓶塞一次。

(8)检查一次性输液器有无过期和漏气,打开输液器包装,将输液器针头插入瓶塞直至针头根部(输液器仍保留在包装中)。

4. 患者准备

(1)了解静脉输液的目的、方法、注意事项及配合要点。

(2)输液前排尿或排便。

(3)取舒适卧位。

【操作步骤】

一、操作前核对、评估、与患者沟通

1. 核对患者的床号、姓名、腕带。

2. 评估患者的年龄、病情、意识状态及营养状况等;心理状态及配合程度;穿刺部位的皮肤、静脉状况及肢体活动度。

3. 评估操作环境是否整洁、安静、舒适、安全。

(参考解释语)

张女士您好,请让我核对一下您的腕带好吗?张女士您好,我是您的责任护士小李。您现在感觉怎么样?根据您的症状医生诊断您是急性胃肠炎,需要输液消炎。今天您输的液体有环丙沙星,它是抗感染药物,其他是补充体液的液体,共有4瓶液体。我先看看您的手背部皮肤吧,局部皮肤完好无破损,无硬结、无红肿,可以扎针,现在需要从您的手背部扎一个小钢针,通过它把药物及液体输入您的体内以消炎补充液体。因为输液需要较长时间,您现在需要大小便吗?我去准备一下,稍后来为您输液,希望您能配合。

二、操作过程

1. 穿刺前核对:携用物至患者床旁,再次核对患者的床号、姓名、性别。

（参考解释语）

张女士您好，让我再看一下您的腕带吧。

2. 准备

(1)再次检查所有药液，再次洗手。

(2)协助患者取舒适体位，选择静脉。

(3)调节输液架位置和高度，备好输液贴。

(4)挂输液瓶于输液架上。将穿刺针的针柄夹于两手指之间，倒置茂菲滴管，轻轻挤压茂菲滴管使输液瓶内的液体流出。当茂菲滴管内的液面达到滴管的1/2～2/3满时，迅速转正滴管，打开调节器，使液体缓慢下降，排气至过滤网连接处，将输液管放好。

（参考解释语）

您好，张女士，现在我帮您输液，采取什么姿势您会比较舒服？能让我看看您哪只手背的静脉比较适合输液吗？

3. 消毒皮肤

(1)在穿刺部位下方铺上治疗巾，扎止血带于穿刺部位上6～8 cm处，选择穿刺血管，松开止血带。

(2)常规消毒穿刺部位皮肤，范围>5 cm。

(3)待干，备胶布。

头皮针静脉输液法

4. 静脉穿刺

(1)再次扎止血带。

(2)进针前再次核对患者的床号、姓名、腕带，所用药液的药名、浓度、剂量、给药时间及给药方法。

(3)嘱患者握拳或手指聚拢呈扣杯状。

(4)排气至针头处，取下针头护帽，进针，见回血，针头放平再进少许。

(5)松开止血带、嘱患者松拳、打开调节器。

（参考解释语）

现在给您扎上止血带，请轻轻握拳，给我您的手，给您扎针啦，有一点点疼，好了，您可以松开手了，马上给您调节输液速度并固定好。

5. 固定及健康教育

(1)确定滴入通畅，固定好。必要时用夹板固定关节。

(2)根据患者的年龄、病情及药物的性质调节输液滴数，通常情况下，成人40～60滴/min；儿童20～40滴/min，特殊者另定。

(3)查对床号、姓名、腕带，所用药液的药名、浓度、剂量、给药时间及给药方法。

(4)协助患者取舒适卧位，将呼叫器放于患者易取处。

(5)询问患者感受，做好健康教育。

（参考解释语）

张女士，我已经调整好输液滴速了，不疼吧？请您在输液过程中不要随意调节滴速，手臂不要做大幅度运动以防止药液外渗，在输液过程中您有任何不舒服，请用呼叫器叫我，我也会随时过来巡视。现在您是否需要变换姿势或者有其他需要？没有是吗？好的，请您好好休息。

6. 整理、记录、巡视

(1)整理床单位和用物，洗手。

(2)在输液巡视卡上做好记录(输液的时间和滴速等)并挂在输液架上。

(3)输液过程中加强巡视，随时观察输液情况。

7. 输液完毕处理

(1)确认全部液体输入完毕后，携用物至床旁，核对床号、姓名、性别。

(2)关输液管调节器、轻揭输液敷贴(胶布)，快速拔针，用敷贴或棉签按压穿刺点，不揉搓，局部按压1～2 min(至无出血为止)。

(参考解释语)

您好，张女士，今天的液体已经全部输完，现在我来为您拔针。

8. 整理床单位：协助患者取舒适体位，盖好盖被。

9. 整理用物：将头皮针头和输液器插头剪至锐器盒内，液体瓶/袋置入收纳盒内。

10. 交代注意事项。

(参考解释语)

张女士，针已拔除，请您按压针眼1～2 min不出血就可以了，因为您丢失液体比较多，所以要多喝点糖盐水，补充液体；平时要注意饮食卫生。您现在还有其他需要吗？没有是吗？那请您好好休息。如果还有腹痛、腹泻等不舒服的症状，请及时告知医护人员。谢谢您的配合！

11. 洗手，记录。

【操作流程图】

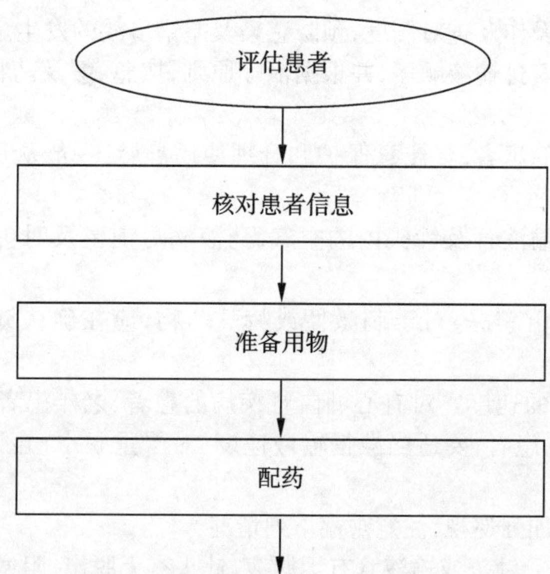

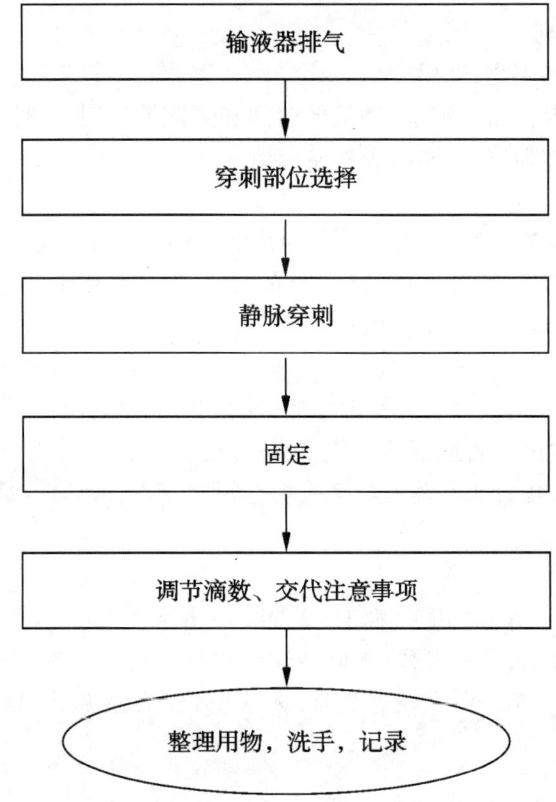

【注意事项】

1. 严格执行无菌操作及查对制度，预防感染及差错事故的发生。

2. 根据病情需要安排输液顺序，并根据治疗原则，按急、缓及药物半衰期等情况合理分配药物。

3. 对需长期输液的患者，要注意保护和合理使用静脉，一般从远端小静脉开始穿刺（抢救时可例外）。

4. 输液前要排尽输液管及针头内的空气，药液滴尽前要及时更换输液瓶（袋）或拔针，严防造成空气栓塞。

5. 注意药物的配伍禁忌，对于刺激性或特殊药物，应在确认针头已刺入静脉内再输入。

6. 严格掌握输液的速度。对有心、肺、肾疾病的患者，老年患者，婴幼儿以及输注高渗、含钾或升压药液的患者，要适当减慢输液速度；对严重脱水，心肺功能良好者可适当加快输液速度。

7. 输液过程中要加强巡视，注意观察下列情况：

（1）滴入是否通畅，针头或输液管有无漏液，针头有无脱出、阻塞或移位，输液管有无扭曲、受压。

（2）有无溶液渗出，注射局部有无肿胀或疼痛。有些药物如发疱剂（部分化疗药）、甘露醇、去甲肾上腺素等渗出至血管外会引起局部组织坏死。如发现上述情况,应立即停止输液,通知医生及护士长等人员予以处理。

(3)密切观察患者有无输液反应,如患者出现心悸、畏寒、持续性咳嗽等情况,应立即减慢或停止输液,并通知医生,及时处理。每次观察巡视后,应做好记录(记录在输液巡视卡或护理记录单上)。

【操作评分标准】

头皮针静脉输液法操作考核评分标准见表13-1。

表13-1　头皮针静脉输液法操作考核评分标准

项目	操作要求	分值	考试评分	备注
操作前准备(6分)	仪表端庄。操作前洗手,戴口罩	1		
	用物齐全、摆放有序,符合无菌原则	1		
	查对输液用药的药名、浓度、剂量、有效期。液体有无沉淀、混浊、变质,有无絮状物,瓶口有无松动、裂缝等	2		
	填写输液瓶签并倒贴于输液瓶(袋)上,打开瓶盖中心,套瓶套,常规消毒瓶塞,待干后加药,插入输液器	2		
评估(5分)	患者的年龄、病情、意识状态及营养状况、心理状态及配合程度	2		
	穿刺部位的皮肤、血管状况及肢体活动度	2		
	操作环境是否整洁、安静、舒适、安全	1		
操作要点(70分)	携用物至患者床旁,核对患者信息	3		
	告知患者用药目的、名称、用量、方法及配合要点,对患者进行评估	7		
	再次核对输液卡,挂输液瓶于输液架上	4		
	协助患者取舒适卧位,选择血管,穿刺部位下铺垫巾,评估穿刺部位皮肤,放好止血带,准备胶布	3		
	洗手,一次性排净输液管内空气,调节器阻断液体	8		
	常规消毒注射部位皮肤,待干	4		
	扎止血带,使尾端向上,再次消毒	4		
	嘱患者握拳,使静脉充盈	4		
	再次检查输液管下端,确无气泡后排出少许液体	4		
	再次查对,绷紧皮肤,按静脉注射法进行穿刺,见血后再进针少许	8		

续表 13-1

项目	操作要求	分值	考试评分	备注
操作要点（70 分）	嘱患者松拳，松止血带和调节器	3		
	点滴通畅后，输液贴固定针头	4		
	调节滴速（一般成人 40～60 滴/min，儿童 20～40 滴/min），填写输液巡视卡各项内容，并再次查对	3		
	整理用物及患者床单位，协助患者取舒适卧位，将呼叫器放于患者可及处，洗手	3		
	向患者交代注意事项	5		
	输液过程中：加强巡视，随时观察输液情况	1		
	输液完毕：携拔针用物至床旁，核对。关调节器，轻揭输液贴，快速拔针，按压穿刺点，至无出血为止	2		
操作后终末处置（4 分）	协助患者取舒适卧位，整理床单位	1		
	向患者交代注意事项	1		
	整理用物，垃圾分类处置。洗手，记录	2		
操作后评价（15 分）	无菌观念强，无污染，符合无菌操作原则	5		
	态度严谨，动作敏捷，操作细心准确	3		
	滴速符合要求，输入通畅局部无肿胀、渗漏	2		
	操作过程中能做到关心患者，以患者为中心，确保安全	2		
	知识掌握灵活准确、条理清晰，操作过程重点突出	3		
总分		100		

【选择题】

1. 对纠正体内电解质失调有显著效果的溶液是（　　）
   A. 浓缩白蛋白　　B. 右旋糖酐
   C. 血浆　　D. 晶体溶液
   E. 全血
2. 对维持血浆胶体渗透压、增加血容量及提高血压有显著效果的溶液是（　　）
   A. 5% 葡萄糖注射液　　B. 10% 葡萄糖注射液
   C. 0.9% 氯化钠注射液　　D. 复方氯化钠注射液
   E. 低分子右旋糖酐
3. 最严重的输液反应是（　　）
   A. 过敏反应　　B. 心脏负荷过重的反应

C. 发热反应　　D. 空气栓塞
E. 静脉炎

4. 脑水肿患者静脉滴注20%甘露醇注射液250 mL,要求在50 min内滴完,输液速度应为　　(　　)
A. 100滴/min　　B. 120滴/min
C. 150滴/min　　D. 170滴/min
E. 180滴/min

5. 输液引起急性循环负荷过重(肺水肿)的特征性症状是　　(　　)
A. 咳嗽、呼吸困难
B. 心慌、恶心、呕吐
C. 发绀、烦躁不安
D. 咳嗽、咳粉红色泡沫样痰、气促、胸闷
E. 胸闷、心悸伴呼吸困难

6. 输液时液体滴入不畅,局部肿胀,检查无回血,此时应　　(　　)
A. 改变针头方向　　B. 更换针头重新穿刺
C. 局部热敷　　D. 抬高输液瓶位置
E. 用注射器推注

7. 输液中发生肺水肿时吸氧需用20% ~30%的乙醇湿化,其目的是　　(　　)
A. 使患者呼吸道湿润　　B. 使痰液稀薄,易咳出
D. 降低肺泡表面张力　　C. 消毒吸入的氧气
E. 降低肺泡泡沫表面张力

8. 下列输液所致的发热反应的处理措施,错误的是　　(　　)
A. 出现反应,立即停止输液　　B. 通知医生及时处理
C. 寒战者给予保温处理　　D. 高热者给予物理降温
E. 及时应用抗过敏药物

9. 下列关于静脉炎的原因,错误的是　　(　　)
A. 输液时无菌技术不严格　　B. 输入刺激性强的药物
C. 长期输入浓度高的药物　　D. 长时间静脉留置硅胶管
E. 输液中针头穿出血管

10. 下列哪一项不是静脉炎的表现　　(　　)
A. 局部组织肿胀、灼热
B. 沿静脉走向出现条索状红线
C. 常伴有高热、无力等全身症状
D. 局部伴有疼痛
E. 局部组织发红

【选择题答案】

1. D　2. E　3. D　4. A　5. D.　6. B　7. E　8. A　9. E　10. C

【评判性思考】

1. 为该患者输液的目的是什么?
2. 为该患者输液时如何调节输液滴速?
3. 为该患者进行静脉输液,应查对的内容有哪些?

任务二　静脉留置针输液法

【实验学时】

3 学时。

【实验类型】

技能型实验。

【学习目标】

1. 能与患者进行良好沟通交流,并正确指导患者。
2. 能正确说出密闭式周围静脉留置针操作的目的、注意事项。
3. 掌握密闭式周围静脉留置针输液法静脉穿刺手法及操作流程。
4. 掌握静脉留置针冲、封管方法。

【实验目的】

1. 补充水分及电解质,预防和纠正水、电解质及酸碱平衡紊乱。
2. 增加循环血量,改善微循环,维持血压及微循环灌注量。
3. 供给营养物质,促进组织修复,增加体重,维持正氮平衡。
4. 输入药物,治疗疾病。

【临床案例】

患者王某某,女,49 岁,胃溃疡病史 5 年,3 h 前出现上腹部剧烈疼痛伴全腹压痛 2 h,检查:体温 36.4 ℃,脉搏 96 次/min,呼吸 24 次/min,血压 96/54 mmHg。医生诊断为:急性胃穿孔,急诊拟行:胃穿孔修补术。医嘱:禁食水,0.9% 葡萄糖氯化钠注射液 500 mL,立即静脉滴注。现遵医嘱立即建立密闭式周围静脉留置针的静脉通道,为该患者补液。

【实验准备】

1. 护士准备:衣帽整洁,修剪指甲,洗手,戴口罩。

2. 用物准备

(1)治疗车上层:基础治疗盘用物一套、弯盘、输液执行单、输液巡视单、输液瓶签(根据医嘱打印或抄写)、液体及药物(按医嘱准备)、输液器一套、注射器及针头、静脉留置针一套、封管液(0.9% 氯化钠注射液或稀释肝素液)、透明敷贴、止血带、小垫枕、一次性治疗巾、笔、护士表、瓶套、砂轮、手消毒液。

(2)治疗车下层:锐器收集盒、生活垃圾桶、医疗废物桶、止血带回收盒。

(3)其他:输液架,必要时备开瓶器、小夹板、棉垫及绷带、剪刀、输液泵。

3. 输液前准备

(1)根据医嘱两人核对瓶签:核对床号、姓名、药名、浓度、剂量、用法、时间、失效期。

(2)核对所备药物的药名、浓度、剂量、失效期。

(3)检查药物瓶口有无松动、瓶身有无裂痕,药瓶尾部拉钩是否完好。

(4)对光检查有无混浊、沉淀、絮状物,检查药物有无变色。

(5)将输液瓶签倒贴在输液瓶上。

(6)拉开输液袋(瓶)上拉环,常规消毒瓶塞。

(7)按医嘱加入药物,检查药液情况,签加药时间及操作者全名,套上瓶套,消毒瓶塞一次。

(8)检查一次性输液器有无过期和漏气,打开输液器包装,将输液器针头插入瓶塞直至针头根部(输液器仍保留在包装中)。

4. 患者准备

(1)了解静脉留置针输液的目的、方法、注意事项及配合要点。

(2)输液前排尿或排便。

(3)取舒适卧位。

【操作步骤】

一、操作前核对、评估、与患者沟通

1. 核对患者的床号、姓名、腕带。

2. 评估患者的年龄、病情、意识状态及营养状况等,心理状态及配合程度,穿刺部位的皮肤、静脉状况及肢体活动度。

3. 评估操作环境是否整洁、安静、舒适、安全。

(参考解释语)

王女士您好,请让我核对一下您的腕带好吗?我是您的责任护士小胡。您现在感觉怎么样?根据您的症状医生诊断您是急性胃穿孔,需要静脉输液补充液体支持治疗。因为您近几日需要禁止饮食,因此需要输较多的液体,为方便及时用药,我会给您在您的手臂上留置一个静脉留置针,每次输液用药时就可以直接连接这个留置针,不用反复扎针,减少疼痛,如无特殊情况,可以保留使用几天满足这几天的治疗需要,希望您能配合。因为今天输液需要较长一段时间,您现在需要大小便吗?我可以协助您。好的,请您稍候,我去准备一下马上过来。

二、操作过程

1. 核对:再次核对病的床号、姓名、性别。

(参考解释语)

王女士您好,让我再看一下您的腕带吧。

2. 准备

(1)再次检查所有药液,再次洗手。

(2)协助患者取舒适体位,选择血管。

(参考解释语)

您好,王女士,现在我帮您输液,采取什么姿势您会比较舒服?能让我看看您哪只手臂的血管比较适合留置一个静脉留置针吗?

3. 穿刺

(1)备好胶布和无菌敷贴,在胶布上写上日期和时间。

(2)扎止血带于穿刺部位上 10 ~ 15 cm 处,消毒穿刺部位皮肤(范围 8 ~ 10 cm),待干。

(3)取下留置针针套,旋转松动外套管(转动针芯),排气至留置针针头处。

(4)再次核对。让患者握拳,15° ~ 30°进针,见回血后压低角度,顺静脉走向再继续进针 0.2 cm。

(5)左手持 Y 接口,右手后撤针芯 0.5 cm。持针座将针芯与外套管一起送入静脉内。

(6)左手固定针翼,右手迅速将针芯抽出。

(参考解释语)

现在给您扎上止血带,请轻轻握拳,给我您的手,给您扎针啦,有一点点疼,您坚持一下。好了,您可以松开手了,马上给您调节输液速度并固定好。

4. 固定

(1)松开止血带、打开调节器、嘱患者松拳。

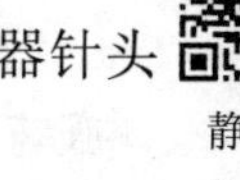

静脉留置针输液

(2)用无菌敷贴对留置针管做密闭式固定,再用胶布固定插入肝素帽内输液器针头及输液管,注明置管日期和时间的胶布粘贴于透明敷贴边缘处。

(3)根据患者的年龄、病情及药物的性质调节输液滴速。

(4)查对床号、姓名、性别、腕带,药物名称、浓度、剂量、给药时间和给药方法。

(5)协助患者取舒适卧位,询问患者感受,做好交代。

(参考解释语)

王女士,我已经调整好输液滴速了,在输液过程中如您有任何不舒服,请用呼叫器叫我们,我们也会随时过来观察,所以请您不要自己调整输液滴速,谢谢您的配合。

5. 整理

(1)整理床单位和用物,将呼叫器放于患者伸手可及处。洗手,在输液巡视单上做好记录(输液的时间、滴速、签全名)并挂在输液架上。

(2)输液过程中加强巡视,随时观察输液情况。

6. 封管

(1)确认本次输液全部液体输注完毕,关闭调节器。

(2)用抽吸有封管液(0.9% 氯化钠注射液)的注射器连接输液器针头,向后轻拔退至仅留针头斜面在肝素帽内脉冲式冲管、正压封管(边推注边退针,直至针头完全退出为止),也可用预充式导管冲洗器连接无针密闭输液接头插入右旋每次 1 mL 的推注量一推一停顿冲管，液体剩余 2 mL 时边匀速推注边左转拔除注射器，确保无血液回流至留置针内。

(3)向患者交代留置针留置期间护理的注意事项。

(参考解释语)

王女士，今天您所有的液体已经输完了，我帮您把输液器去掉，并给您的这个留置针做冲、封管处理，便于留置。您要注意保护，如果针头脱出或贴膜有松动、潮湿等异常请及时告诉我，洗漱时要注意保持局部干燥，活动时要防止留置针脱出。请您好好休息，有问题随时呼叫我。

7. 再次输液

(1)进行三查七对，按静脉输液法准备液体并排气。

(2)常规消毒肝素帽或无针密闭输液接头。

(3)输液针头插入肝素帽内或直接连接输液接头完成输液。

(参考解释语)

王女士，您好，今天感觉怎样？好多了吗？现在我帮您输液，今天输的液体是一些止血、补液、营养支持的药物。

8. 拔除留置针

(1)关闭调节器。

(2)揭开胶布及透明敷贴。

(3)用无菌干棉签轻压穿刺点上方，快速拔除留置针，局部按压直至无出血，无菌敷贴覆盖固定。

(参考解释语)

王女士，您好，经过几天的治疗，您的病情恢复了许多，遵医嘱您今天不用输液改为口服药治疗就可以了，现在我帮您把留置针拔除掉，这样您也会舒服一些。

9. 终末处置

(1)协助患者取舒适卧位，整理床单位。

(2)整理用物，医疗垃圾分类处理，静脉输液针头及输液器插头剪至锐器盒内。

(3)交代注意事项。

(4)洗手，记录。

(参考解释语)

王女士，留置针已经给您拔除掉了，近 2 d 注意不要把穿刺针眼处敷贴去掉，保持局部干燥、洁净，预防局部感染。今天暂时可以进食少量流质饮食如面汤等，如有觉得肚痛、头晕、拉黑便及时告诉医护人员。那您还有其他需要吗？如果没有，请好好休息。谢谢您的配合。

【操作流程图】

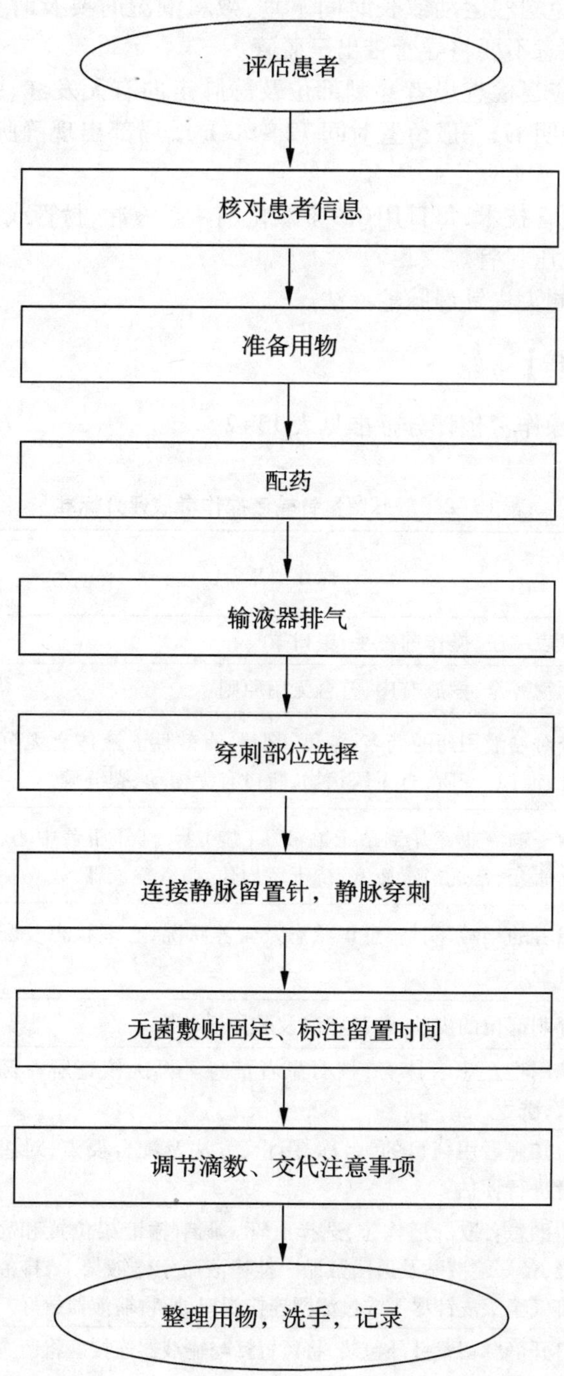
评估患者
核对患者信息
准备用物
配药
输液器排气
穿刺部位选择
连接静脉留置针，静脉穿刺
无菌敷贴固定、标注留置时间
调节滴数、交代注意事项
整理用物，洗手，记录

【注意事项】

1. 穿刺侧手臂避免剧烈运动或长时间下垂,敷料潮湿时要及时更换,睡眠时避免压迫穿刺部位,更衣时注意不要将导管带出至脱管。

2. 每次输液前后应当检查患者穿刺部位及静脉走向有无发红、肿胀,询问患者有关情况,留置时间参照说明书,一般留置时间 72 ~ 96 h 或局部出现静脉炎症状时要及时拔除并给予对症处理。

3. 正确使用冲、封管技术,每日用0.9%氯化钠注射液冲、封管或0.9%氯化钠注射液冲管、无菌肝素溶液正压封管。

4. 其他注意事项同头皮针静脉输液法。

【操作评分标准】

静脉留置针输液操作考核评分标准见表 13-2。

表 13-2　静脉留置针输液操作考核评分标准

项目	操作要求	分值	考试评分	备注
操作前准备（6 分）	仪表端庄,操作前洗手,戴口罩	1		
	用物齐全,摆放有序,符合无菌原则	1		
	查对输液用药的药名、浓度、剂量、有效期。液体有无沉淀、混浊、变质,有无絮状物,瓶口有无松动、裂缝等	2		
	填写输液瓶签并倒贴于输液瓶(袋)上,打开瓶盖中心,套瓶套,常规消毒瓶塞,待干后加药,插入输液器	2		
评估（5 分）	患者的年龄、病情、意识状态及营养状况、心理状态及配合程度	3		
	穿刺部位的皮肤、静脉状况及肢体活动度	2		
操作要点（70 分）	携用物至患者床旁,核对患者信息。再次核查所有药液,洗手	3		
	告知患者用药目的、名称、用量、方法及配合要点,对患者进行评估	3		
	协助患者取舒适体位,选择血管。调节输液架位置和高度,备好输液贴及透明敷贴。挂输液瓶于输液架上,排液排气至头皮针尽头或过滤网连接螺口处,将输液器放好	6		
	打开静脉留置针外包装,将留置针与输液器连接。将留置针内的气体排出,再将留置针放回留置针包装盒内	3		
	备好胶布和无菌敷贴,在胶布上写上日期和时间。扎止血带,消毒穿刺部位皮肤,待干	4		

续表 13-2

<table>
<tr><th>项目</th><th>操作要求</th><th>分值</th><th>考试评分</th><th>备注</th></tr>
<tr><td rowspan="10">操作要点
（70 分）</td><td>取下留置针针套，旋转松动外套管（转动针芯），排气至留置针针头处</td><td>3</td><td></td><td></td></tr>
<tr><td>再次核对，让患者握拳，15°～30°角进针，见回血后压低角度，顺静脉走向再继续进针 0.2 cm。左手持 Y 接口，右手后撤针芯 0.5 cm。持针座将针芯与外套管一起送入静脉内。左手固定针翼，右手迅速将针芯抽出</td><td>12</td><td></td><td></td></tr>
<tr><td>松开止血带、打开调节器、嘱患者松拳。用无菌敷贴对留置针管做密闭式固定，胶布固定输液管，注明置管日期和时间的胶布粘贴于透明敷贴边缘处。调节输液滴数</td><td>8</td><td></td><td></td></tr>
<tr><td>再次查对床号、姓名、性别、腕带，药物名称、浓度、剂量、给药时间和给药方法</td><td>4</td><td></td><td></td></tr>
<tr><td>协助患者取舒适卧位，询问患者感受，做好健康教育。洗手，在输液巡视卡上做好记录（输液的时间、滴速，签全名）</td><td>4</td><td></td><td></td></tr>
<tr><td>整理床单位和用物，将呼叫器放于患者易触摸处。输液过程中加强巡视，随时观察输液情况</td><td>3</td><td></td><td></td></tr>
<tr><td>封管：确认本次输液全部液体输注完毕，关闭调节器，冲、封管，向患者交代留置针留置期间的注意事项</td><td>5</td><td></td><td></td></tr>
<tr><td>再次输液：查对，按静脉输液法准备液体并排气，常规消毒肝素帽或无针密闭输液接头，输液针头插入肝素帽内或直接连接输液接头完成输液</td><td>6</td><td></td><td></td></tr>
<tr><td>拔除留置针：关闭调节器，揭开胶布及透明敷贴，用无菌干棉签轻压穿刺点上方，快速拔除留置针。局部按压直至无出血，无菌敷贴覆盖固定</td><td>6</td><td></td><td></td></tr>
<tr style="display:none"></tr>
<tr><td rowspan="3">操作后终末处置
（4 分）</td><td>协助患者取舒适卧位，整理床单位</td><td>1</td><td></td><td></td></tr>
<tr><td>整理用物，医疗垃圾分类处理，静脉输液针头及输液器插头剪至锐器收集盒内</td><td>2</td><td></td><td></td></tr>
<tr><td>交代注意事项，洗手，记录</td><td>1</td><td></td><td></td></tr>
<tr><td rowspan="5">操作后评价
（15 分）</td><td>无菌观念强，无污染，符合无菌操作原则</td><td>5</td><td></td><td></td></tr>
<tr><td>态度严谨，动作敏捷，操作细心准确</td><td>3</td><td></td><td></td></tr>
<tr><td>滴速符合要求，输入通畅，局部无肿胀、渗漏</td><td>2</td><td></td><td></td></tr>
<tr><td>操作过程中能做到关心患者，以患者为中心，确保安全</td><td>2</td><td></td><td></td></tr>
<tr><td>知识掌握灵活准确、条理清晰，操作过程重点突出</td><td>3</td><td></td><td></td></tr>
<tr><td>总分</td><td></td><td>100</td><td></td><td></td></tr>
</table>

【选择题】

1. 静脉留置针一般可以留置 ( )

A. 2 ~3 d
B. 3 ~5 d
C. 1 d
D. 6 ~7 d
E. 14 d

2. 为达到预期留置时间,静脉留置针应选择穿刺部位最好是 ( )

A. 前臂
B. 手背
C. 上臂
D. 下肢
E. 足背

3. 关于静脉穿刺时扎止血带,正确的是 ( )

A. 越紧越好
B. 越松越好
C. 能阻断静脉血流而不阻断动脉血流
D. 止血带尾端向下
E. 紧挨预穿刺点处扎止血带

4. 进行静脉留置针穿刺时,如果静脉不充盈,可以采取的方法有 ( )

A. 按摩血管
B. 让患者做反复连续握松拳动作
C. 用手指轻拍血管
D. 让患者手臂下垂 30 s
E. 以上都对

5. 常用的静脉留置针冲、封管液有 ( )

A. 0.9% 氯化钠注射液
B. 10 ~100 U 的肝素稀释液
C. 含 0.9% 氯化钠注射液的预充式导管冲洗装置
D. A+C
E. A+B+C

6. 留置时间不足 24 h 且无并发症的静脉留置针输液完毕时应及时 ( )

A. 拔除
B. 脉冲式冲管
C. 正压封管
D. 脉冲式冲管、正压封管
E. 以上都对

7. 补钾的原则不正确的是 ( )

A. 不宜过浓
B. 不宜过多
C. 不宜过慢
D. 不宜过早
E. 以上都对

8. 如果患者输液过程中出现急性肺水肿症状,应立即 ( )

A. 停止输液,迅速通知医生
B. 遵医嘱给予镇静、平喘、强心、利尿、扩血管
C. 安慰患者,消除其紧张情绪

D. 高流量吸氧 6 ~ 8 L/min
E. 以上都正确

9. 静脉输液过程中发生空气栓塞的致死原因是　　（　　）
A. 空气栓塞在主动脉入口　　B. 空气栓塞在肺动脉入口
C. 空气栓塞在上腔动脉入口　　D. 空气栓塞在下腔动脉入口
E. 空气栓塞在肺静脉入口

10. 下列哪一种是胶体溶液　　（　　）
A. 浓缩白蛋白　　B. 尿素
C. 复方氯化钠注射液　　D. 山梨醇
E. 甘露醇

【选择题答案】

1. B　2. A　3. C　4. E　5. D　6. D　7. E　8. E　9. B　10. A

【评判性思考】

1. 输液完毕静脉留置针冲管和封管的目的是什么？
2. 固定留置针敷贴为何使用平台高举法？
3. 为该患者留置静脉留置针宜选择什么部位？

项目二　输液泵使用技术

【实验学时】

2 学时。

【实验类型】

技能型实验。

【学习目标】

1. 了解输液泵的分类及工作原理。
2. 能正确说出输液泵使用的目的及注意事项。
3. 能熟练掌握输液泵使用方法,能正确调节输注总量、泵入速度。
4. 掌握输液泵报警的原因并进行正确处理。

【实验目的】

准确控制输液速度,使药物输注速度均匀、用量准确并安全地进入患者体内。

【临床案例】

患者周某某,男,72 岁,主诉:糖尿病 20 年余,近几日出现多尿、多饮及口渴症状,连续测空腹血糖及餐后血糖,血糖值波动在 15～21 mmol/L 之间。医生开立医嘱:0.9%氯化钠注射液 500 mL+普通胰岛素 50 U,起始泵入速度为 50 mL/h,立即,根据血糖水平及时调整泵入速度,测血糖,每小时 1 次。遵照医嘱为该患者使用输液泵泵入该组液体。

【实验准备】

1. 护士准备:衣帽整洁,修剪指甲,洗手,戴口罩。

2. 用物准备:基础治疗盘用物一套、弯盘、输液执行单、输液巡视单、液体及药物(按医嘱准备配制完成)、输液泵一台、配电盘、一次性输液器或专用输液泵管、手消毒液、笔、护士表、输液架。

3. 患者准备

(1)了解应用输液泵输液的目的、方法、注意事项及配合要点。

(2)输液前排尿或排便。

(3)取舒适卧位。

【操作步骤】

一、操作前核对、评估、与患者沟通

1. 核对患者的床号、姓名、腕带。

(参考解释语)

周先生，您好！请让我核对一下您的腕带好吗？

2. 评估患者输液部位的皮肤及血管情况。了解患者过敏史、用药史、用药的作用和副作用及药物配伍禁忌，观察用药后反应。

3. 了解患者身体状况，向清醒患者和家属解释输液泵给药的目的、方法、注意事项，取得患者合作。

4. 评估操作环境是否整洁、安静、舒适、安全。

(参考解释语)

您好，周先生，我是您的责任护士小张，因您这几天血糖比较高，医生为您开立医嘱：0.9%氯化钠注射液500 mL+普通胰岛素50 U，起始泵入速度为50 mL/h，根据血糖水平及时调整泵速，测血糖，每小时1次。因此，今天我们使用输液泵给您持续均匀输入这种药物，因为输液时间比较长，请您先去排一下大、小便吧。需要我协助吗？好的，过一会儿，我马上过来。

二、操作过程

1. 携用物至患者床旁，再次核对患者的床号、姓名、性别。

(参考解释语)

周先生您好，让我再看一下您的腕带好吗？

2. 检查安装输液泵

(1)将输液泵垂直固定在输液架上，接通输液泵电源，将液体挂于输液架上再次核对，排气，关紧调节器。

(2)打开输液泵电源开关，将输液器茂菲滴管下段输液管部分正确安装在输液泵的槽内。

3. 按静脉输液操作程序建立静脉输液通路。

(参考解释语)

您好，周先生，输液通路已经建好了，也已经为您连接完成，现在给您设定泵入速度。

4. 设定泵速、启动运行

(1)根据医嘱设定输液量、输液速度及其他需要的参数。

(2)再次核对输液执行单及输液巡视单，检查输液器连接是否正常。

(3)打开泵入开关，按设定速度泵入。

(4)再次查对，填写输液巡视卡挂于输液架上。

(参考解释语)

周先生您好，现在输液泵已经开始运行，药物正在匀速输入您的体内。

5. 分类清理用物，交代注意事项

(1)最后一次查对床号、姓名、腕带，所用药液的药名、浓度、剂量、给药时间及给药方法。

(2)协助患者取舒适卧位，将呼叫器放于患者易取处。

(3)询问患者感受，做好健康教育。

输液泵使用技术

(参考解释语)

您好，在输液泵匀速泵入输液的过程中，请您及家属不要随意搬动或调节输液泵，如果在输液过程中您有头晕、心慌、出冷汗等不舒服的感觉或者听到输液泵有“滴”“滴”“滴”的报警声，或者您需要上厕所，请及时按呼叫器，我会尽快过来处理的。别紧张，请您好好休息，我每间隔 1 h 会来为您监测血糖，中间也会定时巡视。谢谢您的配合！

6. 整理、记录、巡视

(1)整理床单位和用物，洗手。

(2)在输液巡视卡上做好记录(输液的时间和滴速等)并挂在输液架上。

(3)输液过程中加强巡视，随时观察液体泵入情况及患者病情变化。

【操作流程图】

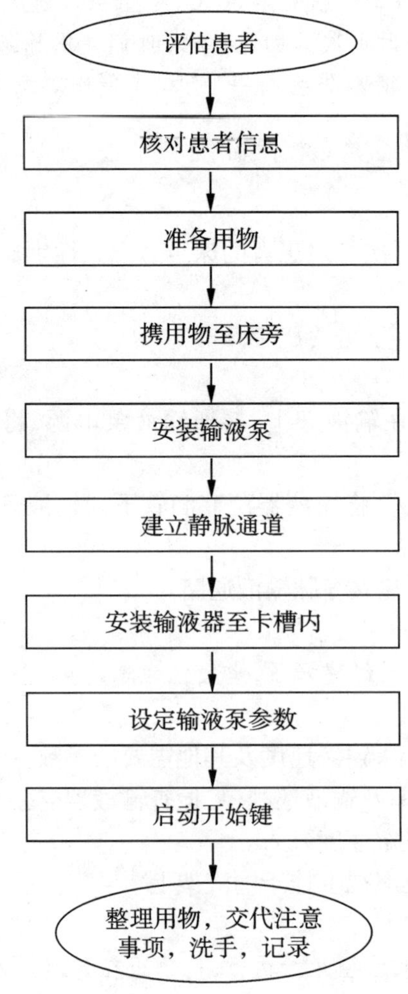

【注意事项】

1. 护士应了解输液泵的工作原理,熟练掌握其使用方法。

2. 在使用输液泵控制输液过程中,护士应加强巡视。如输液泵出现报警,应及时查找可能出现的原因,如有气泡、输液管道堵塞或输液结束,并给予及时处理。

3. 对患者进行正确指导

(1)告知患者,在护士不在场的情况下,一旦输液泵出现报警,请及时求助护士。

(2)患者、家属不要随意搬动输液泵,防止输液泵电源线因牵拉而脱落。

(3)患者输液侧肢体不要剧烈活动,防止输液管道被牵拉脱出。

(4)告知患者,输液泵内有蓄电池,患者如需如厕,可以按呼叫器请护士暂时拔掉电源线,返回后再重新插好。

【操作评分标准】

输液泵使用技术操作考核评分标准见表13-3。

表13-3　输液泵使用技术操作考核评分标准

项目	操作要求	分值	考试评分	备注
操作前准备（5分）	仪表端庄	1		
	操作前洗手,戴口罩	2		
	用物齐全、摆放有序,符合无菌原则	2		
评估（5分）	评估患者身体状况并说明目的、方法,询问患者需求,协助解决,取得患者配合	2		
	患者输液部位的皮肤及血管情况。了解患者过敏史、用药史,药物的作用、副作用及药物配伍禁忌。观察用药后反应	3		
操作要点（70分）	携用物至患者床旁,核对患者信息	4		
	告知患者用药目的、名称、用量、方法及配合要点,对患者进行评估	6		
	将输液泵垂直固定在输液架上,接通输液泵电源,将液体挂于输液架上再次核对,排气,关紧调节器	10		
	打开输液泵电源开关,将输液器茂菲滴管下段输液管部分,正确安装在输液泵的槽内	8		
	评估注射部位的皮肤、血管情况,洗手	6		
	按静脉输液操作程序建立静脉输液通路	8		

续表 13-3

项目	操作要求	分值	考试评分	备注
操作要点（70 分）	遵医嘱设定输液量、输液速度及其他需要的参数	12		
	再次核对输液执行单及巡视单，检查输液器连接是否正常	6		
	打开泵入开关，按设定速度泵入	4		
	再次查对，填写输液巡视卡挂于输液架上	6		
操作后终末处置（5 分）	观察输液情况，交代注意事项，整理患者床单位，将呼叫器放于患者伸手可及处	3		
	整理用物，洗手	2		
操作后评价（15 分）	无菌观念强，无污染，符合无菌操作原则，查对认真	4		
	态度严谨，动作敏捷，操作熟练、准确	2		
	随时查看输液泵的工作状态，及时排除报警、故障	2		
	泵入特殊药物时按要求避光，更换输液器时注意泵入药物的速度；连续泵入 24 h 以上者，每 24 h 更换输液器	3		
	操作过程中能做到关心患者，以患者为中心，确保安全	2		
	知识掌握灵活准确、条理清晰，操作过程重点突出	2		
总分		100		

【选择题】

1. 输液泵适应于 （ ）

A. 需快速补液患者

B. 准确记录出入量患者

C. 限定时、速的特殊药物

D. 大量输血患者

E. 不需要匀速输液的患者

2. 患者王某遵医嘱静脉滴注 0.9% 氯化钠注射液 250 mL+地塞米松注射液 10 mg，要求 2 h 滴完，现使用输液泵输注，应调节泵速为 （ ）

A. 125 mL/h　　B. 100 mL/h

C. 25 mL/h　　D. 115 mL/h

E. 130 mL/h

3. 下列哪项不属于护士观察的内容 （ ）

A. 随时查看输液泵的工作状态　　B. 注意观察穿刺部位皮肤情况

C. 随时询问患者的饮食情况　　D. 观察输入药物的名称及速度

E. 随时观察并及时排除报警故障

4. 为患者使用输液泵时,除哪项之外均为告知患者的内容 (　　)
A. 输入药物的名称
B. 输入的液体量
C. 机器报警的原因
D. 使用输液泵的目的
E. 输入液体的速度

5. 按输液泵的控制原理,可将输液泵分为两类,活塞型注射泵和 (　　)
A. 蠕动滚压型输液泵
B. 容积控制型输液泵
C. 滴数控制型输液泵
D. 容积滴数型输液泵
E. 混合调节型输液泵

6. 使用输液泵期间,一旦输液泵出现报警,患者此时应该 (　　)
A. 自行调节输液泵
B. 及时按呼叫器求助护士
C. 自行拔掉电源
D. 搬动输液泵至护士站
E. 自行打开输液泵,去掉输液器,手动调节器调节滴速

7. 下列哪项不是应用输液泵的目的 (　　)
A. 防止液体外渗
B. 使药物速度均匀
C. 用量准确并安全进入患者体内发生作用
D. 准确控制输液速度
E. 防治静脉炎

8. 使用输液泵输液时操作程序正确的是 (　　)
A. 妥善固定输液泵于输液架上,接通电源,按常规排尽输液器内空气,将输液器放置于输液泵管道槽中,调节参数,连接输液器和输液通道,按启动键
B. 接通电源,打开开关,妥善固定输液泵于输液架上,调节参数,按常规排尽输液器内空气,将输液器放置于输液泵管道槽中,连接输液器和输液针,按启动键
C. 接通电源,打开开关,调节参数,按启动键,妥善固定输液泵于输液架上,排净空气,穿刺静脉
D. 妥善固定输液泵于输液架上,连接输液器,排净空气,调节参数,穿刺静脉,按启动键
E. 以上都可以

9. 应用输液泵需要改变输液速度时,应 (　　)
A. 先按停止键,取下输液器,设定流速再连接输液器
B. 先按停止键,调节速度值再按下启动键
C. 直接调节速度值即可
D. 取下输液器,按停止键,设定流速再连接输液器
E. 先按停止键,取下输液器,设定流速再按启动键

10. 关于输液泵的使用技术,下列说法中不正确的是 (　　)
A. 遵照医嘱设定输液速度和量
B. 患者输液肢体不可剧烈运动
C. 泵入药物过程中注意观察穿刺部位皮肤情况

D. 机器报警时患者可自行关闭输液泵

E. 遵照医嘱设定输液总量

【选择题答案】

1. C　2. A　3. C　4. C　5. A　6. B　7. A　8. A　9. B　10. D

【评判性思考】

1. 使用输液泵时,不同的输液器对流速是否有影响?
2. 输液泵使用过程中,流速调节与滴数调节有何不同?
3. 使用输液泵时,不同浓度的液体对流速是否有影响?

项目三　间接静脉输血法

【实验学时】

3 学时。

【实验类型】

技能型实验。

【学习目标】

1. 操作中能严格执行查对制度及无菌操作原则。
2. 能熟练与患者沟通交流，向患者讲解静脉输血的目的及注意事项。
3. 能正确执行间接静脉输血法操作流程。
4. 能正确说出静脉输血的原则。
5. 能正确说出常见的输血反应及护理措施。

【实验目的】

1. 补充血容量：增加有效循环血量，改善心肌功能和全身血液灌流，提升血压，增加心输出量，促进循环。

2. 纠正贫血：增加血红蛋白含量，促进携氧功能。

3. 补充血浆蛋白：增加蛋白质，改善营养状态，维持血浆胶体渗透压，减少组织渗出和水肿，保持有效循环血量。

4. 补充各种凝血因子和血小板：改善凝血功能，有助于止血。

5. 补充抗体、补体等血液成分：增强机体免疫力，提高机体抗感染的能力。

6. 排除有害物质：一氧化碳、苯酚等化学物质中毒时，血红蛋白失去了运氧能力或不能释放氧气供机体组织利用。

【临床案例】

患者吴某某，女，36 岁，确诊：纯红再生障碍性贫血 5 年余，近几日面色苍白、乏力加重，伴活动后心慌不适，入院后查血常规示：WBC 3.8×10^{9}/L，RBC 2.0×10^{12}/L，Hb 56 g/L，PLT 100×10^{9}/L，医生开立医嘱：同型浓缩红细胞 2 U，立即静脉滴注。现遵医嘱为该患者进行静脉输血。

【实验准备】

1. 护士准备:衣帽整洁,修剪指甲,洗手,戴口罩。

2. 用物准备:静脉穿刺针头为 9 号针头的一次性输血器,余用物同密闭式静脉输液法。

(1)治疗车上层:基础治疗盘用物一套、弯盘、输血执行单、巡视单、交叉配血化验单、患者原始血型单、输液瓶签(根据医嘱打印或抄写)、血液制品、0.9%氯化钠注射液及药物(按医嘱准备)、注射器及针头、胶布(输液贴)、止血带、小垫枕、一次性手套、一次性治疗巾、笔、护士表、瓶套、砂轮、手消毒液。

(2)治疗车下层:锐器收集盒、生活垃圾桶、医用垃圾桶、止血带回收盒。

(3)其他:输液架,必要时备开瓶器、小夹板、棉垫及绷带、剪刀、输液泵。

3. 患者准备

(1)了解输血的目的、方法、注意事项和配合要点。

(2)输血前排尿或排便。

(3)取舒适卧位。

【操作步骤】

一、操作前核对、评估、与患者沟通

1. 核对患者的床号、姓名、腕带。

2. 评估

(1)病情、治疗情况(作为合理输血的依据)。

(2)血型、输血史及过敏史(作为输血时查对及用药的参考)。

(3)心理状态及对输血相关知识的了解程度(为心理护理及健康教育提供依据)。

(4)穿刺部位皮肤、血管状况:根据病情、输血量、年龄选择静脉,避开破损、发红、硬结、皮疹等部位的血管。

3. 评估操作环境是否整洁、安静、舒适、安全。

(参考解释语)

吴女士您好,请让我核对一下您的腕带好吗?您好吴女士,我是您的责任护士小张。您现在感觉怎么样?根据您的病情需要输血支持治疗,医生已经为您开浓缩红细胞2 U静脉输入,总量约 200 mL,浓缩红细胞已经送来,现在需要给您扎一个小钢针,通过它把血液输入到您的体内以纠正贫血,改善您的乏力、心慌等症状。因为输血需要一段时间,请您先去大、小便一下好吗?我去准备一下,稍后马上过来为您输血,希望您能配合。

二、操作过程

1. 输血前双人核查:携用物至患者床旁,与另外一名护士(双人)一起再次核对患者床号、姓名、腕带,性别、年龄、住院号、病室/门急诊、血型、血液有效期、配血试验结果及血液制品的外观。

（参考解释语）

张女士，您好！让我俩共同再看一下您的腕带吧。

2. 准备

（1）再次检查所有用物，再次洗手。

（2）协助患者取舒适体位，选择静脉。

（参考解释语）

您好，吴女士，现在我帮您输血，采取什么姿势您会比较舒服？能让我看看您哪只手臂的血管比较适合输血吗？

3. 建立静脉通道。

4. 按静脉输液法建立静脉通路，输少量0.9%氯化钠注射液。

5. 摇匀血液：以手腕旋转动作将血袋内的血液轻轻摇匀。

6. 连接血袋进行输血：戴手套，打开储血袋封口，常规消毒储血袋接口处，将输血器针头从0.9%氯化钠注射液瓶（袋）上拔下，插入输血袋的输血接口，缓慢将储血袋倒挂于输液架上。

7. 操作后核对：再次核对患者床号、姓名、腕带、性别、年龄、住院号、病室/门急诊、血型、血液有效期、配血试验结果及血液的外观。

（参考解释语）

间接静脉输血法

吴女士，现在血液已经给您输上了，让我再次核查一下输血相关的各种信息吧。

8. 控制和调节滴速：调节输血滴数，开始输入时速度宜慢，观察15 min左右，如无不良反应再根据病情及年龄调节滴速。

（参考解释语）

吴女士，我已经调整好输血滴速了，不疼吧？请您在输血过程中不要随意调节滴速，手臂不要做大幅度运动以防止外渗，在输液过程中您有任何不舒服，请用呼叫器叫我，我也会随时过来巡视。现在您是否还需要变换下姿势或有其他需要吗？没有是吗？好的，请您好好休息。

9. 操作后处理

（1）撤去治疗巾，取出止血带和一次性治疗巾，整理床单位，协助患者取舒适卧位，将呼叫器放于患者伸手可及处。

（2）整理用物，洗手，记录。

10. 连续输血时的处理：连续输用不同供血者的血液时，前一袋血输尽后，用0.9%氯化钠注射液冲洗输血器，再接下一袋血继续输注。

11. 输血完毕后的处理

（1）用上述方法继续滴注0.9%氯化钠注射液，直到将输血器内的血液全部输入患者体内再拔针。

（2）至床旁，核对，关调节器，轻揭输液贴，快速拔针，按压穿刺点，至无出血为止。护士用剪刀将输血器针头剪下放入锐器收集盒中。将输血器放入医用垃圾桶中。将输血袋送至输血科保留24 h。

（3）协助患者取舒适体位，盖好盖被。

(4)垃圾分类处置。

(5)交代注意事项。

(6)洗手,记录。

(参考解释语)

请您按压针眼 2~3 min 不出血就可以了,吴女士,因为您贫血较重,尽管现在已经输了 2 U 的浓缩红细胞,但您的贫血症状还没有完全纠正,所以请您多卧床休息,适度活动。您现在还有其他需要吗?没有是吗?那请您好好休息。如有头晕、心慌等不适,请及时告知医护人员。谢谢您的配合!

【操作流程图】

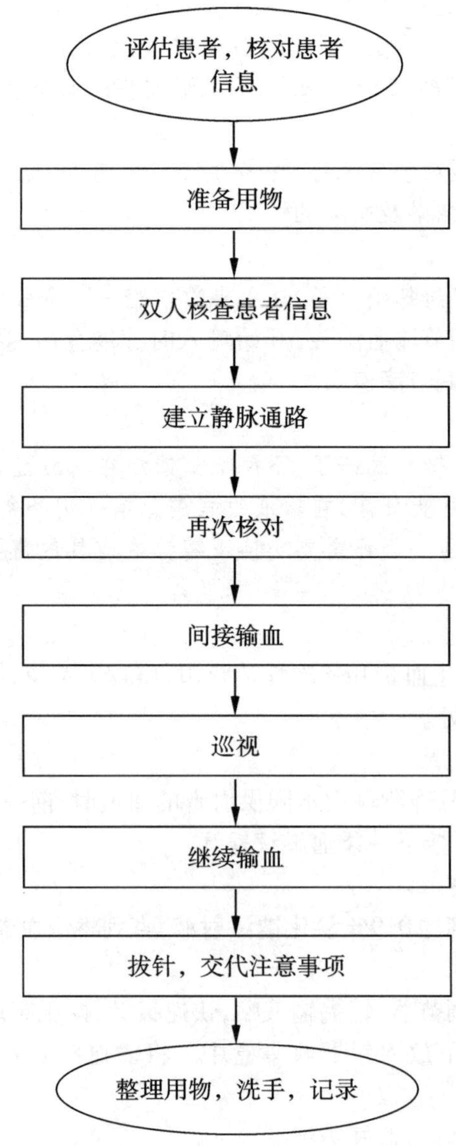

【注意事项】

1. 在取血和输血过程中，严格执行无菌操作及查对制度。在输血前，一定要有两名护士根据需查对的项目再次进行查对，避免差错事故的发生。

2. 输血前后及两袋血之间需要滴入少量0.9%氯化钠注射液，以防发生不良反应。

3. 血液内不可随意加入其他药品，如钙剂、酸性及碱性药品、高渗或低渗液体，以防血液凝集或溶解。

4. 输血过程中，一定要加强巡视，观察有无输血反应的征象，并询问患者有无任何不适反应。一旦出现输血反应，应立即停止输血，并按输血反应进行处理。

5. 严格掌握输血速度，对年老体弱、严重贫血、心衰患者应谨慎，滴速宜慢。

6. 对急症输血或大量输血患者可行加压输血，输血时可直接挤压血袋、卷压血袋输血或应用加压输血器等。加压输血时，护士须在床旁守护，输血完毕及时拔针，避免发生空气栓塞。

7. 输完的血袋送回输血科保留 24 h，以备患者在输血后发生输血反应时检查分析原因。

【操作评分标准】

间接静脉输血法操作考核评分标准见表13-4。

表13-4 间接静脉输血法操作考核评分标准

项目	操作要求	分值	考试评分	备注
操作前准备（8分）	仪表端庄	1		
	操作前洗手，戴口罩	2		
	用物齐全，摆放有序，符合无菌原则	2		
	规范查对输血前用药。输液瓶签倒贴于输液瓶（袋）上，打开瓶盖中心，套瓶套，常规消毒瓶塞，插入输血器	3		
评估（5分）	病情、治疗情况、血型、输血史及过敏史、心理状态及对输血相关知识的了解程度	2		
	穿刺部位皮肤、静脉状况及肢体活动度，根据病情、输血量、年龄选择静脉	2		
	操作环境是否整洁、安静、舒适、安全	1		

续表 13-4

项目	操作要求	分值	考试评分	备注
操作要点（70 分）	携用物至患者床旁，与另外一名护士（双人）对血液制品再次进行核对	3		
	再次检查所有用物，向患者解释输血目的、方法及输血过程中的注意事项，取得配合	8		
	协助患者取舒适体位，选择穿刺静脉	2		
	按照周围静脉输液技术建立静脉通路。用 0.9% 氯化钠注射液进行静脉穿刺，穿刺成功后输入少量 0.9% 氯化钠注射液	5		
	再次核对，确认无误后，轻轻摇匀血袋内的血液	2		
	戴手套，打开储血袋封口，常规消毒输血接口，将输血器针头从 0.9% 氯化钠注射液瓶（袋）上拔下，插入输血袋的输血接口，缓慢将储血袋倒挂于输液架上	8		
	再次核对患者床号、姓名、腕带、性别、年龄、住院号、病室/门急诊、血型、血液有效期、配血试验结果及血液的外观	4		
	调节输血滴数，开始输入时速度宜慢，观察 15 min 左右，如无不良反应后再根据病情及年龄调节滴速。填写巡视单各项内容，并再次查对	10		
	撤去治疗巾，取出止血带和一次性治疗巾，整理床单位，协助患者取舒适卧位，将呼叫器放于患者伸手可及处	3		
	整理用物，洗手，记录	3		
	向患者交代注意事项，密切巡视患者情况，观察有无输血反应	4		
	连续输血： （1）在第一袋血液滴尽时，常规消毒 0.9% 氯化钠注射液瓶塞，将针头从血袋中拔出，连接 0.9% 氯化钠注射液输液袋（瓶），输入少量 0.9% 氯化钠注射液冲洗输血器管腔 （2）按照输入第一袋血液相同的步骤继续输入第二袋血液	6 2		
	输血完毕后的处理： （1）继续输入 0.9% 氯化钠注射液，直至将输血器内的血液全部输入体内。按照静脉输液的拔针方法拔针 （2）将输血器针头剪下放入锐器收集盒，输血器等装置放入医用垃圾桶，血袋送至输血科保留 24 h	4 6		

续表 13-4

项目	操作要求	分值	考试评分	备注
操作后终末处置（5 分）	协助患者取舒适卧位，整理床单位	1		
	向患者交代注意事项	1		
	整理用物，垃圾分类处置。洗手，记录：输血时间、种类、量、血型、滴速、患者生命体征及有无输血反应等	3		
操作后评价（12 分）	无菌观念强，无污染，符合无菌操作原则	3		
	态度严谨，动作敏捷，操作细心准确	3		
	滴速符合要求，输入通畅局部无肿胀、渗漏	2		
	操作过程中能做到关心患者，以患者为中心，确保安全	1		
	知识掌握灵活准确、条理清晰，操作过程重点突出	3		
总分		100		

【选择题】

1. 输血时应注意输血速度，开始 10 min 宜慢，不宜超过 （ ）
   A. 10 滴/min　B. 15 滴/min
   C. 20 滴/min　D. 25 滴/min
   E. 30 滴/min
2. 自体输血适用于 （ ）
   A. DIC 患者
   B. 宫外孕失血患者
   C. 粒细胞缺乏合并严重感染患者
   D. 血小板减少患者
   E. 溶血性贫血患者
3. 输血引起溶血反应最早出现的主要表现为 （ ）
   A. 头部胀痛、面部潮红、恶心、呕吐、腰背部剧痛
   B. 寒战、高热
   C. 呼吸困难、血压下降
   D. 瘙痒、皮疹
   E. 少尿
4. 输血前后及两袋血之间应输入的溶液是 （ ）
   A. 5% 葡萄糖注射液　B. 5% 葡萄糖氯化钠注射液
   C. 0.9% 氯化钠注射液　D. 复方氯化钠注射液
   E. 碳酸氢钠等渗盐水

5. 输注红细胞时正确的护理措施是 ( )
A. 选择细小的末端静脉血管
B. 输注时间要大于 4 h
C. 洗涤红细胞必须在 48 h 内输完
D. 悬浮红细胞在使用前必须充分摇匀
E. 输入前无须进行交叉配血试验

6. 溶血反应所致急性肾功能衰竭的临床表现不包括 ( )
A. 少尿或无尿
B. 尿素氮增高
C. 高钾血症
D. 尿内有脓细胞
E. 酸中毒

7. 可因输血而感染的疾病是 ( )
A. 疟疾
B. 高钾血症
C. 流行性出血热
D. 溶血性贫血
E. 血友病

8. 患者,女性,30 岁,患免疫性溶血性贫血,应输入的成分血是 ( )
A. 浓缩红细胞
B. 洗涤红细胞
C. 悬浮红细胞
D. 血小板浓缩悬液
E. 纤维蛋白原

9. 患儿,女,6 岁,1 周前有上呼吸道感染史,近日出现畏寒、发热,全身皮肤、黏膜出血,并有大片瘀斑,实验室检查 PLT:16×10^9/L,出血时间延长。给患儿静脉输血的目的是 ( )
A. 补充血容量
B. 纠正贫血
C. 补充血小板
D. 补充抗体、补体
E. 补充白蛋白

10. 输血的目的错误的是 ( )
A. 补充血容量
B. 纠正贫血
C. 补充血浆蛋白
D. 补充各种凝血因子和血小板
E. 补充营养物质

【选择题答案】

1. C 2. B 3. A 4. C 5. D 6. D 7. A 8. B 9. C 10. E

【评判性思考】

1. 为该患者输血的目的是什么?
2. 静脉输血的原则有哪些? 如何确认从血库取回的血液质量良好?
3. 为该患者进行静脉输血,应查对的内容有哪些?

项目四　回收式自体输血法

【实验学时】

3 学时。

【实验类型】

技能型实验。

【学习目标】

1. 操作中能严格执行查对制度及无菌操作原则,无污染。

2. 能熟练与患者及家属沟通交流,向患者及家属讲解回收式自体输血的优点及目的。

3. 能迅速、敏捷、正确地配合医生正确执行回收式自体静脉输血法操作流程。

4. 能正确说出回收式自体静脉输血不良反应及护理措施。

【实验目的】

1. 补充血容量:增加有效循环血量。

2. 纠正贫血:增加血红蛋白含量,促进携氧功能。

3. 为外伤性脾破裂、异位妊娠破裂腹腔大出血、心内直视手术的失血、门静脉高压症手术时及相关手术突发意外大量出血等的回输自体失血,显著减少麻醉术中患者异体血的使用,降低输血并发症的发生率。

【临床案例】

患者吴某某,女,30 岁,主诉:停经 12 周,突发下腹疼 2 h 急诊入院,神志清楚。检查确诊:异位妊娠破裂并腹腔出血,立即行术前准备,给予急诊行剖腹探查术,术中给予回收式自体血静脉输血。

【实验准备】

1. 护士准备:衣帽整洁,修剪指甲,洗手,戴口罩,戴圆帽、戴手套。

2. 用物准备:血液回收机、抗凝剂(肝素生理盐水)、储血器(过滤器)、吸引/抗凝集合管路、负压吸引装置、500 mL 0.9% 氯化钠注射液,余用物同间接输血法。

3. 患者准备

(1)清醒患者了解手术及回收式自体输血法输血的目的、方法。

(2)积极配合行剖腹探查、止血术。

(3)被安置取全麻麻醉仰卧位。

【操作步骤】

一、操作前核对、评估、与患者沟通

1. 核对患者的床号、姓名、腕带。

2. 评估:病情、术中腹腔出血情况、血型、输血史及过敏史、心理状态等。

3. 评估操作环境是否整洁、安静、舒适、安全。

(参考解释语)

您好,请让我核对一下您的腕带好吗? 您好吴女士,我是您的手术中巡回护士小张。您现在感觉怎么样? 请您闭上眼睛休息会,配合麻醉医生给您麻醉一下,这样做手术就不会感觉疼痛,现在需要给您扎一个留置针,用药治疗。

(配合麻醉医生对患者进行全身麻醉及患者体位摆放完成,患者麻醉满意,进入睡眠状态,手术顺利进行中……)

二、操作过程

1. 准备血液回收机

(1)手术间评估机器放置位置、评估准备耗材型号。

(2)再次询问医生后按无菌操作原则将无菌包打到无菌台。

(3)配制肝素钠:25 000 U/500 mL 盐水,标注药名、浓度、配制时间、配制人姓名。

2. 上机

(1)按规定要求配制肝素盐水,检查储血罐内部结构是否完好,外壳有无裂缝,安装储血罐。

(2)检查离心装置是否完好无损,安装离心杯,连接各管路遵循无菌原则,管路接头勿接触地面,各管路连接后机器进行自检。

回收式自体输血

(3)将手术台上打开无菌包内的吸引器管路与台下的储血罐相连。

(4)洗涤血液前再次确认储血罐里的血是否合格。根据出血量调节肝素液滴速。

(5)将洗涤后红细胞泵入回输袋。

3. 自体血保存和回输

(1)回收后的自体血应在 4 h 内输入,室温下保存不超过 6 h,4 ℃可保存 24 h。

(2)按照间接输血法及时给患者进行回输,拆卸耗材,规范处理医疗垃圾,分类处置。

4. 撤机

(1)打印血液回收信息,一式两份,一份夹病历,一份留存。

(2)整理血液回收机,做好机器内外清洁工作。乙醇擦拭机器表面,湿毛巾擦拭机器内面,机器归位。

(3)将血液回收信息粘贴到自体血回收登记本,并做记录。

(手术结束,自体血顺利输完无异常反应……患者苏醒,准备返回病房)

(参考解释语)

您好吴女士,醒了吗?睁开眼睛,您现在感觉怎么样?手术已经顺利完成了,手术中也把您的腹腔内出血回输到您的体内了,这对您术后快速康复非常有意义。现在就把您送回病房继续治疗,祝您早期康复!如您还有不适症状,请您及时告知医护人员。谢谢您的配合!

【操作流程图】

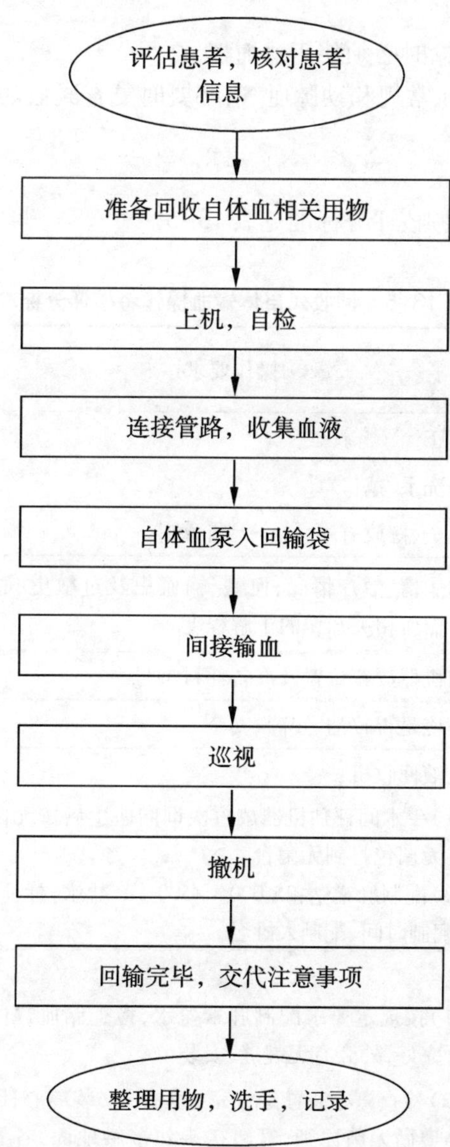

【注意事项】

1. 回收式自体输血过程中必须严格无菌操作。

2. 术中回收处理的血液不得转让给其他患者使用。

3. 术中回收处理的血液因经洗涤操作，其血小板、凝血因子、血浆蛋白等基本丢失，故自体输血时应根据回收血量补充血小板和凝血因子。

4. 回收的血液应清楚标明以下信息：姓名、血型、采血者及回收日期等。在回收容器上标注上“自体输血专用”。

5. 回收的血液原则上应在手术室内输注完毕，创伤后血液流出至回收的时间原则上应限于4 ~6 h。

6. 回收处理的血液回输时必须使用输血器。

7. 术后3 d每天检查血常规和动脉血气，必要时复查凝血功能。

【操作评分标准】

回收式自体输血操作考核评分标准见表13-5。

表13-5　回收式自体输血操作考核评分标准

项目	操作要求	分值	考试评分	备注
操作前准备（8分）	仪表端庄	1		
	操作前洗手，戴口罩	2		
	用物齐全、摆放有序，符合无菌原则	5		
评估（5分）	患者的病情、治疗情况、血型、输血史及过敏史、心理状态及对输血相关知识的了解程度	2		
	手术间机器放置位置及准备耗材型号	2		
	操作环境是否整洁、安静、安全	1		
操作要点（70分）	准备血液回收机： （1）手术间评估机器放再次询问医生后按无菌操作原则将无菌包打到无菌台 （2）配制肝素钠：25 000 U/500 mL盐水，标注药名、浓度、配制时间、配制人姓名	10 5		
	上机： （1）按规定要求配制肝素盐水，检查储血罐内部结构是否完好，外壳有无裂缝，安装 （2）检查离心装置是否完好无损，安装离心杯，连接各管路遵循无菌原则，管路接头勿接触地面，各管路连接后机器进行自检	10 10		

续表 13-5

项目	操作要求	分值	考试评分	备注
评估（5 分）	(3)将手术台上打开无菌包内的吸引器皮条与台下的储血罐相连	5		
	(4)吸引血液前再次确认储血罐里的血是否合格。根据出血量调节肝素液滴速	5		
	(5)将洗涤后红细胞泵入回输袋	5		
	自体血保存和回输： (1)回收后的自体血应在 4 h 内输入，室温下保存不超过 6 h，4 ℃可保存 24 h	5		
	(2)按照间接输血法及时给患者进行回输，拆卸耗材，规范处理医疗垃圾，分类处置	15		
操作后终末处置（5 分）	撤机： (1)打印血液回收信息，一式两份，一份夹病历，一份留存	1		
	(2)整理血液回收机，做好机器内外清洁工作。乙醇擦拭机器表面，湿毛巾擦拭机器内面，机器归位	1		
	(3)将血液回收信息粘贴到自体血回收登记本，并做记录	3		
操作后评价（12 分）	无菌观念强，无污染，符合无菌操作原则	3		
	态度严谨，动作敏捷，操作细心准确	3		
	回输过程符合要求，输入顺利	2		
	操作过程中能做到关心患者，以患者为中心，确保安全	1		
	知识掌握灵活准确、条理清晰，操作过程重点突出	3		
总分		100		

【选择题】

1. 下列哪一项不是回收式自体输血的适应证　（　　）

A. 外伤性脾破裂　B. 异位妊娠破裂腹腔大出血

C. 心内直视手术的失血　D. 门静脉高压症手术时的失血

E. 术后 12 h 内所引流的血液

2. 手术中回收式自体输血所回输的是　（　　）

A. 全血
B. 血浆
C. 血小板
D. 浓缩红细胞
E. 凝血因子

3. 回收式自体输血不良反应不包括 (　　)

A. 出血倾向
B. 空气栓塞
C. 溶血反应
D. 细菌污染
E. 肿瘤扩散

4. 下列何种情况不可行自体回收式静脉输血 (　　)

A. 脾破裂出血
B. 心脏手术大出血
C. 胃肠破裂出血
D. 腹腔大血管破裂出血
E. 宫外孕破裂出血

5. 关于回收式自身输血的处理,错误的是 (　　)

A. 血液需经回收、抗凝、过滤、洗涤、浓缩等处理
B. 术中(后)回收处理的血液一般保存 24 h 后回输
C. 术中(后)回收处理的血液做回输时应按同种异体血液输注常规进行操作
D. 应监测血液回输过程并记录回输情况
E. 术中回收处理的血液不得转让给其他患者使用

6. 自体血回收的并发症中不包括 (　　)

A. 血红蛋白尿
B. 凝血功能障碍
C. 败血症
D. 微血栓
E. 肝功能损害

7. 回收式自身输血出现下列何情况时失血不回收 (　　)

A. 血液中混有羊水
B. 急性感染创伤
C. 可能混有癌细胞
D. 血液中混有脓液、胆汁
E. 以上均是

8. 自体输血的形式包括 (　　)

A. 储存式自体输血
B. 稀释式自体输血
C. 回收式自体输血
D. 直接输血式输血
E. A+B+C

9. 有关自体血回收式输血的管理,不正确的说法是 (　　)

A. 大量输注自体血,应注意用鱼精蛋白拮抗肝素
B. 应防止医源性异物混入回收血
C. 回收的血液应尽快回输,一般不超过 48 h
D. 为了防止红细胞的破坏,应尽量降低负压
E. 每次使用自体血回输机前,应使用肝素生理盐水预充储血器

10. 自体输血的优点有 (　　)

A. 减少了同种异体血液的需求量
B. 避免因输注同种异体血液而感染疾病的危险

C. 避免因输注同种异体血液而导致的各类免疫反应

D. A+B+C+E

E. 提供血液来源,缓解血液供应困难

【选择题答案】

1. E　2. D　3. C　4. C　5. B　6. E　7. E　8. E　9. C　10. D

【评判性思考】

1. 为什么要为该患者进行回收式自体输血?
2. 回收式自体输血的禁忌证有哪些?
3. 回收式自体输血有哪些注意事项?

模块十四　促进呼吸功能相关技术

项目一　吸氧法

【实验学时】

2 学时。

【实验类型】

技能型实验。

【学习目标】

1. 能说出吸氧的指征。
2. 能正确使用中心供氧系统或氧气筒进行壁式吸氧或氧气筒给氧操作。
3. 能熟练与患者交流,向患者讲解吸氧的目的、注意事项。

【实验目的】

1. 提高动脉血氧含量,预防和纠正组织缺氧。
2. 改善呼吸困难症状。

【临床案例】

患者王某某,女,65 岁,主诉:胸闷、气喘 3 个月余,加重 3 d。诊断:冠心病,心力衰竭,心功能Ⅳ级。体格检查:双肺呼吸音粗,可闻及湿啰音,心率 80 次/min,律齐,双下肢轻度水肿。医嘱:立即氧气吸入。

任务一　壁式吸氧法

【实验准备】

1. 护士准备:衣帽整洁,修剪指甲,洗手,戴口罩。

2. 用物准备:治疗车、治疗盘内备换药碗(内盛温开水)、纱布、弯盘、一次性吸氧管(带湿化瓶)、无菌棉签。治疗盘外备氧气流量表、吸氧记录单、笔、管道标识、快速手消毒液,需要时备胶布。停止吸氧时备纱布、弯盘。

3. 患者准备

(1)患者和家属了解吸氧的目的、意义、过程、注意事项及配合操作的要点。

(2)指导患者取坐卧位(病情许可时取舒适体位),放松心情,做好操作前准备。

【操作步骤】

一、操作前核对、评估、与患者沟通

1. 核对患者的床号、姓名、腕带。

2. 评估患者的病情、意识状态、生命体征、呼吸情况和鼻部黏膜状况。

3. 评估操作环境是否安全,室温是否适宜。

(参考解释语)

您好,请让我核对一下您的腕带好吗?王女士,您好,我是您的责任护士小王。由于您感到胸闷,我现在遵医嘱给您吸氧。吸氧是用一根吸氧管将氧气送入您鼻腔的方法,可以帮助您改善胸闷的症状,这项操作不会给您带来痛苦,请您不用紧张。我先来帮您检查一下鼻腔的情况吧。您之前有没有做过鼻部的手术?(护士:患者意识清楚,喘息,鼻腔黏膜完整,无红肿,无息肉,无分泌物阻塞,鼻中隔无偏曲。病房内无明火,环境安全。)王女士,操作时请您尽量放松,我会指导您如何进行配合的。好的,请您稍候,我去准备一下马上过来。

二、操作过程

1. 携用物至患者床旁,核对患者床号、姓名、腕带信息。

2. 用棉签蘸温开水,为患者清洁鼻腔。

(参考解释语)

王女士,您好,让我再看一下您的腕带好吗?我先用湿棉签为您清洁一下鼻腔,请您不要动,以免损伤鼻黏膜。

3. 右手持氧气流量表(后简称流量表),将插头对准中心供氧的出口插孔用力推入,再轻轻外拔确认流量表固定良好后,连接湿化瓶。

4. 打开流量表开关，检查氧气装置是否漏气，氧气输出是否通畅。

5. 连接一次性吸氧管，检查管道是否通畅，根据患者病情遵医嘱调节氧流量至2 L/min。

6. 再次核对患者信息。

7. 确认氧气输出正常后，将吸氧管的鼻塞轻轻插入患者鼻前庭，观察患者有无呛咳等不适，确认无异常后给予管道固定。

（参考解释语）

王女士，您现在有什么不舒服吗？不用紧张，请您正常呼吸。

8. 第三次核对患者信息。

9. 协助患者取舒适半卧位，整理床单位。

10. 卫生手消毒，填写吸氧记录卡，记录患者开始吸氧的时间和氧流量，签名。

11. 观察患者缺氧症状改善情况。

壁式吸氧法

（参考解释语）

王女士，氧气已经给您吸上了，在吸氧的过程中，请您和家人不要随意关闭或调节氧气的流量，由于氧气是易燃气体，所以室内不能使用明火。如果您胸闷、气喘症状仍不能改善，请不要惊慌，及时告知医务人员。您这样躺着舒服吗？还有其他的需要吗？如果有需要请及时按呼叫器叫我，我也会经常来看您的，谢谢您的配合。

12. 整理用物。洗手，记录护理记录单。

13. 停止吸氧

（1）核对患者的床号、姓名、腕带信息。

（参考解释语）

王女士，您的胸闷、气喘症状已经改善，现在遵医嘱为您停止吸氧，我只将吸氧管去掉就可以了，请您不用紧张！

（2）再次核对患者信息。

（3）一手戴清洁手套，取下吸氧管的鼻塞，将吸氧管盘曲在该手，反折手套将吸氧管包裹住一并取下，放入黄色医疗垃圾袋内，用纱布擦净患者鼻部及面部。

（4）关闭流量表开关，一手持表，另一手将氧气出口座外环顺时针旋转，将流量表取下。

（5）第三次核对患者信息。

（6）协助患者取舒适体位，整理床单位。

（7）卫生手消毒，填写吸氧记录卡，记录患者停止吸氧的时间，签名。

（参考解释语）

王女士，氧气已经停掉了，您这样躺着舒服吗？还有什么需要吗？如果有需要请按呼叫器叫我，我也会经常来看您的，谢谢您的配合！

（8）整理用物，洗手，记录患者停止吸氧的时间及吸氧后的效果。

【壁式吸氧操作流程图】

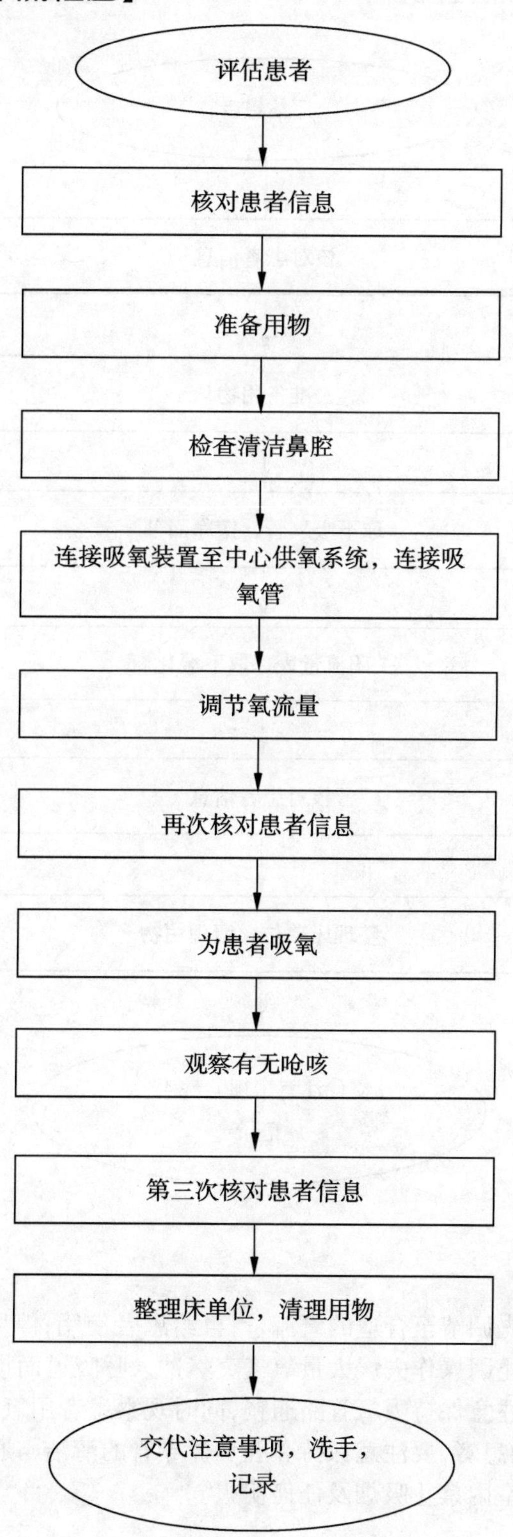
评估患者
核对患者信息
准备用物
检查清洁鼻腔
连接吸氧装置至中心供氧系统，连接吸氧管
调节氧流量
再次核对患者信息
为患者吸氧
观察有无呛咳
第三次核对患者信息
整理床单位，清理用物
交代注意事项，洗手，记录

【停止吸氧操作流程图】

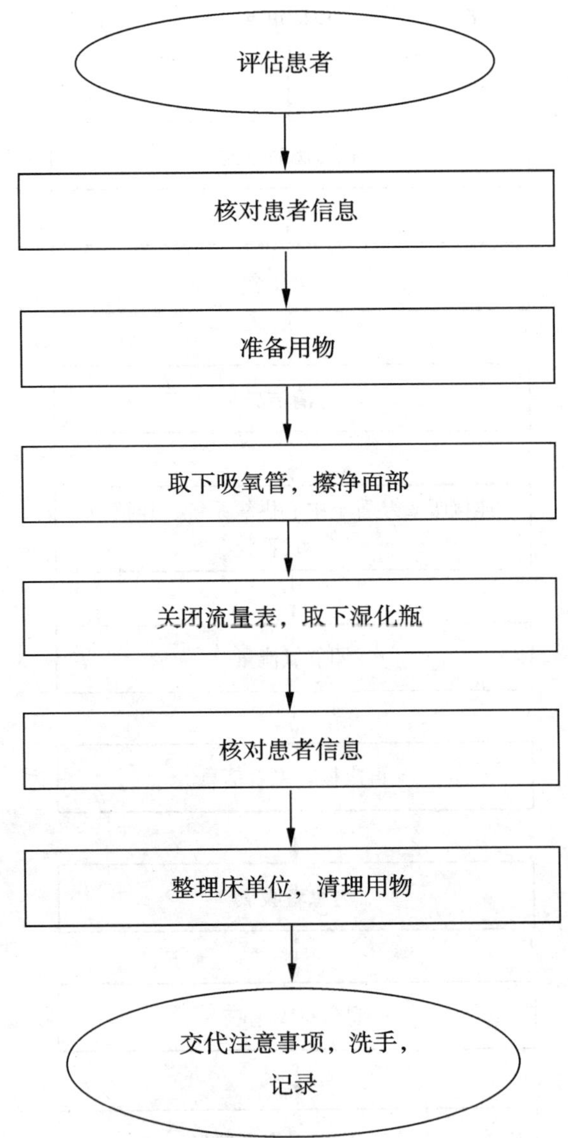

【注意事项】

1. 使用氧气时，应先调节至合适的氧流量，再给患者使用；停用时，应先取下吸氧管，再关闭流量表开关，防止因操作失误大量氧气突然冲入呼吸道而损伤肺部组织。

2. 吸氧的过程中，注意保持吸氧管路通畅，同时观察患者用氧后的效果。

3. 长期持续吸氧的患者，要注意保持鼻腔和鼻导管的清洁与通畅。

4. 注意安全用氧，室内禁止吸烟及任何明火。

【操作评分标准】

壁式吸氧法操作考核评分标准见表 14–1。

表 14–1　壁式吸氧法操作考核评分标准

项目	操作要求	分值	考试评分	备注
操作前准备（5 分）	护士准备:衣帽整洁,修剪指甲,洗手,戴口罩	2		
	用物准备:用物齐全、放置合理,符合操作原则	3		
评估（5 分）	患者的病情、意识状态、生命体征、自理能力、合作程度及耐受力	2		
	患者缺氧状况和鼻腔情况	2		
	操作环境是否安全,室温是否适宜	1		
操作要点（70 分）	携用物至患者床旁,核对患者信息	2		
	向患者解释,取得合作	2		
	检查患者鼻腔有无分泌物,鼻黏膜是否完整,鼻中隔有无偏曲及其他异常,卫生手消毒	5		
	用湿棉签清洁鼻腔,需要时准备胶布	3		
	右手持氧气流量表,插入中心供氧的出口插孔,确认流量表固定良好后,连接湿化瓶	6		
	打开流量表开关,检查氧气装置是否通畅,有无漏气	5		
	连接一次性吸氧管,根据患者病情,遵医嘱调节氧流量	5		
	再次核对患者信息	2		
	确认氧气正常输出后,将鼻塞插入鼻前庭,患者无呛咳,固定	7		
	第三次核对患者信息	2		
	协助患者取舒适体位,整理床单位	3		
	卫生手消毒,填写吸氧记录卡	3		
	观察患者缺氧症状有无改善	6		
	整理用物。洗手,记录护理单	3		
	停止吸氧:核对患者信息,给予解释,取得配合	4		
	再次核对患者信息	2		
	取下鼻塞或鼻导管,将吸氧管盘在手里,反折手套将吸氧管包裹住一并取下,用纱布擦净面部	4		

续表 14-1

项目	操作要求	分值	考试评分	备注
操作要点（70 分）	关闭流量表开关，一手持表，另一手将氧气出口座外环顺时针旋转，将表取下	4		
	最后核对患者信息	2		
操作后终末处置（5 分）	协助患者取舒适体位，整理床单位	1		
	向患者交代注意事项	2		
	清理用物，洗手，记录吸氧卡和护理单	2		
操作后评价（15 分）	严格执行查对制度	3		
	关心患者，健康教育到位	3		
	动作轻柔，未损伤鼻黏膜	3		
	操作熟练，符合操作规程	3		
	知识掌握灵活准确、条理清晰，操作过程重点突出	3		
总分		100		

任务二　氧气筒吸氧法

【实验准备】

1. 护士准备:衣帽整洁,修剪指甲,洗手,戴口罩。

2. 用物准备:治疗车、氧气筒(悬挂“满”标识、已连接浮标式氧气流量表)、一次性吸氧管(带湿化瓶)。护理盘内备换药碗(内盛温开水)、无菌棉签、速干手消毒剂、吸氧记录卡、笔,需要时备胶布。停止氧疗时备纱布、弯盘。

3. 患者准备

(1)患者和家属了解吸氧的目的、意义、过程、注意事项及配合操作的要点。

(2)指导患者取坐卧位(病情许可时取舒适体位),放松心情,做好操作前准备。

【操作步骤】

一、操作前核对、评估、与患者沟通

1. 核对患者的床号、姓名、性别、腕带信息,PDA 扫码确认。

2. 评估患者的病情、意识状态、生命体征、呼吸情况和鼻部黏膜状况。

3. 评估操作环境是否安全,室温是否适宜。

(参考解释语)

您好,请让我核对一下您的腕带好吗？王女士,您好,我是您的责任护士小王。由于您感到胸闷,我现在遵医嘱给您吸氧。吸氧是用一根吸氧管将氧气送入您鼻腔的方法,可以帮助您改善胸闷的症状,这项操作不会给您带来痛苦,请您不用紧张。我先来帮您检查一下鼻腔的情况吧。您之前有没有做过鼻部的手术？(护士:患者意识清楚,喘息,鼻腔黏膜完整,无红肿,无息肉,无分泌物阻塞,鼻中隔无偏曲。病房内无明火,环境安全。)王女士,操作时请您尽量放松,我会指导您如何进行配合的。好的,请您稍候,我去准备一下马上过来。

二、操作过程

1. 携用物至患者床旁,核对患者床号、姓名、腕带信息。

2. 用棉签蘸温开水,为患者清洁鼻腔。

(参考解释语)

王女士,您好,让我再看一下您的腕带好吗？我先用湿棉签为您清洁一下鼻腔,请您不要动,以免损伤鼻黏膜。

3. 连接湿化瓶和一次性吸氧管。

4. 关闭浮标式氧气流量表(后简称流量表)开关,打开氧气筒总开关,再打开流量表

开关,检查氧气全套装置是否通畅,管道有无漏气。根据患者病情遵医嘱调节氧流量至2 L/min。

5. 再次核对患者信息。

6. 确认氧气输出正常后,将吸氧管的鼻塞轻轻插入患者鼻前庭,观察患者有无呛咳等不适,确认无异常后给予管道固定。

(参考解释语)

王女士,您现在有什么不舒服吗?请您正常呼吸就行,不用紧张。

7. 第三次核对患者信息。

8. 协助患者取舒适半卧位,整理床单位。

9. 卫生手消毒,填写吸氧记录卡,记录患者开始吸氧的时间和氧流量,签名。

10. 观察患者缺氧症状改善情况。

氧气筒吸氧法

(参考解释语)

王女士,氧气已经给您吸上了,在吸氧的过程中,请您和家人不要随便关闭或调节氧气的流量,氧气是易燃气体,氧气筒要注意防火、防热、防油、防震,家属在室内不能抽烟或使用明火。如果您胸闷、气喘症状仍不能改善,请不要惊慌,及时告知医务人员。您这样躺着舒服吗?还有其他的需要吗?如果有需要请及时按呼叫器叫我,我也会经常来看您的,谢谢您的配合。

11. 整理用物。洗手,记录护理记录单。

12. 停止吸氧

(1)核对患者的床号、姓名、性别、腕带信息。

(参考解释语)

王女士,您的胸闷、气喘症状已经改善,现在我需要遵医嘱为您停止吸氧,您看可以吗?好的,我只将吸氧管(或鼻导管)去掉就可以了,您不用紧张!

(2)再次核对患者信息。

(3)一手戴清洁手套,取下吸氧管的鼻塞(或鼻导管),将吸氧管盘曲在该手,反折手套将吸氧管包裹住一并取下,放入黄色医疗垃圾袋内,用纱布擦净患者鼻部及面部皮肤。

(4)关闭流量表开关,关闭氧气筒开关,打开流量表开关,放余气,再关闭流量表开关,取下湿化瓶。

(5)第三次核对患者信息。

(6)协助患者取舒适体位,整理床单位。

(参考解释语)

王女士,氧气已经停掉了,您这样躺着舒服吗?还有什么需要吗?如果有需要请按呼叫器叫我,我也会经常来看您的,谢谢您的配合!

(7)整理用物,洗手,记录患者停止吸氧的时间及吸氧后的效果。

【氧气筒吸氧操作流程图】

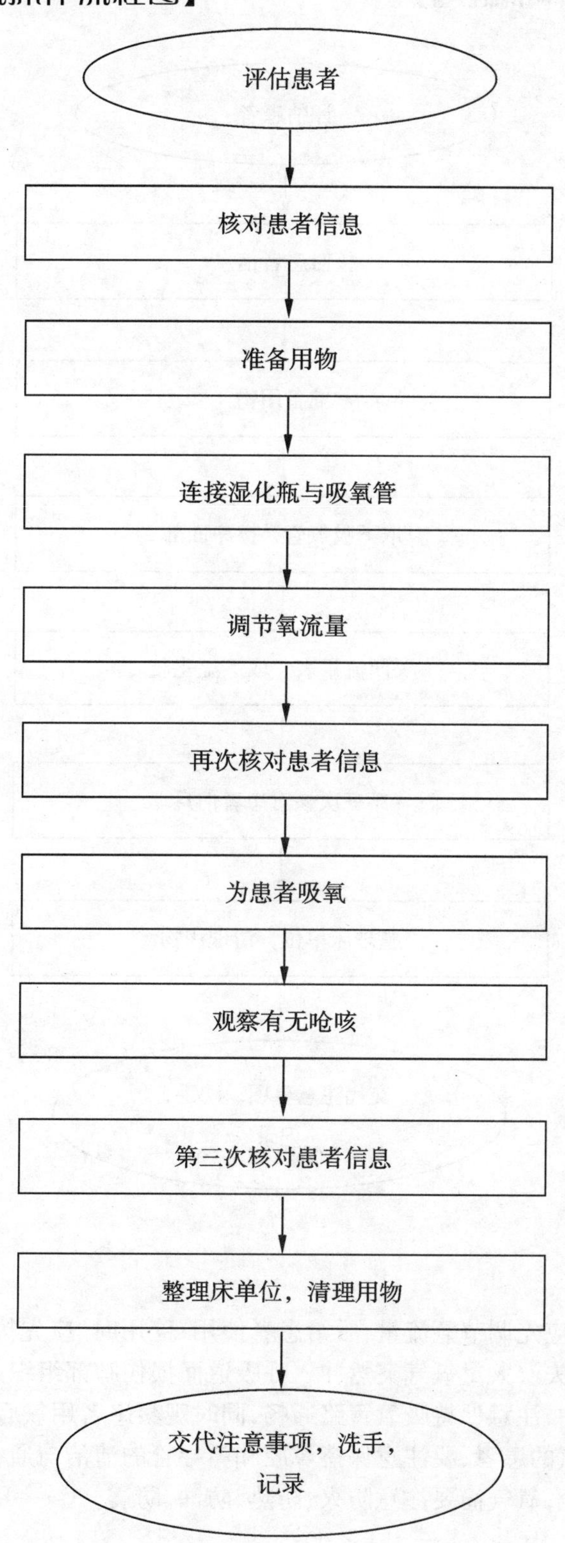
评估患者
核对患者信息
准备用物
连接湿化瓶与吸氧管
调节氧流量
再次核对患者信息
为患者吸氧
观察有无呛咳
第三次核对患者信息
整理床单位，清理用物
交代注意事项，洗手，
记录

【停止吸氧操作流程图】

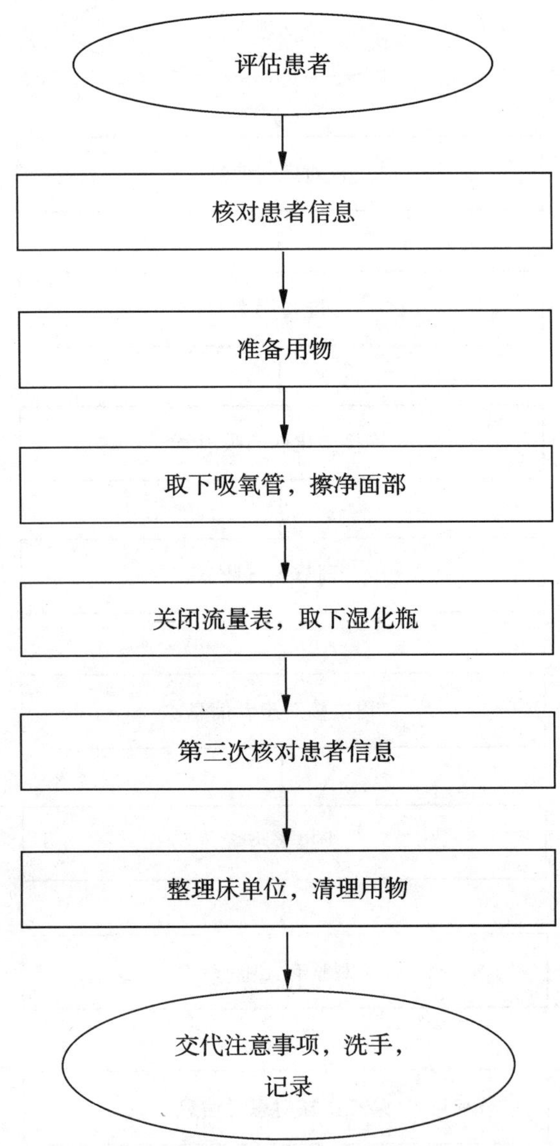

【注意事项】

1. 使用氧气时，应先调节氧流量，后给患者使用；停用时，应先拔除吸氧管，再关闭氧气开关，防止因操作失误大量氧气突然冲入呼吸道而损伤肺部组织。

2. 吸氧的过程中，注意保持吸氧管路通畅，同时观察患者用氧后的效果。

3. 长期持续吸氧的患者，要注意保持鼻腔和鼻导管的清洁与通畅。

4. 注意用氧安全，氧气筒要注意防火、防热、防油、防震。

5. 氧气筒外应悬挂“满”或“空”的标识。

6. 氧气筒内压力至少要保留 0.5 MPa 的压力，勿彻底用完。

【操作评分标准】

氧气筒吸氧法操作考核评分标准见表 14-2。

表 14-2　氧气筒吸氧法操作考核评分标准

项目	操作要求	分值	考试评分	备注
操作前准备（5 分）	护士准备：衣帽整洁，修剪指甲，洗手，必要时戴口罩	2		
	用物准备：用物齐全、放置合理，符合操作原则	3		
评估（5 分）	患者的病情、意识状态、生命体征、自理能力、合作程度及耐受力	2		
	患者缺氧状况和鼻腔情况	2		
	操作环境是否安全，室温是否适宜	1		
操作要点（70 分）	携用物至患者床旁，核对患者信息	2		
	向患者解释，取得合作	2		
	检查患者鼻腔有无分泌物，鼻黏膜是否完整，鼻中隔有无偏曲及其他异常，卫生手消毒	6		
	用湿棉签清洁鼻腔，需要时准备胶布	3		
	连接湿化瓶和一次性吸氧管	3		
	关闭流量表开关，打开氧气筒开关，再打开流量表开关，检查管道有无漏气	9		
	根据患者病情遵医嘱调节氧流量	5		
	再次核对患者信息	2		
	确认氧气正常输出后，将鼻塞插入鼻前庭，患者无呛咳，固定	6		
	第三次核对患者信息	2		
	协助患者取舒适体位，整理床单位	3		
	卫生手消毒，填写吸氧记录卡	3		
	观察患者缺氧症状有无改善	6		
	整理用物。洗手，记录护理单	3		
	停止吸氧：核对患者信息，给予解释，取得配合	3		
	再次核对患者信息	2		

续表 14-1

项目	操作要求	分值	考试评分	备注
操作要点（70分）	取下鼻塞（或鼻导管），将吸氧管盘在手里，反折手套将吸氧管包裹住一并取下，用纱布擦净面部	4		
	关闭流量表开关，关闭氧气筒开关，开流量表开关放余气，再关流量表开关，取下湿化瓶	4		
	最后核对患者信息	2		
操作后终末处置（5分）	协助患者取舒适体位，整理床单位	1		
	向患者交代注意事项	2		
	清理用物，洗手，记录吸氧卡和护理单	2		
操作后评价（15分）	严格执行查对制度	3		
	关心患者，健康教育到位	3		
	动作轻柔，未损伤鼻黏膜	3		
	操作熟练，符合操作规程	3		
	知识掌握灵活准确、条理清晰，操作过程重点突出	3		
总分		100		

【选择题】

1. 患者郭某，男，80岁。因慢性阻塞性肺疾病需氧气治疗，有关氧疗的作用不妥的是（　）

   A. 增加动脉血氧含量　　B. 提高动脉血氧分压
   C. 供给能量　　D. 改善缺氧状态
   E. 维持机体生命活动

2. 加压给氧适用于下列哪种患者（　）

   A. 慢性肺源性心脏病　　B. 急性肺水肿
   C. 颅脑损伤　　D. 哮喘严重者
   E. 巴比妥中毒

3. 患者用氧后，缺氧症状无改善、呼吸困难加重，首先应采取（　）

   A. 马上通知医生处理　　B. 调节氧流量，加大吸氧量
   C. 注射呼吸兴奋剂　　D. 检查吸氧装置及患者鼻腔
   E. 气管插管给氧

4. 停用氧气的正确方法是（　）

   A. 关紧总开关，关好流量表，取下鼻导管，重开流量表放余氧
   B. 关紧总开关，取下鼻导管，关好流量表

C. 取下鼻导管，关紧总开关，再关流量表
D. 关紧流量表，再关总开关，取下鼻导管，重开流量表放气
E. 取下鼻导管，关紧流量表，再关总开关，重开流量表放余氧

5. 氧气表压力指针降到多少时即不可再用　(　　)
A. 0.5 kPa　B. 0.5 MPa
C. 0.5 Pa　D. 5 kPa
E. 5 MPa

6. 一氧化碳中毒纠正缺氧，给予高流量吸氧的流量是　(　　)
A. 8～10 L/min　B. 2～4 L/min
C. 6～8 L/min　D. 4～6 L/min
E. 7～9 L/min

7. 慢性阻塞性肺疾病(COPD)应该如何给氧　(　　)
A. 低流量低浓度吸氧　B. 低浓度间断吸氧
C. 高浓度持续吸氧　D. 低浓度吸氧
E. 低浓度持续吸氧

8. 以下不属于使用氧气的“四防”内容是　(　　)
A. 防火　B. 放油
C. 防震　D. 防擦
E. 防热

9. 邢某，男，62 岁，因肺源性心脏病住院治疗，护士巡视病房时，发现患者有明显的呼吸困难及口唇发绀，血气分析：PaO_2 5.2 kPa，SaO_2 70%。判断其缺氧程度为　(　　)
A. 极轻度　B. 轻度
C. 中度　D. 重度
E. 极重度

10. 预防氧中毒发生的有效措施是　(　　)
A. 避免长时间高浓度吸氧　B. 经常改变体位
C. 鼓励患者做深呼吸　D. 给予一定的氧气湿化
E. 有效咳嗽

【选择题答案】

1. C　2. B　3. D　4. E　5. B　6. A　7. E　8. D　9. C　10. A

【评判性思考】

1. 肺气肿患者为什么不能高流量持续给氧？
2. 肺水肿患者是否可以用乙醇湿化给氧？
3. 吸氧什么情况下会导致氧中毒？

项目二 吸痰法

【实验学时】

2 学时。

【实验类型】

技能型实验。

【学习目标】

1. 能说出吸痰的指征。
2. 能正确使用中心负压系统或电动吸痰器进行壁式吸痰或电动吸痰器吸痰操作。
3. 能熟练与患者交流,向患者讲解吸痰的目的、注意事项。

【实验目的】

1. 清除呼吸道分泌物。
2. 保持呼吸道通畅。

【临床案例】

患者丁某某,女,56 岁,主诉:颈部疼痛 1 年余,咳嗽后疼痛加重 1 个月。诊断:颈 3 ~ 4 椎管内占位性病变。患者术后 1 d,由于手术切口疼痛不敢用力咳嗽,抗拒叩背,排痰不佳,遵医嘱给予药物雾化吸入,效果差。患者术后第 3 天突然出现呼吸困难。体格检查:口唇发绀,可闻及痰鸣音。考虑呼吸道痰液阻塞气道,医嘱给予吸痰,立即执行。

任务一　壁式(中心负压)吸痰法

【实验准备】

1. 护士准备:衣帽整齐、规范洗手,戴口罩。

2. 用物准备:治疗盘、生理盐水1瓶、无菌塑料杯1个、一次性吸痰管数根、手消毒液、听诊器、干纱布2块、中心负压吸引器1套、手电筒。必要时备压舌板、开口器、舌钳、口咽通气道、配电盘。

3. 患者准备

(1)患者和家属了解吸痰的目的、意义、过程、注意事项及配合操作的要点。

(2)指导患者取舒适体位,放松心情,做好操作前准备。

【操作步骤】

一、操作前核对、评估、与患者沟通

1. 核对患者的床号、姓名、性别、腕带信息。

2. 评估患者的病情、意识状态、生命体征、双肺呼吸音、咳嗽排痰能力、口腔和鼻黏膜情况。

3. 评估中心负压吸引器性能。

(参考解释语)

您好,让我核对一下您的腕带好吗?丁女士您好,我是您的责任护士小王。由于您呼吸道有大量痰液,但您咳嗽无力,不能有效排痰,所以我现在遵医嘱给您吸痰,吸痰是用一根细细的吸痰管通过口腔或鼻腔插入咽部,利用负压把痰液吸引出来,从而帮助您改善肺部通气,保持呼吸道通畅,也能预防肺部感染的发生。这项操作可能稍微有点不舒服,但您不用紧张,我会尽量轻柔操作来减轻您的不适,也会指导您如何进行配合的。

二、操作过程

1. 根据患者病情,协助其取舒适卧位,头偏向操作者一侧,颌下铺治疗巾(昏迷患者用压舌板或开口器帮助张口)。

2. 一手持负压吸引器,将插头对准中心负压的出口插孔用力推入,再轻轻外拔确认固定良好后,连接一次性储痰瓶与连接管。打开负压吸引器开关,检查吸引装置性能是否良好、连接管连接是否正确,调节负压(一般成人压力调至0.02~0.04 MPa、儿童<0.02 MPa)。

(参考解释语)

我先用听诊器听一下您的肺部,再看一下您的口腔和鼻腔情况。您有没有义齿?好

的。(护士:患者意识清楚,可主动配合,可闻及双肺痰鸣音,咳嗽无力,口腔黏膜完整,无义齿,鼻腔黏膜无出血,鼻中隔无偏曲、无息肉。)

3. 卫生手消毒,将生理盐水倒入塑料杯中。

4. 根据患者气道情况选择合适型号的吸痰管,打开外包装,一手戴无菌手套,取出吸痰管,盘绕在手中,将其开口端与另一手连接储痰瓶的连接管连接。

5. 用戴手套的手持吸痰管前端,用生理盐水试吸,检查吸引是否正常。

(参考解释语)

丁女士,我要将吸痰管插入您的口腔和鼻腔了,可能有点不舒服,我会轻一点的。

6. 再次核对患者信息。

7. 轻轻将吸痰管插入患者口咽部,然后用另一手堵住吸痰管末端侧孔,左右旋转从深度向上提拉,边退边吸,将口腔、咽部的分泌物吸净,再抽吸少量生理盐水冲洗管道。

8. 更换吸痰管,将吸痰管轻轻插至鼻腔深部左右旋转,向上向外提拉,边退边吸,吸尽鼻腔内分泌物。

壁式(中心负压)吸痰法

9. 吸痰管退出后,抽吸生理盐水冲洗,防止分泌物堵塞。

10. 观察患者的反应(面色、呼吸、心率、血压等)、气道是否通畅,以及吸出痰液的性质、量、颜色等。

11. 吸痰完毕,关闭负压吸引器开关,分离吸痰管,与手套一起置于医用垃圾袋内。

12. 听诊患者双肺呼吸音,判断是否需要继续吸痰。呼吸音清,则停止吸痰,将连接管与储痰瓶置于医用垃圾袋内。

13. 用纱布为患者擦净面部。

14. 一手持表,另一手将负压出口座外环顺时针旋转,将吸引器取下。

15. 第三次核对患者信息。

16. 协助患者取舒适卧位,整理床单位,向清醒患者或其家属交代注意事项。

(参考解释语)

丁女士,痰液已经给您吸出来了,是不是感觉舒服一点儿?如果可以的话,请您多喝水,这样可以稀释痰液,有利于痰液的咳出;您有痰的时候,也可以叫我来为您轴位翻身后叩背,再做雾化,这样会更利于您的排痰。您这样躺着舒服吗?还有其他的需要吗?如果有需要请及时按呼叫器叫我,我也会经常来看您的,谢谢您的配合。

17. 整理用物,洗手,记录。

【操作流程图】

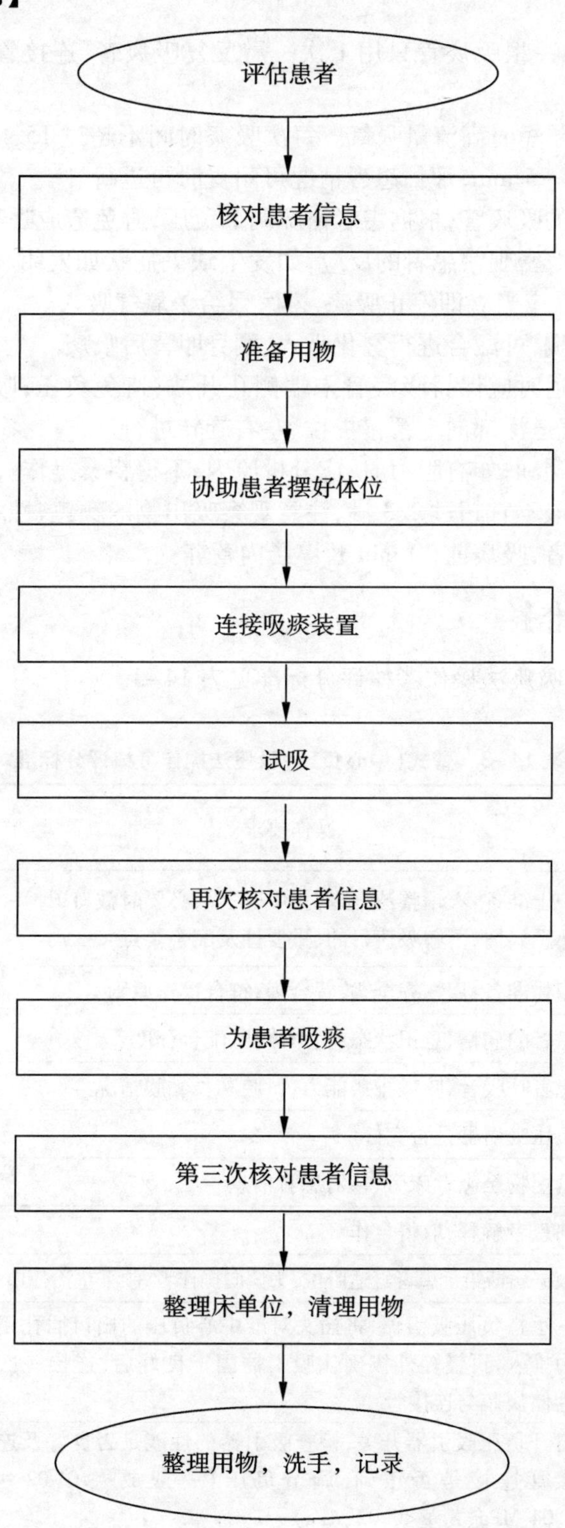
评估患者
核对患者信息
准备用物
协助患者摆好体位
连接吸痰装置
试吸
再次核对患者信息
为患者吸痰
第三次核对患者信息
整理床单位，清理用物
整理用物，洗手，记录

【注意事项】

1. 严格无菌操作，一根吸痰管只用 1 次。需反复吸痰者，连接管和已打开的冲管用生理盐水 24 h 更换。

2. 吸痰前后应给予短时高流量吸氧。每次吸痰时间不超过 15 s。如患者痰液较多，需再次吸痰，应间隔 3 ~5 min，评估患者情况可耐受时再进行。

3. 选择型号适宜的吸痰管，根据患者情况调节负压，避免造成呼吸道黏膜的损伤。

4. 吸痰过程中要严密观察患者的反应，如发生缺氧症状如发绀、心率减慢、血氧饱和度低于 90% 等症状时，应当立即停止吸痰，遵医嘱给予氧气吸入。

5. 如患者痰液黏稠，可配合进行雾化吸入、翻身叩背后吸痰。

6. 吸痰管进入气道时应保持吸痰管末端侧孔开放，避免负压；吸痰时，侧孔关闭，形成负压，吸痰管应由气道深部向上缓慢提拉、左右旋转进行。

7. 注意吸痰是否顺利，如有阻力时，应分析原因，不得粗暴操作。

8. 储痰瓶内吸出液不宜超过 2/3 满，注意观察吸出物的颜色、性状及量。

9. 如有肠内营养者，吸痰前 30 min 暂停肠内营养。

【操作评分标准】

壁式（中心负压）吸痰法操作考核评分标准见表 14-3。

表 14-3 壁式（中心负压）吸痰法操作考核评分标准

项目	操作要求	分值	考试评分	备注
操作前准备 （5 分）	护士准备：衣帽整洁，修剪指甲，洗手，必要时戴口罩 熟悉病情，了解吸痰目的、重要性及配合要点	2		
	用物准备：用物齐全、放置合理，符合操作原则	3		
评估 （5 分）	患者的病情、意识状态、生命体征、配合程度	2		
	患者呼吸音、咳嗽排痰能力、口腔和鼻黏膜情况	2		
	负压吸引器是否完好	1		
操作要点 （70 分）	携用物至患者床旁，核对患者信息	2		
	向患者解释，取得合作	2		
	根据病情给予患者舒适卧位，头偏向操作者，颌下垫治疗巾	3		
	一手持负压吸引器，将插头对准中心负压的出口插孔用力推入，再轻轻外拔确认吸引器固定良好后，连接一次性储痰瓶与连接管	4		
	打开负压吸引器开关，检查吸引器的性能是否良好及连接管连接是否正确，调节负压（一般成人 0.02 ~ 0.04 MPa、儿童<0.02 MPa）	4		

续表 14-3

项目	操作要求	分值	考试评分	备注
操作要点（70分）	听诊患者双肺呼吸音,用手电筒检查患者口腔黏膜是否完整、有无活动义齿,鼻腔有无分泌物,鼻黏膜是否破损,鼻中隔有无偏曲及其他异常,卫生手消毒	4		
	卫生手消毒,准备生理盐水	3		
	选择并打开吸痰管,一手戴无菌手套,将吸痰管盘在手中,其开口端与储痰瓶另一连接管连接	3		
	戴手套的手持吸痰管前端,用生理盐水试吸,检查吸引是否正常	3		
	再次核对患者信息	2		
	将吸痰管插入患者口咽部,用另一手堵住吸痰管末端侧孔,左右旋转,从深度向上提拉,边退边吸,将口腔、咽部的分泌物吸净,再抽吸少量生理盐水冲洗管道。每次吸痰不超过 15 s	9		
	更换吸痰管,将吸痰管轻轻插至鼻腔深部,左右旋转,向上向外提拉,边退边吸,吸尽鼻腔内分泌物。再抽吸生理盐水冲管	9		
	观察患者的反应(面色、呼吸、心率、血压等),气道是否通畅,吸出痰液的性质、量、颜色等	9		
	关闭负压吸引器开关,分离吸痰管,与手套一同置于医用垃圾袋内	3		
	听诊双肺呼吸音,判断是否需要继续吸痰	2		
	双肺呼吸音清,将连接管与储痰瓶置于医用垃圾袋内	2		
	用纱布擦净患者面部	2		
	一手持表,另一手将负压出口座外环顺时针旋转,将吸引器取下	2		
	第三次核对患者信息	2		
操作后终末处置（5分）	协助患者取舒适体位,整理床单位	1		
	向患者交代注意事项	2		
	清理用物,洗手,记录	2		
操作后评价（15分）	严格执行查对制度	3		
	关心患者,健康教育到位	3		
	动作轻柔,未损伤口腔及鼻黏膜	3		
	操作熟练,符合操作规程	3		
	知识掌握灵活准确、条理清晰,操作过程重点突出	3		
总分		100		

任务二 电动负压(电动吸痰器)吸痰法

【实验准备】

1. 护士准备:衣帽整齐、规范洗手,戴口罩。

2. 用物准备:治疗盘、生理盐水1瓶、无菌塑料杯1个、一次性吸痰管数根、速干手消毒剂、听诊器、干纱布2块、电动吸痰器1套、手电筒。必要时备压舌板、开口器、舌钳、口咽通气道、配电盘。

3. 患者准备

(1)患者和家属了解吸痰的目的、意义、过程、注意事项及配合操作的要点。

(2)指导患者取舒适体位,放松心情,做好操作前准备。

【操作步骤】

一、操作前核对、评估、与患者沟通

1. 核对患者的床号、姓名、性别、腕带信息。

2. 评估患者的病情、意识状态、生命体征、双肺呼吸音、咳嗽排痰能力和口鼻黏膜情况。

3. 评估电动吸痰器性能。

(参考解释语)

您好,请让我核对一下您的腕带好吗?丁女士您好,我是您的责任护士小王。由于您呼吸道有大量痰液,但是您咳嗽无力,不能有效排痰,所以我现在遵医嘱给您吸痰,吸痰是用一根细细的吸痰管通过口腔或鼻腔插入咽部,利用负压把痰液吸引出来,从而帮助您改善肺部通气,保持呼吸道通畅,也能预防肺部感染的发生。这项操作可能稍微有点不舒服,但您不用紧张,我会尽量轻柔操作来减轻您的不适,也会指导您如何进行配合的。

二、操作过程

1. 根据患者病情,协助取舒适卧位。头偏向操作者一侧,颌下铺治疗巾(昏迷患者用压舌板或开口器帮助张口)。

2. 接通电源,打开电源开关,连接一次性使用连接管,检查电动吸痰器的性能是否良好及连接管连接是否正确,调节负压(一般成人调节压力0.02~0.04 MPa、儿童<0.02 MPa)。

(参考解释语)

丁女士,我先用听诊器听一下您的肺部吧?好,再请您张一下口,我看一下您的口腔

和鼻腔情况。您有没有活动的义齿？做过鼻腔手术吗？好的。（护士：患者意识清楚，可主动配合，双肺可闻及痰鸣音，咳嗽无力，口腔黏膜完整，无义齿，鼻腔黏膜无出血，鼻中隔无偏曲、无息肉。）

3. 卫生手消毒，将生理盐水倒入无菌塑料杯中。

4. 根据患者气道情况选择合适型号的吸痰管，打开外包装，一手戴无菌手套，取出吸痰管，盘绕在手中，将其开口端与另一手的吸痰器连接管连接。

5. 用戴手套的手持吸痰管前端，用生理盐水试吸，检查吸引是否正常。

（参考解释语）

丁女士，我要将吸痰管插入您的口腔和鼻腔了，可能有点不舒服，我轻一点。

6. 再次核对患者信息。

7. 轻轻将吸痰管插入患者口咽部，然后用另一手堵住吸痰管末端侧孔，左右旋转从深度向上提拉，边退边吸，将口腔、咽部的分泌物吸净，再抽吸少量生理盐水冲洗管道。

8. 更换吸痰管，将吸痰管轻轻插至鼻腔深部左右旋转，向上提拉，边退边吸，吸尽鼻腔内分泌物。

9. 吸痰管退出后，抽吸生理盐水冲洗，防止分泌物堵塞管道。

10. 同时观察患者的反应（面色、呼吸、心率、血压、血氧饱和度等）、气道是否通畅，以及吸出痰液的性质、量、颜色等。

11. 吸痰完毕，关闭吸痰器开关，分离吸痰管连同手套一同置于医用垃圾袋内。

12. 听诊患者双肺呼吸音清，关闭电源。

13. 擦净患者面部。

14. 第三次核对患者信息。

15. 协助患者取舒适卧位，整理床单位，向清醒患者或其家属交代注意事项。

（参考解释语）

丁女士，痰液已经给您吸出来了，是不是感觉舒服一点儿？如果可以的话，请您多喝水，这样可以稀释痰液，有利于痰液的咳出；您有痰的时候，也可以叫我来为您轴位翻身后叩背，再做雾化，这样会更利于您的排痰。您这样躺着舒服吗？还有其他的需要吗？如果有需要请及时按呼叫器叫我，我也会经常来看您的，谢谢您的配合。

16. 整理用物，洗手，记录。

【操作流程图】

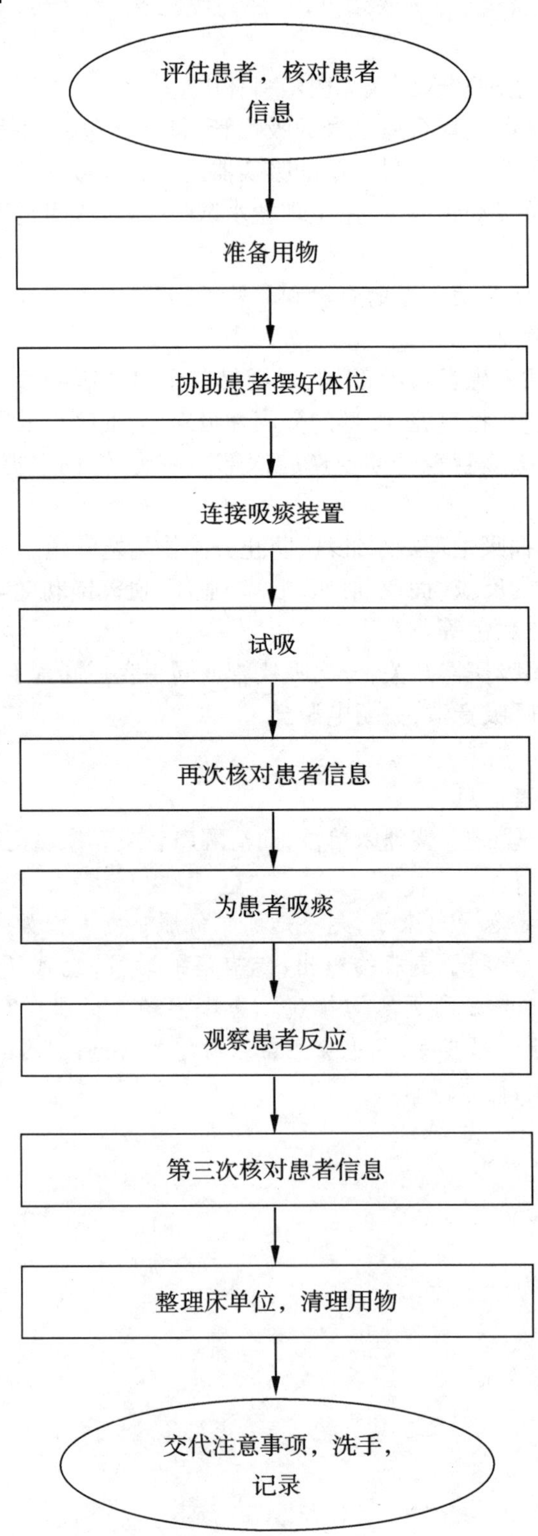
评估患者，核对患者信息
准备用物
协助患者摆好体位
连接吸痰装置
试吸
再次核对患者信息
为患者吸痰
观察患者反应
第三次核对患者信息
整理床单位，清理用物
交代注意事项，洗手，记录

【注意事项】

1. 严格无菌操作，1 根吸痰管只用 1 次，连接管和已打开的冲管用生理盐水 24 h 更换。

2. 吸痰前后应给予短时高流量吸氧。每次吸痰时间不超过 15 s。如患者痰液较多，需再次吸痰，应间隔 3 ~5 min，评估患者情况可耐受时再进行。

3. 选择型号适宜的吸痰管，根据患者情况调节负压，避免造成呼吸道黏膜的损伤。

4. 吸痰过程中要严密观察患者的反应，如发生缺氧症状如发绀、心率减慢、血氧饱和度低于 90% 等症状时，应当立即停止吸痰，遵医嘱给予氧气吸入。

5. 如患者痰液黏稠，可配合进行雾化吸入、翻身叩背后吸痰。

6. 吸痰管进入气道时应保持吸痰管末端侧孔开放，避免负压；吸痰时，侧孔关闭，形成负压，吸痰管应由气道深部向上缓慢提拉、左右旋转进行。

7. 注意吸痰是否顺利，如有阻力时，应分析原因，不得粗暴操作。

8. 储痰瓶内吸出液不宜超过 2/3 满，注意观察吸出物的颜色、性状及量。

9. 如有肠内营养者，吸痰前 30 min 暂停肠内营养。

【操作评分标准】

电动负压（电动吸痰器）吸痰法操作考核评分标准见表 14-4。

表 14-4　电动负压（电动吸痰器）吸痰法操作考核评分标准

项目	操作要求	分值	考试评分	备注
操作前准备（5 分）	护士准备：衣帽整洁，修剪指甲，洗手，必要时戴口罩 熟悉病情，了解吸痰目的、重要性及配合要点	2		
	用物准备：用物齐全、放置合理，符合操作原则	3		
评估（5 分）	患者的病情、意识状态、生命体征、配合程度	2		
	患者呼吸音、咳嗽排痰能力和口腔和鼻黏膜情况	2		
	电动吸痰器是否完好	1		
操作要点（70 分）	携用物至患者床旁，核对患者信息	2		
	向患者解释，取得合作	2		
	根据病情给予患者舒适卧位，头偏向操作者，颌下垫治疗巾	3		
	打开并连接电动吸引装置，检查性能，连接一次性连接管，调节负压	4		
	听诊患者双肺呼吸音，用手电筒检查患者口腔黏膜是否完整、有无活动义齿，鼻腔有无分泌物，鼻黏膜是否破损，鼻中隔有无偏曲及其他异常，卫生手消毒	5		

续表 14-4

项目	操作要求	分值	考试评分	备注
操作要点（70 分）	卫生手消毒，将生理盐水倒入无菌塑料杯	3		
	选择并打开吸痰管，一手戴无菌手套，将吸痰管盘在手中，其开口端与连接管连接	5		
	戴手套的手持吸痰管前端，用生理盐水试吸，检查吸引是否正常	5		
	再次核对患者信息	2		
	将吸痰管插入患者口咽部，用另一手堵住吸痰管末端侧孔，左右旋转，从深度向上提拉，边退边吸，将口腔、咽部的分泌物吸净，再抽吸少量生理盐水冲洗管道。每次吸痰不超过 15 s	9		
	更换吸痰管，将吸痰管轻轻插至鼻腔深部，左右旋转，向上向外提拉，边退边吸，吸尽鼻腔内分泌物。再抽吸生理盐水冲管	9		
	观察患者的反应（面色、呼吸、心率、血压、血氧饱和度等），气道是否通畅，吸出痰液的性质、量、颜色等	9		
	关闭吸痰器开关，分离吸痰管，与手套一同置于医用垃圾袋内	4		
	听诊患者双肺呼吸音，判断是否需要继续吸痰	3		
	听诊呼吸音清，用纱布擦净患者面部	3		
	第三次核对患者信息	2		
操作后终末处置（5 分）	协助患者取舒适体位，整理床单位	1		
	向患者交代注意事项	2		
	清理用物，洗手，记录	2		
操作后评价（15 分）	严格执行查对制度	3		
	关心患者，健康教育到位	3		
	动作轻柔，未损伤口腔及鼻黏膜	3		
	操作熟练，符合操作规程	3		
	知识掌握灵活准确、条理清晰，操作过程重点突出	3		
总分		100		

【选择题】

1. 患者李某,男,76 岁,脑卒中。患者意识不清,为其吸痰时应注意的内容不妥的是 (　　)

   A. 储痰瓶内吸出液最多不超过 2/3 满

   B. 提前检查管道连接和吸引器性能

   C. 吸痰管每次吸痰后更换

   D. 每次吸痰时间要超过 15 s

   E. 痰液黏稠,可给予雾化

2. 电动吸引器吸痰的原理是 (　　)

   A. 正压作用　　B. 负压作用

   C. 空吸作用　　D. 虹吸作用

   E. 静压作用

3. 为急性呼吸窘迫综合征患者行气管插管内吸痰时,错误的操作是 (　　)

   A. 吸痰前洗手,戴无菌手套

   B. 抽吸时在气管插管内旋转提拉进行

   C. 每次抽吸时间少于 30 s

   D. 抽吸前向导管内滴入 3 mL 无菌生理盐水

   E. 吸痰前给予氧气吸入

4. 通过以下哪项评估可判定患者需要吸痰 (　　)

   A. 神志　　B. 呼吸音

   C. 发绀　　D. 心率

   E. 呼吸困难

5. 护士为使用呼吸机的患者吸痰,发现痰液黏稠不易吸出,错误的处理措施是 (　　)

   A. 给予叩背　　B. 增加负压吸引力

   C. 滴入化痰药物　　D. 滴入无菌生理盐水

   E. 雾化吸入

6. 患者男性,65 岁,因呼吸困难行气管插管呼吸机辅助呼吸,第二天突然出现 SpO_2 下降至 90%,呼吸机高压报警,听诊双肺湿啰音,正确的处理方法是 (　　)

   A. 给患者翻身叩背　　B. 调整呼吸机参数

   C. 雾化吸入　　D. 立即遵医嘱给患者吸痰

   E. 应用呼吸兴奋剂

7. 如患者需要再次吸痰,两次吸痰应间隔多长时间 (　　)

   A. 1 ~2 min　　B. 2 ~3 min

   C. 3 ~4 min　　D. 3 ~5 min

   E. 以上都不是

8. 为患者吸痰时,护士应将吸痰器的负压调节至 (　　)

A. 成人 0.02 ~0.04 MPa,儿童<0.02 MPa
B. 成人 0.01 ~0.02 MPa,儿童<0.01 MPa
C. 成人 0.02 ~0.03 MPa,儿童<0.02 MPa
D. 成人 0.01 ~0.03 MPa,儿童<0.01 MPa
E. 成人 0.01 ~0.03 MPa,儿童<0.01 MPa

9. 关于吸痰,以下说法不正确的是 (　　)
A. 吸痰时吸痰管由下向上吸引
B. 吸痰时动作轻柔
C. 每次吸痰时间小于 15 s
D. 更换吸痰患者时才用更换吸痰管
E. 吸痰有阻力时须及时查明原因

10. 患儿,女,1 岁。细菌性肺炎入院,目前患儿烦躁不安,呼吸困难。遵医嘱给予吸氧,以下最适宜该患儿的吸氧方式为 (　　)
A. 漏斗法
B. 面罩法
C. 鼻塞法
D. 单侧鼻导管法
E. 头罩法

【选择题答案】

1. D　2. B　3. C　4. B　5. B　6. D　7. D　8. A　9. D　10. E

【评判性思考】

1. 吸痰前后为什么要给予短时高浓度氧气吸入?
2. 吸痰前后吸氧的氧浓度和给氧时间是多少?
3. 吸痰可能会引起哪些并发症?

模块十五　各类标本采集法

项目一 静脉血标本的采集

【实验学时】

2学时。

【实验类型】

技能型实验。

【学习目标】

1. 能正确掌握静脉血标本的采集技术。
2. 能正确识别和选择合适的静脉进行血标本的采集。
3. 能熟练与患者交流,向患者讲解静脉血标本采集的目的及注意事项。

【实验目的】

1. 全血标本:测定红细胞沉降率、血常规及血液中某些物质如血糖、尿素氮、肌酐、尿酸、肌酸、血氨的含量。
2. 血清标本:测定肝功能、血清酶、脂类、电解质等。
3. 血浆标本:测定内分泌激素、血栓和止血检测等。
4. 血培养标本:培养检测血液中的病原菌。

【临床案例】

患者李某某,女,66岁,主诉:反复发热伴咳痰2 d,诊断:肺部感染。患者有乙肝病史5年,来时神志清,精神差,贫血貌,左上肢留置有浅静脉留置针,医嘱:静脉采集血标本,化验血常规、电解质,立即执行。

【实验准备】

1. 护士准备:衣帽整洁,修剪指甲,洗手,戴口罩。
2. 用物准备

(1)治疗车上层:治疗盘、无菌治疗巾、皮肤消毒液、无菌棉签、采血针或无菌注射器、止血带、弯盘、手套、垫巾或垫枕、试管架、手消毒液、胶布、医嘱及检验单。

(2)治疗车下层:生活垃圾桶、医疗废物桶、锐器收集盒。

(3)根据医嘱和检查目的备标本容器(抗凝管、干燥试管及血培养瓶)。检查容器是否完好,并在相应容器外贴上对应标签,标签上应注明科室、床号、姓名、性别、检验目的及送检日期。

3. 患者准备

(1)患者了解静脉血标本采集的目的、临床意义、过程、注意事项及配合操作的要点。

(2)取舒适体位,暴露穿刺部位。

4. 环境准备:清洁,安静,温度、湿度适宜,光线充足,必要时屏风或围帘遮挡。

【操作步骤】

一、操作前检查核对、评估、与患者沟通

1. 核对医嘱、检验单及患者的床号、姓名、腕带。

2. 评估患者的病情、意识状态、生命体征、肢体活动能力、有无饮食及穿刺处皮肤情况。

3. 评估操作环境是否隐蔽,室温是否适宜。

(参考解释语)

您好,让我核对一下您的腕带好吗?李女士您好,我是您的责任护士小张,由于您肺部感染,反复发热伴咳痰,为明确病因协助诊断,现在遵医嘱给您进行静脉采集血标本,请您不要紧张。我先来帮您检查一下您右上肢的活动及血管皮肤情况。(护士:患者右侧上肢活动正常,肘部浅静脉周围皮肤完整,无红肿,无炎症;触诊,患者肘部浅静脉血管光滑有弹性;患者血管情况良好,适宜穿刺。)李女士,您的右上肢肘部浅静脉血管情况适宜操作,操作时请您尽量放松,我会指导您如何进行配合的,您需要去洗手间吗?如果不用,请您稍候,我准备一下稍后给您静脉采血。

二、操作过程

1. 携用物至患者床旁,核对医嘱检验单及患者的床号、姓名、腕带信息。

(参考解释语)

李女士,现在我来给您静脉采血,请不要紧张。

2. 协助患者取舒适体位,选择合适的静脉血管,评估穿刺部位皮肤和血管弹性,将治疗巾铺于小垫枕上,置于穿刺部位下,放好止血带。

(参考解释语)

李女士,您这样躺舒服吗?好,根据您的情况,今天给您选择右上肢肘部的浅静脉穿刺,可以吗?好,请您伸展右上肢,我再评估一下您肘部浅静脉的血管情况,皮肤完好,血管弹性良好,李女士您的血管情况良好,可以穿刺,我先给您穿刺部位垫一个小垫枕,放好止血带。

3. 卫生手消毒或戴手套,常规消毒皮肤,在穿刺处上部约6 cm处扎止血带。

(参考解释语)

李女士,我现在要给您扎止血带了,可能会有些不舒服,请您稍微忍耐一下,我会尽量快一点,减少您的不适。

4. 再次核对医嘱检验单及患者的信息,嘱患者握拳。

（参考解释语）

李女士，请再让我核对一下您的腕带，核对信息无误。李女士，我要给您穿刺了，穿刺时会有点疼，请您不要紧张，我会尽量快一点，减少您的痛苦。穿刺时您有任何不适也请及时告诉我，我会及时停止。李女士，请您握拳。

5. 采血

（1）注射器采血：持一次性注射器或头皮针，按照静脉注射法行静脉穿刺（一旦出现局部血肿，立即拔出针头，按压局部，另选其他血管重新穿刺），见血后抽取所需血量。

（2）真空采血器采血：取下真空采血针护套，手持采血针，按照静脉注射法行静脉穿刺，见回血后将采血针另一端拔掉护套，然后刺入真空管。松开止血带，采血至需要量。

6. 同时抽取不同种类的血标本，应先将血液注入血培养瓶，然后注入抗凝管，最后注入干燥试管。采集血培养标本时，先将密封盖中心部用消毒液消毒 2 遍，将血液注入血培养瓶中轻轻摇匀；采集血清标本时，取下针头，缓慢注入干燥管中，勿将泡沫注入，避免振荡，防止红细胞破裂；采集全血标本时，取下针头，缓慢注入抗凝管中，轻轻转动试管防止血液凝固。

（参考解释语）

李女士，请不要过度紧张，有什么不适及时告诉我。

静脉血标本的采集

7. 抽血结束，松开止血带，让患者松拳，迅速拔出针头，按压局部 1 ~ 2 min 至不出血为止，凝血功能障碍患者拔针后按压时间适当延长。

（参考解释语）

李女士，采血非常顺利，请您松拳。

8. 脱去手套，用手消毒液消毒双手，第三次核对医嘱检验单、患者及标本信息，协助患者取舒适体位，整理床单位。

9. 清理用物，交代事项。

10. 洗手，必要时记录抽血时间和量，将标本连同检验单及时送检。

（参考解释语）

李女士，已经为您采血完毕，我需要再看一下您的腕带，核对医嘱检验单、患者信息和试管均无误。李女士，建议您注意保护穿刺点皮肤，不要剧烈按压揉搓，以免引起出血或感染，现在穿刺处还会有轻微疼痛，这是正常情况，等过一段时间就会好了。您这样躺着舒服吗？还有其他的需要吗？如果有需要请及时按呼叫器呼叫我，我也会经常来看您的，谢谢您的配合。

【操作流程图】

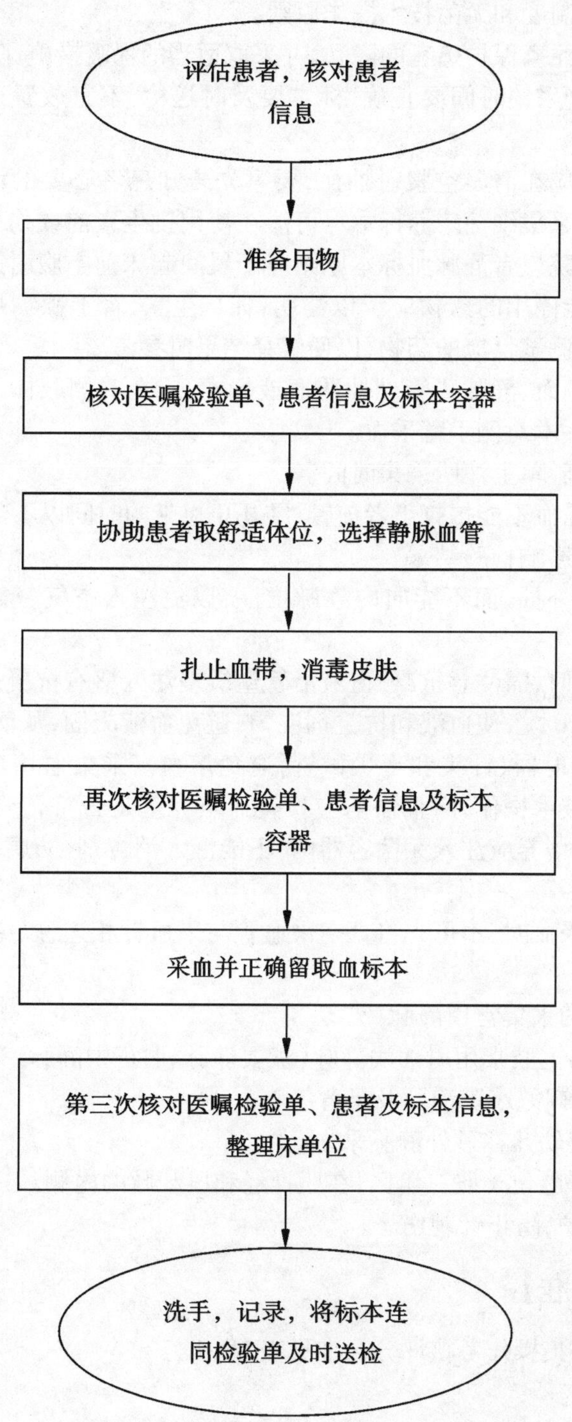
评估患者，核对患者信息
准备用物
核对医嘱检验单、患者信息及标本容器
协助患者取舒适体位，选择静脉血管
扎止血带，消毒皮肤
再次核对医嘱检验单、患者信息及标本容器
采血并正确留取血标本
第三次核对医嘱检验单、患者及标本信息，整理床单位
洗手，记录，将标本连同检验单及时送检

【注意事项】

1. 严格执行查对制度和无菌技术操作原则。

2. 在操作过程中注意保护患者的隐私，并采取适当的保暖措施，防止患者着凉。

3. 采集方法、量和采集时间要正确，标本要及时送检，不宜放置过久，以免影响检查结果。

4. 做生化检验时应在清晨空腹时抽血，要事先告知患者必要的注意事项，以免因进食而影响检查结果。采集细菌培养标本尽可能在使用抗生素前或伤口局部治疗前、高热寒战期采集标本。住院患者静脉血标本原则应于晨间起床前空腹时采集；门诊患者应避免使用任何药物，不能停用的药物应予以注明，如抗生素、肾上腺糖皮质激素、维生素及其他影响代谢或干扰测试反应的药物，以便解释结果时参考。

5. 禁止在输液、输血、静脉置管处抽取血液标本，应在对侧肢体采血；若女性患者做了乳腺切除术，应在手术对侧手臂采血。

6. 特殊标本在化验单上注明采集时间。

7. 采血时，肘部采血不能拍打患者前臂，结扎止血带的时间以不超过 40 s 为宜，过长可导致血液成分变化影响检验结果。

8. 采血时只能往外抽，而不能向内静脉推注，以免注入空气，形成气栓而造成严重后果。

9. 采集全血标本时，需注意抗凝，血液沿管壁缓慢注入盛有抗凝剂的试管内，立即轻轻旋转摇动试管 8 ~ 10 次，使血液和抗凝剂混匀，避免血液凝固，从而影响检查结果。抽血清标本须用干燥注射器、针头和干燥试管，避免溶血。采集血培养标本时，应防止污染，除严格执行无菌技术操作外，抽血前应检查血培养基是否符合要求，瓶塞是否干燥，培养液不宜太少。血培养应注入无菌容器内，不能混入消毒剂、防腐剂及药物，以免影响检验结果。

10. 真空采血管采血时，不可先将真空采血管与采血针相连，以免试管内负压消失而影响采血。

11. 静脉血标本的采集常用静脉

(1)四肢浅静脉：上肢常用肘部浅静脉（贵要静脉、肘正中静脉、头静脉）、腕部及手背静脉；下肢常用大隐静脉、小隐静脉及足背静脉。

(2)颈外静脉：婴幼儿在颈外静脉采血。

(3)股静脉：股静脉位于股三角区，在股神经和股动脉的内侧。

12. 注意个人防护，防止针刺伤。

【操作评分标准】

静脉血标本的采集操作考核评分标准见表 15-1。

表 15-1　静脉血标本的采集操作考核评分标准

项目	操作要求	分值	考试评分	备注
操作前准备 (5分)	护士准备:衣帽整洁,修剪指甲,洗手,戴口罩	2		
	用物准备:用物齐全、放置合理,符合无菌原则	3		
评估 (5分)	患者的病情、意识状态、生命体征、肢体活动能力、有无饮食及穿刺处皮肤情况	2		
	核对检验单,选择并检查标本容器是否完好,并将信息完整的容器标签正确粘贴在容器上	2		
	操作环境是否隐蔽,室温是否适宜	1		
操作要点 (70分)	携用物至患者床旁,核对患者信息	2		
	告知患者操作目的、方法及配合要点,询问患者的需求并协助解决	3		
	再次核对检验单,协助患者取合适体位	5		
	选择合适的静脉血管,评估穿刺部位皮肤和血管弹性,将治疗巾铺于小垫枕上,置于穿刺部位下,放好止血带	6		
	卫生手消毒或戴手套	3		
	常规消毒皮肤,在穿刺处上部约 6 cm 处系止血带	5		
	再次核对医嘱检验单及患者的信息	5		
	取出无菌注射器或采血针,嘱患者握拳,按静脉穿刺法穿刺血管,见回血后抽出所需血量;穿刺失败或一旦发现局部血肿,立即拔出针头,按压局部,另选取其他静脉重新穿刺	15		
	抽血结束,嘱患者松拳,松开止血带,迅速拔出针头,用干棉签按压穿刺点 1 ~2 min 直至不出血为止	10		
	取下针头,根据检验目的将血液标本注入不同的容器中	10		
	脱去手套,用手消毒液消毒双手	3		
	再次核对医嘱检验单、患者及标本信息	3		
操作后终末处置 (5分)	协助患者取舒适体位,整理床单位	1		
	向患者交代注意事项	2		
	清理用物,洗手,必要时记录抽血时间和量,将标本连同检验单及时送检	2		

续表 15-1

项目	操作要求	分值	考试评分	备注
操作后评价（15 分）	严格执行查对制度和无菌操作原则	3		
	操作中关心患者，健康教育到位，保护患者隐私	3		
	操作熟练，符合操作规程，动作轻柔，与患者沟通配合良好，穿刺过程顺利	3		
	各种血标本采集方法、量、时间正确，按时送检，用过物品处理符合要求	3		
	熟练掌握此项操作的注意事项、条理清晰，操作过程重点突出	3		
总分		100		

【选择题】

1. 静脉采血前需要扎紧止血带，但时间不宜过长，以不超过多少分钟为宜（　　）
   A. 1　　B. 2
   C. 3　　D. 4
   E. 5
2. 做生化检验时，一般采血应该选择什么时间采集静脉血标本（　　）
   A. 清晨空腹　　B. 早晨进餐后
   C. 午餐前　　D. 晚餐前
   E. 任何时间
3. 静脉采集血标本常用的静脉不包括（　　）
   A. 四肢浅静脉　　B. 颈外静脉
   C. 股静脉　　D. 足背静脉
   E. 颈内静脉
4. 采集血清标本不能用于检测（　　）
   A. 肝功能　　B. 血清酶
   C. 脂类　　D. 肌酐
   E. 电解质
5. 采集的全血标本说法错误的是（　　）
   A. 可用于测定红细胞沉降率、血常规
   B. 可以用于测定血液中某些物质如血糖、尿素氮、肌酐、尿酸、肌酸、血氨的含量
   C. 可用于测定肝功能
   D. 需要注入盛有抗凝剂的容器

E. 采集后注入容器后需轻轻旋转

6. 使用一次性注射器给予患者经静脉同时采集血培养、全血、血清标本时，注入顺序有无要求 ( )

A. 无

B. 有，先注入血培养瓶，再注入血清标本瓶，最后注入全血标本瓶

C. 有，先注入血清标本瓶，再注入全血标本瓶，最后注入血培养瓶

D. 有，先注入血培养标本瓶，再注入全血标本瓶，最后注入血清标本瓶

E. 有，先注入全血标本瓶，再注入血培养标本瓶，最后注入血清标本瓶

7. 关于静脉采血，下列说法错误的是 ( )

A. 采集血培养标本尽可能在使用抗生素前

B. 住院患者静脉血标本原则上应于起床前空腹时采集

C. 药物血药浓度和激素测定一般需要遵医嘱定时采血

D. 门诊患者采血应避免使用任何药物，不能停用的药物应予以注明

E. 血药浓度监测一般在下次服药之后采血

8. 遵医嘱留取血清标本说法正确的是 ( )

A. 注射器采血后，应取下针头，将血液沿管壁缓慢注入干燥试管中

B. 注射器采血后，应取下针头，将血液沿管壁缓慢注入抗凝试管中

C. 注射器采血后，应取下针头，将血液沿管壁缓慢注入任何试管都行

D. 可以将少量注射器泡沫注入

E. 采集后可以用力振荡摇匀

9. 患者，张某，女性，因外伤紧急入院，既往左侧乳腺切除术后，左、右下肢各留置有一个浅静脉留置针，左下肢留置针正在输液治疗，右下肢留置针正在输血治疗，此时遵医嘱给予患者采集静脉血标本，首选部位为 ( )

A. 左上肢肘部浅静脉

B. 左上肢手背浅静脉

C. 右上肢肘部浅静脉

D. 左下肢足背静脉

E. 右下肢足背静脉

10. 关于采集静脉血标本，说法错误的是 ( )

A. 通常情况下静脉血标本最好在起床后 1 h 内采集

B. 采血时，肘部采血不能拍打患者前臂

C. 真空管采血时，可先将真空管与采血针头向相连，方便操作

D. 注射器采血时只能往外抽，而不能向静脉内推，以免注入空气

E. 使用止血带时，患者不要进行紧握拳头的动作

【选择题答案】

1. A 2. A 3. E 4. D 5. C 6. D 7. E 8. A 9. C 10. C

【评判性思考】

1. 如何与患者沟通交流,让其放松情绪,更好地配合静脉采血与护理?
2. 临床工作中如果采血时穿刺失败,患者情绪紧张,应该如何紧急处理和安慰患者?
3. 如何正确地选择和评估患者静脉血管的情况,提高穿刺成功率,减少患者痛苦?

项目二　动脉血标本的采集

【实验学时】

2 学时。

【实验类型】

技能型实验。

【学习目标】

1. 能正确掌握动脉血标本的采集技术。
2. 能正确识别和选择合适的动脉进行血标本的采集。
3. 能熟练与患者交流,向患者讲解动脉血标本采集的目的及注意事项。

【实验目的】

1. 采集动脉血进行血液气体分析。
2. 判断患者氧合及酸碱平衡情况,为诊断、治疗、用药提供依据。
3. 做乳酸和丙酮酸测定等。

【临床案例】

患者王某某,男,78 岁,主诉:胸闷 3 d。诊断:慢性阻塞性肺疾病。患者有高血压病史 10 年,糖尿病病史 5 年,在家期间坚持氧疗,效果差,入院后佩戴无创呼吸机,夜间休息可,为明确患者动脉血液气体变化,协助临床诊断和治疗,医嘱:采集动脉血进行血液气体分析,立即。

【实验准备】

1. 护士准备:衣帽整洁,修剪指甲,洗手,戴口罩。

2. 用物准备

(1)治疗车上层:治疗盘、无菌治疗巾、皮肤消毒液、无菌棉签、2 mL 或 5 mL 一次性无菌注射器或动脉血气针、肝素适量、弯盘、无菌手套、垫巾或垫枕、无菌纱布、手消毒液、胶布、医嘱及检验单、小沙袋、无菌软木塞或橡胶塞。

(2)治疗车下层:生活垃圾桶、医疗废物桶、锐器收集盒。

(3)选择合适的采集容器　根据医嘱及检查目的选择适当的一次性注射器或动脉血气针,检查容器是否完好,并在相应的一次性注射器或动脉血气针外贴上对应标签,标签上应注明科室、床号、姓名、性别、检验目的及送检日期。

3. 患者准备

(1)患者了解动脉血标本采集的目的、临床意义、过程、注意事项及配合操作的要点。

(2)取舒适体位,暴露穿刺部位。

4. 环境准备:清洁,安静,温度、湿度适宜,光线充足,必要时屏风或围帘遮挡患者。

【操作步骤】

一、操作前检查核对、评估、与患者沟通

1. 核对医嘱、检查单及患者的床号、姓名、腕带。

2. 评估患者的病情、意识状态、生命体征、肢体活动能力及穿刺处皮肤情况。

3. 评估操作环境是否隐蔽,室温是否适宜。

(参考解释语)

您好,请让我核对一下您的腕带好吗?王先生您好,我是您的责任护士小张,由于您最近反复发生胸闷,入院后佩戴无创呼吸机后休息可,为协助诊断,并给予您后期的治疗提供依据,现在遵医嘱给您采集动脉血标本,请您不要紧张。我先来帮您检查一下您右上肢桡动脉的血管及皮肤情况。(护士:患者右侧上肢活动正常,桡动脉前掌侧腕关节上2 cm周围皮肤完整,无红肿,无炎症;触诊,患者桡动脉搏动明显,血管光滑有弹性;患者血管情况良好,适宜穿刺。)王先生,您的右上肢桡动脉前掌侧腕关节上2 cm处的血管情况适宜操作,操作时请您尽量放松,我会指导您如何进行配合的。您需要去洗手间吗?如果不用,请您稍候,我准备一下稍后给您动脉采血。

二、操作过程

1. 携用物至患者床旁,核对医嘱检验单及患者的床号、姓名、腕带信息。向患者说明操作的目的、方法及配合要点,询问患者的需求并协助解决。

(参考解释语)

您好,王先生,请让我再看一下您的腕带好吗?医嘱检验单、患者及容器信息核对无误。王先生,请您不要紧张,遵医嘱现在要给您进行动脉采血,动脉采血技术就是经过您动脉血管留取血标本,以便协助诊断您的疾病情况,为治疗提供依据。穿刺采血的时候,可能有点痛,请您稍微忍耐一下,我也会动作轻柔和迅速一点,减少您的痛苦。操作中需要您配合的地方我会及时跟您沟通,请您放心,尽量放松一点。

2. 协助患者取舒适体位,选择合适的动脉血管,评估穿刺部位皮肤和血管弹性,将治疗巾铺于小垫枕上,置于穿刺部位下。

(参考解释语)

王先生,您这样躺舒服吗?好,根据您的情况,今天给您选择右前臂桡动脉穿刺可以吗?好,请您伸展右上肢,我再评估一下您此处动脉的血管情况,皮肤完好,血管弹性良好,您的血管情况良好,可以穿刺,我先给您穿刺部位下垫一个小垫枕。

3. 卫生手消毒,常规消毒皮肤,范围大于5 cm,常规消毒操作者左手示指和中指或戴

无菌手套。

（参考解释语）

王先生，我现在要给您消毒一下穿刺处周围皮肤，可能会有些凉，请您右上肢不要动，稍微忍耐一下，我会尽量快一点，减少您的不适。

4. 再次核对医嘱检验单及患者的信息。

（参考解释语）

王先生，请您再让我核对一下您的腕带好吗？核对信息无误。王先生，我要给您穿刺了，穿刺时会有点疼，请您不要紧张，右上肢不要动，我会尽量快一点，减少您的痛苦。穿刺时您有什么不舒服也要及时告诉我，我会及时停止穿刺。

5. 采血

（1）普通注射器采血：用左手示指和中指触及动脉搏动最明显处并固定动脉于两指之间，右手持注射器在两指之间垂直刺入或与动脉走向呈40°刺入动脉，见有鲜红色血液涌进注射器，即以右手固定穿刺针的方向和深度，左手抽取血液至所需量。

（2）动脉血气针采血：取出并检查动脉血气针，将血气针活塞拉至所需的血量刻度，血气针筒自动形成吸引等量血液的负压。穿刺方法同上，见有鲜红色血液回血，固定血气针，血气针会自动抽取所需血量。

6. 拔针、按压：采血结束，迅速拔出针头，局部用无菌纱布加压止血5～10 min直至不出血为止，必要时用沙袋压迫止血，凝血功能障碍患者拔针后按压时间延长。

7. 插入软木塞：针头拔出后立即插入软木塞或橡胶塞，以隔绝空气，并轻轻搓动注射器使血液和肝素混匀。

动脉血标本的采集

8. 脱去手套，用手消毒液消毒双手。再次核对医嘱检验单、患者及标本信息，协助患者取舒适体位，整理床单位。

9. 整理用物，交代事项。

（参考解释语）

王先生，请您放松，现在已经采血结束了，我需要再看一下您的腕带，核对医嘱检验单、患者信息和血标本均无误。王先生，请您注意保护穿刺点加压包扎的敷料，不要剧烈按压揉搓，以免引起出血或感染，过一会我会帮您去掉的，现在穿刺处还会有轻微疼痛，这是正常情况，等过一段时间就会好了。您这样躺着舒服吗？还有其他的需要吗？如果有需要请及时按呼叫器叫我，我也会经常来看您的，谢谢您的配合。

10. 洗手，记录采血时间和量，将标本连同检验单及时送检。

【操作流程图】

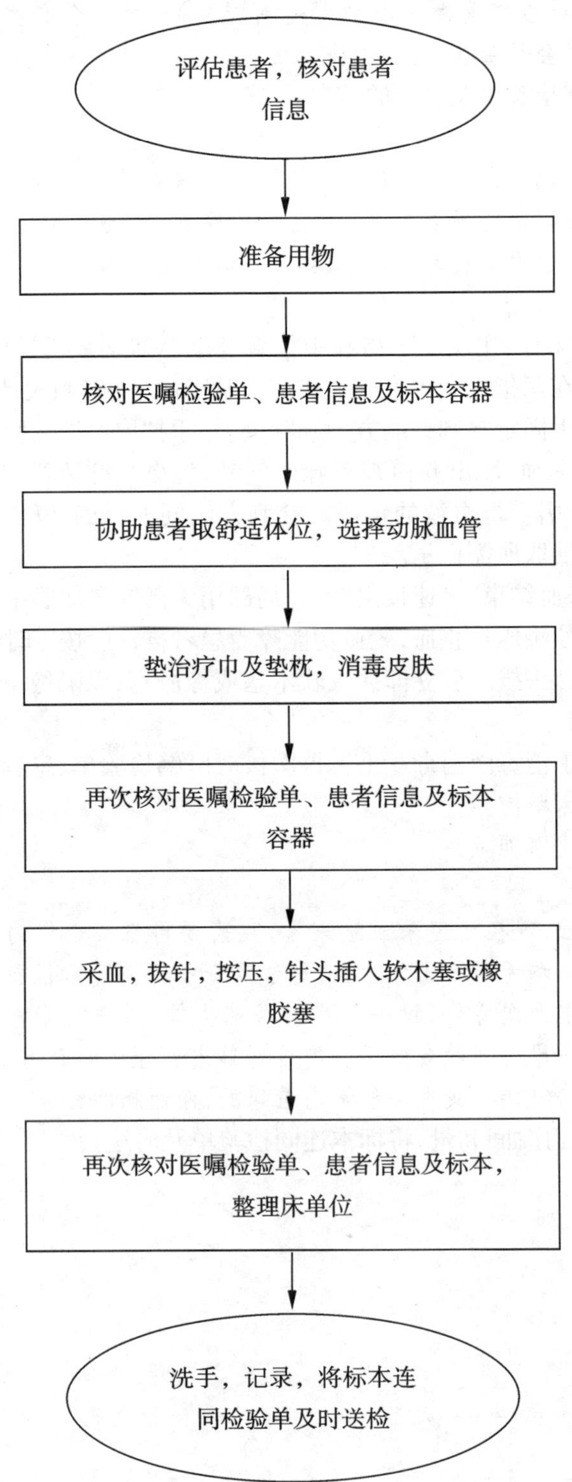
评估患者，核对患者信息
准备用物
核对医嘱检验单、患者信息及标本容器
协助患者取舒适体位，选择动脉血管
垫治疗巾及垫枕，消毒皮肤
再次核对医嘱检验单、患者信息及标本容器
采血，拔针，按压，针头插入软木塞或橡胶塞
再次核对医嘱检验单、患者信息及标本，整理床单位
洗手，记录，将标本连同检验单及时送检

【注意事项】

1. 严格执行查对制度和无菌技术操作原则。

2. 在操作过程中注意保护患者的隐私，并采取适当的保暖措施，防止患者着凉。

3. 采集方法、量和采集时间要正确，标本要及时送检，不宜放置过久，以免影响检查结果。

4. 桡动脉穿刺点为前臂掌侧腕关节上 2 cm、动脉搏动明显处；股动脉穿刺点在腹股沟股动脉搏动明显处。穿刺时，患者取仰卧位，下肢伸直略外展外旋，以充分暴露穿刺部位。新生儿宜选择桡动脉穿刺，因股动脉穿刺进针时易伤及髋关节。

5. 注射器采血前先抽取肝素 0.5 mL，湿润注射器管腔后弃去余液，以防止血液凝固。

6. 拔针后局部用无菌纱布或沙袋加压止血，以免出血或形成血肿。

7. 血气分析标本必须与空气隔绝，立即送检。

8. 有出血倾向患者慎用动脉穿刺法采集动脉血标本。

9. 注意个人防护，防止针刺伤。

【操作评分标准】

动脉血标本的采集操作考核评分标准见表 15-2。

表 15-2　动脉血标本的采集操作考核评分标准

项目	操作要求	分值	考试评分	备注
操作前准备（5 分）	护士准备：衣帽整洁，修剪指甲，洗手，戴口罩	2		
	用物准备：用物齐全、放置合理，符合无菌原则	3		
评估（5 分）	明确检验目的，了解患者的诊断、治疗和采血前的准备情况	2		
	核对检验单，选择并检查标本容器是否完好，并将信息完整的容器标签正确粘贴在容器上	2		
	操作环境是否隐蔽，室温是否适宜	1		
操作要点（70 分）	携用物至患者床旁，核对患者信息	2		
	告知患者操作目的、方法及配合要点，询问患者的需求并协助解决	3		
	再次核对检验单，协助患者取合适体位	5		
	选择合适的动脉血管，评估穿刺部位皮肤和血管弹性，将治疗巾铺于小垫枕上，置于穿刺部位下	5		
	卫生手消毒或戴手套	3		
	常规消毒皮肤，范围大于 5 cm	5		

续表 15-2

项目	操作要求	分值	考试评分	备注
操作要点（70 分）	再次核对医嘱检验单及患者的信息	5		
	用左手示指和中指触及动脉搏动最明显处并固定动脉于两指之间	6		
	右手无菌持注射器在两指之间垂直刺入或与动脉走向呈 40°刺入动脉，见有鲜红色血液涌进注射器，即以右手固定穿刺针的方向和深度，左手抽取血液至所需量；或取出并检查动脉血气针，将血气针活塞拉至所需的血量刻度，血气针筒自动形成吸引等量血液的负压。穿刺方法同上，见有鲜红色血液回血，固定血气针，血气针会自动抽取所需血量。穿刺失败或一旦发现局部血肿，立即拔出针头，按压局部，另选取其他动脉重新穿刺	10		
	抽血结束，迅速拔出针头，局部用无菌纱布加压止血 5 ~ 10 min 直至不出血为止，必要时用沙袋压迫止血，凝血功能障碍患者拔针后按压时间延长	10		
	插入软木塞：针头拔出后立即插入软木塞或橡胶塞，以隔绝空气，并轻轻搓动注射器使血液和肝素混匀	10		
	脱去手套，用手消毒液消毒双手	3		
	再次核对医嘱检验单、患者及标本信息	3		
操作后终末处置（5 分）	协助患者取舒适体位，整理床单位	1		
	向患者交代注意事项	2		
	整理用物，洗手，必要时记录采血的时间和量，将标本连同检验单及时送检	2		
操作后评价（15 分）	严格执行查对制度和无菌操作原则	3		
	操作中关心患者，健康教育到位，保护患者隐私	3		
	操作熟练，符合操作规程，动作轻柔，与患者沟通配合良好，穿刺过程顺利	3		
	血标本的采集方法、量、时间正确，按时送检，用过物品处理符合要求	3		
	熟练掌握此项操作的注意事项、条理清晰，操作过程重点突出	3		
总分		100		

【选择题】

1. 遵医嘱要给予患者血气分析,关于采集血标本说法错误的是　(　　)
   A. 需要采集动脉血
   B. 采集好的血标本需与空气隔绝
   C. 采集好的血标本需尽快送检
   D. 采集好的血标本需搓动摇匀
   E. 采集好的血标本无须抗凝
2. 下列结果提示Ⅰ型呼吸衰竭的是　(　　)
   A. 动脉血氧分压小于 60 mmHg,二氧化碳分压大于 50 mmHg
   B. 动脉血氧分压大于 60 mmHg,二氧化碳分压大于 50 mmHg
   C. 动脉血氧分压小于 60 mmHg,二氧化碳分压小于 50 mmHg
   D. 动脉血氧分压大于 60 mmHg,二氧化碳分压小于 50 mmHg
   E. 动脉血氧分压小于 60 mmHg
3. 下列结果提示Ⅱ型呼吸衰竭的是　(　　)
   A. 动脉血氧分压小于 60 mmHg,二氧化碳分压大于 50 mmHg
   B. 动脉血氧分压大于 60 mmHg,二氧化碳分压大于 50 mmHg
   C. 动脉血氧分压小于 60 mmHg,二氧化碳分压小于 50 mmHg
   D. 动脉血氧分压大于 60 mmHg,二氧化碳分压小于 50 mmHg
   E. 动脉血氧分压小于 60 mmHg
4. 纠正二氧化碳潴留和缺氧的重要措施是　(　　)
   A. 氧气疗法　　B. 保持气道通畅
   C. 增加通气量　　D. 纠正酸碱平衡失调
   E. 提高呼吸系统兴奋性
5. 采集的动脉血标本说法错误的是　(　　)
   A. 可用于血气分析　　B. 消毒面积大于 5 cm
   C. 拔针后按压 1 ~2 min　　D. 使用注射器采集需要先用肝素湿润
   E. 采集后需刺入软木塞并轻轻搓动
6. 采集动脉血标本首选　(　　)
   A. 主动脉　　B. 颈总动脉
   C. 椎动脉　　D. 微动脉
   E. 桡动脉或股动脉
7. 关于采集动脉血标本,下列说法正确的是　(　　)
   A. 新生儿宜选择股动脉
   B. 拔针后局部用无菌纱布或沙袋加压止血
   C. 血气针采血前不用提前拉动活塞
   D. 采集好的血标本无须隔绝空气
   E. 采集的血标本无须要混匀

8. 患者发生呼吸衰竭时,血气分析结果出现哪些变化　(　　)

A. 动脉血氧分压小于 90 mmHg,二氧化碳分压大于 50 mmHg

B. 动脉血氧分压大于 90 mmHg,二氧化碳分压大于 50 mmHg

C. 动脉血氧分压小于 60 mmHg,伴或者不伴二氧化碳分压大于 50 mmHg

D. 动脉血氧分压小于 70 mmHg,伴或者不伴二氧化碳分压大于 50 mmHg

E. 动脉血氧分压小于 80 mmHg,二氧化碳分压大于 50 mmHg

9. 采集动脉血标本时有许多注意事项,下列说法错误的是　(　　)

A. 一般可选择前臂掌侧腕关节上 2 cm 桡动脉搏动明显处或股动脉

B. 血气分析采血量一般为 0.1 ~1 mL

C. 采血过程中保持针尖固定

D. 凝血功能障碍者按压时间应延长

E. 采集血标本后注射器可有少量空气

10. 判断患者出现低氧血症最敏感的指标是　(　　)

A. 发绀　　B. 静脉血氧分压

C. 动脉血氧分压　　D. 动脉血氧饱和度

E. 弥散功能测定

【选择题答案】

1. E　2. C　3. A　4. A　5. C　6. E　7. B　8. C　9. E　10. C

【评判性思考】

1. 如何与患者沟通交流,让其放松情绪,更好地配合动脉采血与护理?

2. 临床工作中如果采血时穿刺失败,患者情绪紧张,应该如何紧急处理和安慰患者?

3. 如何正确地选择和评估患者动脉血管的情况,提高穿刺成功率,减少患者痛苦?

项目三　尿液标本的采集

【实验学时】

2 学时。

【实验类型】

技能型实验。

【学习目标】

1. 能正确掌握尿液标本的采集技术。
2. 能熟练与患者交流,向患者讲解留取尿液标本的目的及注意事项。

【实验目的】

1. 留取尿常规标本:用于检查尿液的颜色、透明度,测定比重,检查有无细胞和管型,并做尿蛋白和尿糖定性检测等。

2. 留取尿培养标本:用于细菌培养或细菌药物敏感试验,以了解病情,协助临床诊断和治疗。

3. 留取 12 h 或 24 h 尿标本:用于各种尿生化检查和尿浓缩查结核分枝杆菌等检查。

【临床案例】

患者赵某某,男,50 岁,主诉:尿频、尿急、尿痛 2 d,诊断:尿路感染,患者高血压病史 10 年,糖尿病病史 5 年。为明确患者病情变化,协助临床诊断和治疗,医嘱:采集晨起尿液标本,送检。

【实验准备】

1. 护士准备:衣帽整洁,修剪指甲,洗手,戴口罩。

2. 用物准备

(1)医嘱检验单、手消毒液、生活垃圾桶、医疗废物桶、手套、屏风、标签。

(2)留取尿常规标本需备:一次性尿常规标本容器,必要时备便盆或尿壶;无菌标本试管、无菌手套、无菌棉球、消毒液、长柄试管夹、火柴、酒精灯、便器、屏风、必要时备导尿包;留取 12 h 或 24 h 尿标本时需备:集尿瓶(容量 3 000 ~5 000 mL)、防腐剂。

(3)选择合适的容器:根据医嘱及检查目的选择适当的容器,检查容器是否完好,并在相应容器外贴上对应标签,标签上应注明科室、床号、姓名、性别、检验目的及送检日期。

3. 患者准备:患者了解采集尿标本的目的、临床意义、过程、注意事项及配合操作的要点。

4. 环境准备:清洁,安静,温度、湿度适宜,安全隐蔽,必要时屏风或围帘遮挡患者。

【操作步骤】

一、操作前检查核对、评估、与患者沟通

1. 核对医嘱、检查单及患者的床号、姓名、腕带。

2. 评估患者的病情、意识状态、临床诊断、合作程度及心理状况,向患者及家属解释留取尿标本的目的、方法和配合要点。

3. 评估操作环境是否安静、安全、隐蔽,室温是否适宜。

(参考解释语)

您好,请让我核对一下您的腕带好吗? 赵先生您好,我是您的责任护士小张,由于您患有尿路感染,为明确病因协助诊断和治疗,现遵医嘱需要给您留取尿液标本,请您不要紧张。赵先生,您平时排尿正常吗? 好的,那一会儿操作时请您尽量放松,我会指导您如何进行配合的,现在您先休息一会儿,我去准备一下马上回来。

二、操作过程

1. 携用物至患者床旁,核对医嘱检验单及患者的床号、姓名、住院号,向患者说明操作的目的、方法及配合要点,询问患者的需求并协助解决。

(参考解释语)

您好,赵先生,请让我再看一下您的腕带好吗? 核对床头及床尾卡,医嘱检验单及标本容器信息核对无误,赵先生,请您不要紧张,遵医嘱现在要给您留取尿标本,留取常规尿标本就是将您晨起第一次尿留取在容器中,根据检验需要从中取出一定的尿液送检,因为您能够自理,所以我把容器放到床旁,您晨起第一次排尿请排到这个容器内,并及时告知我,我会从中留取相应的尿标本送检,谢谢您的配合。

2. 再次核对医嘱检验单及患者的信息,洗手,戴手套,收集尿液标本。

(1)尿常规标本:能自理的患者,给予患者标本容器,嘱其将晨起第一次尿液留于容器内,除测定尿比重需要100 mL以外,其余检验留取30 ~ 50 mL即可;行动不便的患者,协助患者在床上使用便器,收集尿液于标本容器中;留置导尿管的患者,于集尿袋下方引流孔处打开橡胶塞引流尿液。

(2)尿培养标本:选择使用中段尿留取法的患者,需屏风遮挡,协助患者取舒适卧位,放好便器,按照导尿术清洁消毒外阴,嘱患者排尿,弃去前段尿,用试管夹夹住试管于酒精灯上消毒试管口后,接取中段尿5 ~ 10 mL,再次消毒试管口和盖子,快速盖紧试管,熄灭酒精灯,清洁外阴,协助患者穿好裤子,整理床单位,清理用物;选择使用导尿术留取标本的患者,按照导尿术插入导尿管将尿液引出,留取尿标本。

(3)12 h或24 h尿标本:将检验单附联贴在集尿瓶上,注明留取尿液的起止时间;留

取 12 h 尿标本，嘱患者于 19:00 排空膀胱后开始留取尿液至次日早晨 07:00 留取最后一次尿液；若留取 24 h 尿标本，嘱患者于 07:00 排空膀胱后，开始留取尿液，至次日早晨 07:00 留取最后一次尿液；请患者将尿液先排在便器或尿壶内，然后再倒入集尿瓶内，留取最后一次尿后，将 12 h 或 24 h 的全部尿液盛于集尿瓶内，测总量，记录于检验单上。

3. 脱去手套，用手消毒液消毒双手。再次核对医嘱检验单、患者及标本信息，协助患者取舒适体位，整理床单位。

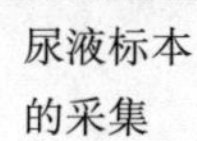
尿液标本的采集

（参考解释语）

赵先生，请您放松，现在已经收集尿液标本结束了，我需要再看一下您的腕带，核对医嘱检验单、患者信息和标本标签均无误。赵先生，那我现在协助您躺好，帮您整理一下床单位，您好好休息，您这样躺着舒服吗？还有其他的需要吗？如果有需要请及时按呼叫器叫我，我也会经常来看您的，谢谢您的配合。

4. 按规范整理消毒用物，洗手。记录尿液的总量、颜色、气味、留取标本的时间和量，将标本连同检验单及时送检。

【操作流程图】

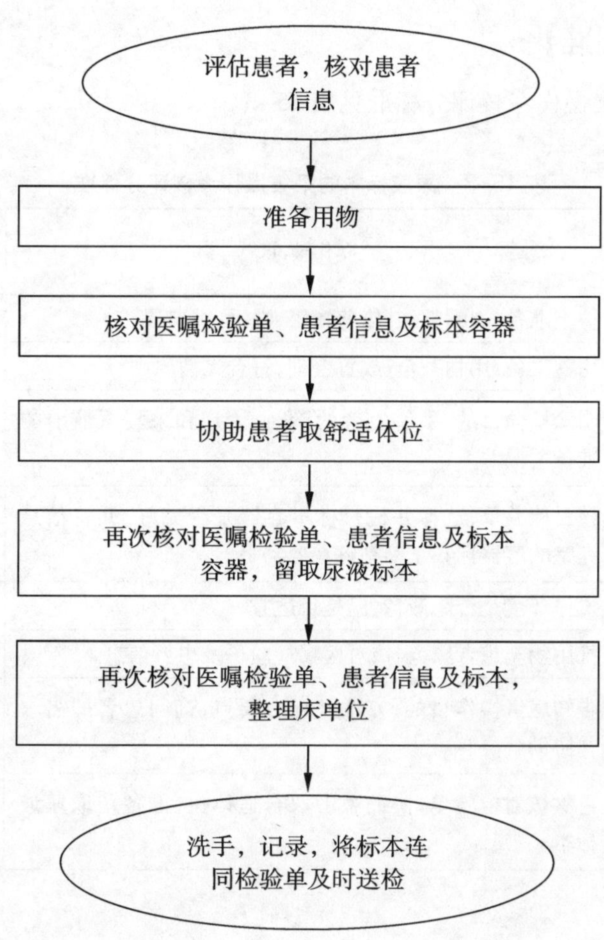

【注意事项】

1. 留取尿标本应采集清晨第一次中段尿液，女患者月经期间不宜留取尿标本。

2. 会阴部分泌物过多时，应先清洁或冲洗再收集。

3. 做早孕诊断试验应留取晨尿。

4. 留取尿培养标本时，应严格执行无菌操作，防止标本污染，影响检验结果。

5. 留取 12 h 或 24 h 尿标本，集尿瓶应放在阴凉处，根据检验项目要求在瓶内加防腐剂，防腐剂应在患者留取尿液后加入，不可将便纸等混入。

6. 临床上常用的防腐剂有甲醛、浓盐酸、甲苯；甲醛可以防腐和固定尿液中有机物，每 30 mL 尿液加 40% 甲醛 1 滴，主要用于艾迪计数（12 h 尿细胞计数）等；浓盐酸可以保持尿液在酸性环境中，防止尿中激素被氧化，24 h 尿中加 5 ~ 10 mL，主要用于内分泌系统的检查，如 17-酮类固醇、17-羟类固醇等；甲苯可以保持尿中化学成分不变，每次尿量倒入后，每 100 mL 尿液中加 0.5% ~1% 甲苯 2 mL，使之形成薄膜覆盖于尿液表面，防止细菌污染，如果测定尿中钠、钾、氯、肌酐、肌酸等则需加 10 mL，主要用于尿蛋白定量、尿糖定量检查。

【操作评分标准】

尿液标本的采集操作考核评分标准见表 15-3。

表 15-3 尿液标本的采集操作考核评分标准

项目	操作要求	分值	考试评分	备注
操作前准备（5 分）	护士准备：衣帽整洁，修剪指甲，洗手，戴口罩	2		
	用物准备：用物齐全、放置合理，符合无菌原则	3		
评估（5 分）	明确检验目的，了解患者的诊断、治疗和采集尿液前的准备情况	2		
	核对检验单，选择并检查标本容器是否完好，并将信息完整的容器标签正确粘贴在容器上	2		
	操作环境是否隐蔽，室温是否适宜	1		
操作要点（70 分）	携用物至患者床旁，核对医嘱检验单及患者信息	5		
	告知患者操作目的、方法及配合要点，询问患者的需求并协助解决	5		
	再次核对检验单，协助患者取合适体位，准备留取尿液标本	5		

续表 15-3

项目	操作要求	分值	考试评分	备注
操作要点（70 分）	对于能自理的患者，给予标本容器，自行如厕排出尿液，留取尿液约 30 mL 于容器内；对于不能自理的患者，戴手套，协助患者在床上使用便盆留取尿液在标本容器内；对留置有尿管的患者，戴手套，可打开集尿袋下方引流孔的橡胶塞收集尿液。留取尿培养标本者，按照导尿操作留取；留置有尿管的患者，可用注射器抽取	45		
	脱去手套，用手消毒液消毒双手	5		
	再次核对医嘱检验单、患者及标本信息	5		
操作后终末处置（5 分）	协助患者取舒适体位，整理床单位	1		
	向患者交代注意事项	2		
	清理用物，洗手，记录尿液标本的颜色、气味、总量、采集时间，将标本连同检验单及时送检	2		
操作后评价（15 分）	严格执行查对制度和无菌操作原则	3		
	操作中关心患者，健康教育到位，保护患者隐私	3		
	操作熟练，符合操作规程，动作轻柔，与患者沟通配合良好，采集标本过程顺利	3		
	尿液标本的采集方法、量、时间正确，记录内容完整，按时送检，用过的物品处理符合要求	3		
	熟练掌握此项操作的注意事项、条理清晰，操作过程重点突出	3		
总分		100		

【选择题】

1. 尿常规标本可用于检查多种项目，下列哪项除外　（　　）

A. 尿液的颜色　　B. 透明度

C. 测定比重　　D. 检查有无细胞和管型

E. 用于细菌药物敏感试验

2. 测定尿比重一般需要尿液标本多少毫升　（　　）

A. 20　　B. 40

C. 60　　D. 80

E. 100

3. 关于尿液气味异常，描述错误的是　（　　）

A. 糖尿病酮症酸中毒患者的尿中可闻到似烂苹果味
B. 正常的尿液气味由尿液中酯类和挥发酸共同作用产生
C. 尿液气味可受到食物和某些药物的影响
D. 正常新鲜尿液应为氨臭味
E. 恶臭气味多见于晚期膀胱癌患者

4. 临床上常用于测定尿糖、尿蛋白、电解质、激素等代谢产物定量结果的尿标本类型为 ( )
A. 3 h 尿
B. 24 h 尿
C. 12 h 尿
D. 中段尿
E. 以上均可

5. 尿液长期放置后引起其成分发生变化的原因有 ( )
A. 细菌生长
B. 光照分解
C. pH 值变化
D. 温度变化
E. 以上都对

6. 丝虫病患者的尿液一般呈 ( )
A. 黄红色
B. 浓茶色
C. 酱油样色
D. 乳白色
E. 棕红色

7. 肾脏疾病(结核、结石及炎症等)患者的尿液颜色一般为 ( )
A. 深黄色
B. 浓茶样色
C. 红茶色或酱油样色
D. 乳白色
E. 淡红色或棕红色

8. 药物会影响患者尿液颜色的改变,会使患者尿液变黄的药物不包括 ( )
A. 复合维生素 B
B. 四环素
C. 维生素 B_2
D. 利福平
E. 奎宁

9. 下列临床常用药物会使患者尿液变绿色的是 ( )
A. 黄连素
B. 非那西丁
C. 苯妥英钠
D. 亚甲蓝
E. 冬眠灵

10. 血红蛋白尿镜检无红细胞者多见于哪种患者 ( )
A. 腹腔肿瘤
B. 肾结核
C. 肾结石
D. 血友病
E. 蚕豆病

【选择题答案】

1. E 2. E 3. D 4. B 5. E 6. D 7. E 8. E 9. D 10. E

【评判性思考】

1. 如何与患者沟通交流，让其放松情绪，更好地配合尿液的采集？

2. 临床工作中如何能够根据患者尿液的颜色、气味、总量的变化快速判断患者病情的变化？

项目四 粪便标本的采集

【实验学时】

2 学时。

【实验类型】

技能型实验。

【学习目标】

1. 能正确掌握粪便标本的采集技术。
2. 能熟练与患者交流,向患者讲解留取粪便标本的目的及注意事项。

【实验目的】

1. 常规标本:用于检查粪便的性状、颜色、细胞等。
2. 培养标本:用于检查粪便中的致病菌。
3. 隐血标本:用于检查粪便内肉眼不可察见的微量血液。
4. 寄生虫标本:用于检查粪便中的寄生虫、幼虫及虫卵计数检查。

【临床案例】

患者孙某某,男,45 岁,主诉:腹泻 2 d。诊断:急性胃肠炎。为明确患者病情变化,协助临床诊断和治疗,医嘱:采集粪便标本,送检。

【实验准备】

1. 护士准备:衣帽整洁,修剪指甲,洗手,戴口罩。

2. 用物准备

(1)医嘱检验单、手消毒液、生活垃圾桶、医疗废物桶、手套、屏风、检验标签。

(2)根据留取检验标本不同,需备物品不同。留取粪便常规标本需备:检验盒(内附棉签或检便匙)/清洁便盆;留取粪便培养标本需备:无菌培养瓶、无菌手套、无菌棉签、消毒便盆;留取粪便隐血标本时需备:检验盒(内附棉签或检便匙)、清洁便盆;留取粪便寄生虫标本时需备检验盒(内附棉签或检便匙)、透明胶带或载玻片(查找蛲虫)、清洁便盆。

(3)选择合适的容器:根据医嘱及检查目的选择适当的容器,检查容器是否完好,并在相应容器外贴上对应标签,标签上应注明科室、床号、姓名、性别、检验目的及送检日期。

3. 患者准备:患者了解采集粪便标本的目的、临床意义、过程、注意事项及配合操作的要点。

4. 环境准备:清洁,安静,温度、湿度适宜,安全隐蔽,必要时屏风或围帘遮挡患者。

【操作步骤】

一、操作前检查核对、评估、与患者沟通

1. 核对医嘱、检查单及患者的床号、姓名、腕带。

2. 评估患者的病情、意识状态、临床诊断、合作程度及心理状况,向患者及家属解释留取粪便标本的目的、方法和配合要点。

3. 评估操作环境是否安静、安全、隐蔽,室温是否适宜。

(参考解释语)

您好,请让我核对一下您的腕带好吗?我是您的责任护士小张,由于您患有肠道感染,为明确病因协助诊断和治疗,现在遵医嘱需要给您留取粪便标本,我会指导您如何进行配合的,请您不要紧张。现在您需要先去趟洗手间排空尿液,防止排便时尿液混入大便中,回来以后请您休息一会儿,我去准备一下马上回来。

二、操作过程

1. 携用物至患者床旁,核对医嘱检验单及患者的床号、姓名,住院号,向患者说明操作的目的、方法及配合要点,屏风遮挡,请患者提前排空尿液,询问患者的需求并协助解决。

(参考解释语)

您好,孙先生,我是您的责任护士小张,用物已备齐,我可以进来吗?核对床头及床尾卡,孙先生,请让我再看一下您的腕带好吗?医嘱检验单及标本容器信息核对无误,孙先生,请您不要紧张,遵医嘱现在要给您留取粪便标本,留取粪便标本就是将您排在便盆的粪便根据需要取出一部分,留取在标本容器中,因为您能够自理,所以我把小便器和便盆放到床旁,请您注意不能将尿液混入到大便中,您排便结束后,及时告知我,我会从中留取相应的粪便标本送检,谢谢您的配合。

2. 再次核对医嘱检验单及患者的信息,洗手,戴手套,收集粪便标本。

(1)粪便常规标本:能自理的患者,嘱患者排便于清洁便盆内,用检便匙取中央部分或黏液脓血部分约5 g,置于检便盒内送检。

(2)粪便培养标本:嘱患者排便于消毒便盆内,用无菌棉签取中央部分粪便或黏液脓血部分2~5 g置于培养瓶内,盖紧瓶塞送检。

(3)粪便隐血标本:按常规标本留取。

(4)粪便寄生虫及虫卵标本:检查寄生虫及虫卵需要嘱患者排便于便盆中,用检验匙取不同部位带血或黏液部分5~10 g送检;检查蛲虫需嘱患者睡前或清晨起床前,将透明胶带贴于肛门周围处,取下后并将已粘有虫卵的透明胶带贴在载玻片上或将透明胶带对合,立即送实验室做显微镜检查;检查阿米巴原虫需将便器预热至接近人体的体温,排便

后标本连同便盆立即送检。

3. 脱去手套，用手消毒液消毒双手。再次核对医嘱检验单、患者及标本信息，协助患者取舒适体位，整理床单位。

（参考解释语）

孙先生，请您放松，现在已经收集粪便标本结束了，我现在需要再看一下您的腕带，核对医嘱检验单、患者信息和标本标签均无误。孙先生，那我现在协助您躺好，帮您整理一下床单位，您好好休息，您这样躺着舒服吗？还有其他的需要吗？如果有需要请及时按呼叫器叫我，我也会经常来看您的，谢谢您的配合。

4. 按规范整理消毒用物，洗手，记录粪便的形状、颜色、气味、留取标本的时间等，将标本连同检验单及时送检。

【操作流程图】

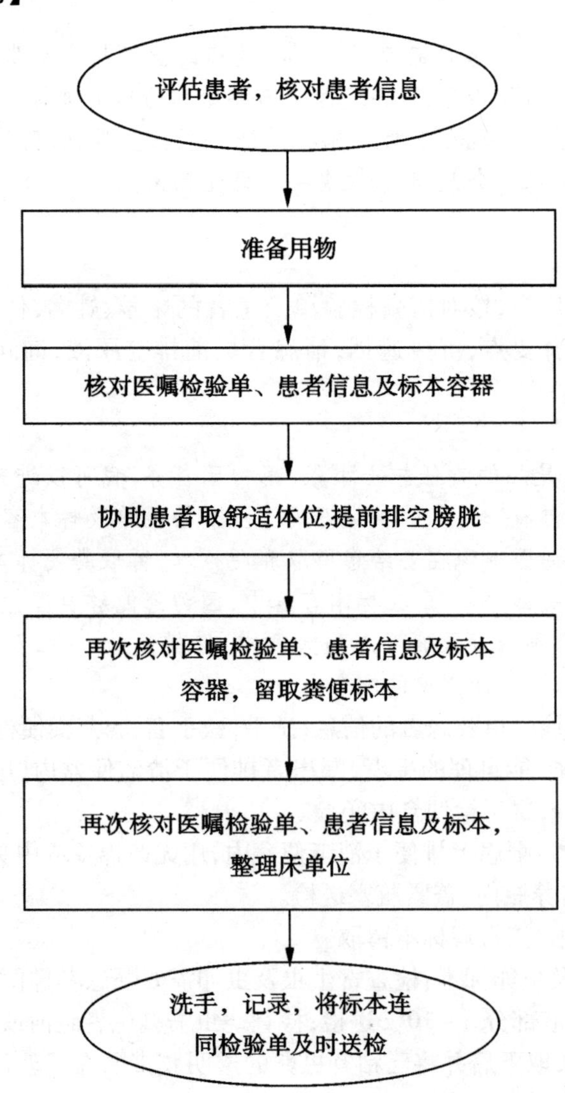

【注意事项】

1. 留取粪便培养标本时，如患者无便意，用长棉签蘸取0.9%氯化钠注射液，由肛门插入6～7 cm，顺着一个方向轻轻旋转后退出，将棉签置于培养瓶内，盖紧瓶盖。

2. 留取粪便标本时要明确检验目的和检验项目，并向患者说明注意事项及留取方法；对于体质虚弱、行动不便者，协助其留取标本；患者腹泻时的水样便或稀便，可盛于标本瓶内送检。

3. 采集隐血标本时，嘱患者检查前3 d禁食肉类、动物肝脏、血和含铁丰富的药物、食物，3 d后采集标本，以免造成假阳性。

4. 采集寄生虫标本时，如患者服用驱虫药或做血吸虫孵化检查，应该留取全部粪便。

5. 检查阿米巴原虫，在采集标本前几天，不应给患者服用钡剂、油质或者含金属的泻剂，以免金属制剂影响阿米巴虫卵或胞囊的显露。

【操作评分标准】

粪便标本的采集操作考核评分标准见表15-4。

表15-4　粪便标本的采集操作考核评分标准

项目	操作要求	分值	考试评分	备注
操作前准备（5分）	护士准备：衣帽整洁，修剪指甲，洗手，戴口罩	2		
	用物准备：用物齐全、放置合理，符合无菌原则	3		
评估（5分）	明确检验目的，了解患者的诊断、治疗和采集尿液前的准备情况	2		
	核对检验单，选择并检查标本容器是否完好，并将信息完整的容器标签正确粘贴在容器上	2		
	操作环境是否隐蔽，室温是否适宜	1		
操作要点（70分）	携用物至患者床旁，核对医嘱检验单及患者信息	5		
	告知患者操作目的、方法及配合要点，询问患者的需求并协助解决	5		
	再次核对检验单，协助患者取合适体位，提前排空膀胱尿液	5		
	留取常规粪便标本：对于能自理的患者，给予所需便盆，嘱患者排便于清洁便盆内，用检便匙取中央部分或黏液脓血部分约5 g，置于检便盒内送检。 留取粪便培养标本：嘱患者排便于消毒便盆内，用无菌棉签取中央部分粪便或黏液脓血部分2～5 g置于培养瓶内，盖紧瓶塞送检。			

续表 15-4

项目	操作要求	分值	考试评分	备注
操作要点（70 分）	留取粪便隐血标本：按常规标本留取。 留取粪便寄生虫及虫卵标本：检查寄生虫及虫卵需要嘱患者排便于便盆中，用检验匙取不同部位带血或黏液部分 5～10 g 送检；检查蛲虫需嘱患者睡前或清晨起床前，将透明胶带贴于肛门周围处，取下后并将已粘有虫卵的透明胶带贴在载玻片上或将透明胶带对合，立即送实验室做显微镜检查；检查阿米巴原虫需将便器预热至接近人体的体温，排便后标本连同便盆立即送检	45		
	脱去手套，用手消毒液消毒双手	5		
	再次核对医嘱检验单、患者及标本信息	5		
操作后终末处（5 分）	协助患者取舒适体位，整理床单位	1		
	整理消毒用物，洗手。向患者交代注意事项	2		
	记录粪便标本的颜色、气味、形状、采集时间等，将标本连同检验单及时送检	2		
操作后评价（15 分）	严格执行查对制度和操作流程	3		
	操作中关心患者，健康教育到位，保护患者隐私	3		
	操作熟练，符合操作规程，动作轻柔，与患者沟通配合良好，采集标本过程顺利	3		
	粪便标本的采集方法、量、时间正确，记录内容完整，按时送检，用过物品处理符合要求	3		
	熟练掌握此项操作的注意事项、条理清晰，操作过程重点突出	3		
总分		100		

【选择题】

1. 检查阿米巴原虫在留取标本时，说法错误的是　（　）
   A. 排便后标本连同便盆送检
   B. 检查前几天不能给予患者服用含有油质的泻药
   C. 留取标本前需要预热便盆至人体温度
   D. 检查前几天要给予患者服用含有金属的泻药
   E. 及时送检

2. 采集粪便常规标本的目的（　　）

A. 检查粪便中的致病菌　　B. 检查肉眼不可见的微量血液

C. 检查粪便中的寄生虫　　D. 检查粪便中虫卵计数

E. 检查粪便的性状、颜色、细胞等

3. 患者患有胆道阻塞疾病，排便颜色通常为（　　）

A. 褐色　　B. 黑色

C. 暗红色　　D. 灰白色

E. 黄色

4. 患者入院后排出黑色粪便，此患者可能出现了（　　）

A. 上消化道出血　　B. 下消化道出血

C. 结肠炎　　D. 细菌性痢疾

E. 以上均可能是

5. 患者排出脓血便，常见于（　　）

A. 胃溃疡　　B. 十二指肠感染

C. 小肠溃疡　　D. 慢性结肠炎

E. 细菌性痢疾

6. 采集粪便隐血标本时，检查前至少需几天禁食肉类、动物肝、血和含铁丰富的食物（　　）

A. 1　　B. 2

C. 3　　D. 4

E. 5

7. 采集粪便培养标本应（　　）

A. 与粪便常规标本取样一样送检

B. 用无菌干棉签插入肛门 6 ~ 7 cm 取出粪便少许送检

C. 在加热便盆中取粪便少许放入纸盒送检

D. 用无菌长棉签蘸取 0.9% 氯化钠注射液插入肛门 6 ~ 7 cm，取出粪便少许放入培养瓶内盖紧瓶盖送检

E. 与隐血标本取样一样送检

8. 阿米巴痢疾患者，留取寄生虫及虫卵标本需用标本容器为（　　）

A. 硬纸盒　　B. 小玻璃瓶

C. 培养瓶内　　D. 蜡纸盒

E. 预热后的标本容器

9. 常规采集寄生虫标本时，应该留取（　　）

A. 全部粪便　　B. 前端粪便

C. 边缘部位的粪便　　D. 中央部分的粪便

E. 不同部位的粪便

10. 遵医嘱要给予患者采集寄生虫标本做血吸虫孵化检查，应该留取（　　）

A. 全部粪便　　B. 前端粪便

C. 边缘部位的粪便　　　　D. 中央部分的粪便

E. 不同部位的粪便

【选择题答案】

1. D　2. E　3. D　4. A　5. E　6. C　7. D　8. E　9. E　10. A

【评判性思考】

1. 如何与患者沟通交流，让其放松情绪，更好地配合粪便标本的采集？

2. 临床工作中如何能够根据患者粪便的颜色、气味、性状的变化快速判断患者病情的变化？

项目五　痰液标本的采集

【实验学时】

2 学时。

【实验类型】

技能型实验。

【学习目标】

1. 能正确掌握各类痰液标本的采集技术。

2. 能熟练与患者交流，向患者讲解留取各类痰液标本的目的及注意事项。

【实验目的】

1. 常规痰液标本：用于检查痰液中的细菌、虫卵或癌细胞等。

2. 痰培养标本：用于检查痰液中的致病菌，为选择抗生素提供依据。

3. 24 h 痰标本：用于检查 24 h 的痰量，并观察痰液的性状，协助诊断或做浓集结核分枝杆菌检查。

【临床案例】

患者刘某某，女，60 岁，主诉：咳嗽、咳痰半月，加重 2 d。诊断：肺部感染，患者既往体健，最近反复咳嗽，间断可自行经口咳出中量黄脓痰，为明确患者病情变化，协助临床诊断和治疗，医嘱：采集痰液标本，送检。

【实验准备】

1. 护士准备：衣帽整洁，修剪指甲，洗手，戴口罩。

2. 用物准备

(1) 医嘱检验单、手消毒液、生活垃圾桶、医疗废物桶、手套、检验标签。

(2) 根据留取检验标本不同，需备物品不同。留取痰液常规标本需备痰盒；留取痰培养标本需备无菌痰盒、漱口液；留取 24 h 痰标本备广口大容器痰盒；无力咳痰者或不合作者备集痰器、吸痰用物（吸引器、吸痰管）、一次性手套，如收集痰培养标本需备无菌用物。

(3) 选择合适的容器：根据医嘱及检查目的选择适当的容器，检查容器是否完好，并在相应容器外贴上对应标签，标签上应注明科室、床号、姓名、性别、检验目的及送检日期。

3. 患者准备：患者了解采集痰液标本的目的、临床意义、过程、注意事项及配合操作的要点，采集标本前漱口。

4. 环境准备：安静清洁，温度、湿度适宜，光线充足。

【操作步骤】

一、操作前检查核对、评估、与患者沟通

1. 核对医嘱、检查单及患者的床号、姓名、腕带。

2. 评估患者的病情、意识状态、临床诊断、合作程度及心理状况，向患者及家属解释留取痰液标本的目的、方法和配合要点。

3. 评估操作环境是否安静整洁，温度、湿度是否适宜，光线是否充足。

（参考解释语）

您好，请让我核对一下您的腕带好吗？我是您的责任护士小张，由于您肺部感染，最近反复咳嗽、咳痰，为明确病因协助诊断和治疗，现在遵医嘱需要给您留取痰液标本，请您不要紧张。刘女士，采集标本时请您尽量放松，我会指导您如何进行配合的，好的，请您稍候，我去准备一下马上过来。

二、操作过程

1. 携用物至患者床旁，核对医嘱检验单及患者的床号、姓名、住院号，向患者说明操作的目的、方法及配合要点，询问患者的需求并协助解决。

2. 指导患者深呼吸数次，用力咳出气管深处的痰液。

3. 协助患者漱口。

4. 再次核对医嘱检验单及患者的信息，洗手，必要时戴手套，协助患者收集痰液标本置于痰盒中。

（参考解释语）

您好，刘女士，请让我再看一下您的腕带好吗？医嘱检验单及标本容器信息核对无误，刘女士，请您不要紧张，遵医嘱现在要给您留取痰液标本，留取痰标本就是将您气管深处的痰液咳出来留取在标本容器中，及时送检。请先跟我练习，深呼吸数次后用力咳出气管深处的痰液。您做得很好。我们来留取痰液标本。请您先漱口，深呼吸数次，用力咳出气管深处的痰液置于痰盒中，谢谢您的配合。

（1）常规痰液标本：能自行留痰的患者，给予患者痰液标本容器，嘱其晨起后漱口，深呼吸数次后用力咳出气管深处的痰液置入痰盒中送检；无力咳痰或不合作者，应先给予口腔护理一次，并协助取合适体位，叩击胸背部，将集痰器分别连接负压吸引器和吸痰管吸痰，置痰液于集痰器中送检。

（2）痰培养标本：能自行留痰的患者，给予患者无菌痰液标本容器，嘱其晨起后漱口，深呼吸数次后用力咳出气管深处的痰液置入无菌痰盒中送检；无力咳痰或不合作者，留取方法同常规标本收集。

（3）24 h 痰液标本：晨起漱口后（07:00）第一口痰起至次日晨漱口后（07:00）第一口

痰止，24 h 痰液需全部收集在痰盒内送检。

5. 脱去手套，用手消毒液消毒双手。再次核对医嘱检验单、患者及标本信息，协助患者取舒适体位，整理床单位。

（参考解释语）

刘女士，请您放松，现在已经收集好痰液标本了，我现在需要再看一下您的腕带，核对医嘱检验单、患者信息和标本标签均无误。刘女士请漱口，您还有什么疑问和不舒服吗？那我现在协助您躺好，帮您整理一下床单位，您好好休息，您这样躺着舒服吗？还有其他的需要吗？如果有需要请及时按呼叫器叫我，我也会经常来看您的，谢谢您的配合。

6. 按规范整理消毒用物，洗手，记录痰液的量、颜色、气味，留取标本的时间和性状，将标本连同检验单及时送检。

【操作流程图】

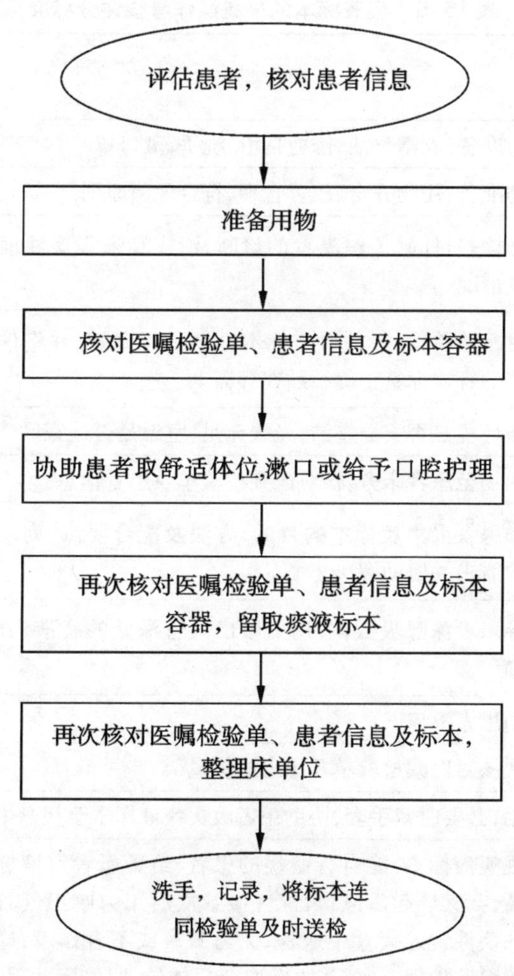

【注意事项】

1. 如查癌细胞,应用10%甲醛或95%乙醇固定痰液后立即送检。

2. 不可将唾液、漱口水、鼻涕等混入到痰液中。

3. 收集痰液标本时间宜选在清晨,因此时的痰量较多,痰内细菌也较多,可提高阳性率。

4. 做24 h痰量和分层检查时,应嘱患者将痰吐在无色广口瓶内,需要时可加少量石炭酸以防腐。

【操作评分标准】

痰液标本的采集操作考核评分标准见表15-5。

表15-5　痰液标本的采集操作考核评分标准

项目	操作要求	分值	考试评分	备注
操作前准备（5分）	护士准备:衣帽整洁,修剪指甲,洗手,戴口罩	2		
	用物准备:用物齐全、放置合理,符合无菌原则	3		
评估（5分）	明确检验目的,了解患者的诊断、治疗和采集痰液前的准备情况	2		
	核对检验单,选择并检查标本容器是否完好,并将信息完整的容器标签正确粘贴在容器上	2		
	操作环境是否安静整洁,光线充足,室温是否适宜	1		
操作要点（70分）	携用物至患者床旁,核对医嘱检验单及患者信息	5		
	告知患者采集痰标本的目的、方法及配合要点,询问患者的需求并协助解决	5		
	指导患者深呼吸数次,用力咳出气管深处的痰液,方法正确	10		
	协助患者漱口	5		
	再次核对医嘱检验单及患者的信息	5		
	洗手,必要时戴手套,协助患者收集痰液标本至痰盒中	10		
	常规痰液标本:能自行留痰的患者,给予患者痰液标本容器,嘱其晨起后漱口,深呼吸数次后用力咳出气管深处的痰液置入痰盒中送检;无力咳痰或不合作者,应先给予口腔护理一次,并协助取合适体位,叩击胸背部,将集痰器分别连接负压吸引器和吸痰管吸痰,置痰液于集痰器中送检。			

续表 15-5

项目	操作要求	分值	考试评分	备注
操作要点（70 分）	痰培养标本：能自行留痰的患者，给予患者无菌痰液标本容器，嘱其晨起后漱口，深呼吸数次后用力咳出气管深处的痰液置入无菌痰盒中送检；无力咳痰或不合作者，留取方法同常规标本收集。 24 h 痰液标本：晨起漱口后（07:00）第一口痰起至次日晨漱口后（07:00）第一口痰止，24 h 痰液需全部收集在痰盒内送检	20		
	脱去手套，用手消毒液消毒双手	5		
	再次核对医嘱检验单、患者及标本信息	5		
操作后终末处置（5 分）	协助患者取舒适体位，整理床单位	1		
	整理用物，洗手	2		
	记录痰液标本的颜色、气味、性状，采集时间等，将标本连同检验单及时送检	2		
操作后评价（15 分）	严格执行查对制度和操作流程	3		
	操作中关心患者，健康教育到位，体现人文关怀	3		
	操作熟练，符合操作规程，与患者沟通配合良好，采集标本过程顺利	3		
	痰液标本的采集方法、量、时间正确，记录内容完整，按时送检，用过的物品处理符合要求	3		
	熟练掌握此项操作的注意事项、条理清晰，操作过程重点突出	3		
总分		100		

【选择题】

1. 采集痰标本的时间一般选　（　　）

A. 睡前　　B. 输液前

C. 痰液较多时　　D. 午饭后

E. 晨起

2. 采集痰培养标本前使用的漱口液为　（　　）

A. 生理盐水　　B. 0.02% 的呋喃西林溶液

C. 4% 的碳酸氢钠溶液　　D. 0.1% 的醋酸溶液

E. 朵贝尔溶液

3. 患者自行咳出铁锈色痰液,常见疾病为 (　　)

A. 支气管扩张　　B. 肺癌

C. 大叶性肺炎　　D. 肺结核

E. 化脓性感染

4. 肺吸虫病患者的痰液颜色常见为 (　　)

A. 黄色　　B. 黄绿色

C. 棕色　　D. 巧克力色

E. 黑色

5. 患有下列哪项疾病不会咳出黄绿色痰液 (　　)

A. 黄疸　　B. 肺癌

C. 支气管扩张　　D. 肺梗死

E. 支气管炎

6. 采集痰培养标本时,说法错误的是 (　　)

A. 采集好后立即送检

B. 采集痰标本前应用漱口液漱口,再用清水漱口

C. 时间最好选在睡前

D. 应留取气管深部的痰液

E. 无菌操作,防止污染

7. 为了检查痰液中的致病菌,需留取 (　　)

A. 任何痰标本都行　　B. 常规痰标本

C. 痰培养标本　　D. 24 h 痰标本

E. 12 h 痰标本

8. 如查痰液中的癌细胞,可以用以下哪种溶液固定痰液后立即送检 (　　)

A. 生理盐水　　B. 10% 甲醇

C. 20% 甲醛　　D. 95% 乙醇

E. 甲苯

9. 下面的疾病对应痰液标本颜色或性状描述错误的是 (　　)

A. 尘肺:灰色和黑色　　B. 肺组织坏死:烂桃样

C. 肺结核:痰中带血丝　　D. 肺化脓性感染:黄色或者淡黄色

E. 大叶性肺炎消散期:棕色

10. 临床上常根据目的不同留取的痰液标本类型也不同,下面说法错误的是 (　　)

A. 临床上常用的痰液标本检查分为常规痰标本、痰培养标本、24 h 痰标本

B. 检查细菌:常规痰标本

C. 检查致病菌为选择抗生素提供依据:痰培养标本

D. 检查虫卵:痰培养标本

E. 做浓集结核分枝杆菌:24 h 痰标本

【选择题答案】

1. E　2. E　3. C　4. D　5. D　6. C　7. C　8. D　9. E　10. D

【评判性思考】

1. 如何与患者沟通交流,让其更好地配合痰液标本的采集?

2. 临床工作中如何能够根据患者痰液的颜色、气味、性状的变化快速判断患者病情的变化?

项目六 咽拭子标本的采集

【实验学时】

2 学时。

【实验类型】

技能型实验。

【学习目标】

1. 能正确掌握咽拭子标本的采集技术。
2. 能熟练与患者交流,向患者讲解留取咽拭子标本的目的及注意事项。

【实验目的】

取咽部及扁桃体分泌物做细菌培养或病毒分离,以协助诊断。

【临床案例】

患者王某某,男,40 岁,主诉:咳嗽、咳痰、发热 3 d。诊断:急性支气管炎。患者既往体健,间断可自行经口咳出少量黄痰,为明确患者病情变化,协助临床诊断和治疗,医嘱:采集咽拭子标本,送检。

【实验准备】

1. 护士准备:衣帽整洁,修剪指甲,洗手,戴口罩。

2. 用物准备

(1)医嘱检验单、手消毒液、生活垃圾桶、医疗废物桶、无菌咽拭子培养管、酒精灯、火柴、压舌板、检验标签。

(2)准备合适的标本容器:根据医嘱及检查目的选择适当的无菌咽拭子培养瓶,检查无菌咽拭子培养瓶是否完好,并在相应标本容器外贴上对应标签,标签上应注明科室、床号、住院号、姓名、性别、检验目的及送检日期。

3. 患者准备:患者了解采集咽拭子标本的目的、临床意义、过程、注意事项及配合操作的要点,愿意配合,进食 2 h 后再采集标本。

4. 环境准备:安静清洁,温度、湿度适宜,光线充足。

【操作步骤】

一、操作前检查核对、评估、与患者沟通

1. 核对医嘱、检查单及患者的床号、姓名、腕带。

2. 评估患者的病情、意识状态、临床诊断、合作程度，进食情况及心理状况，向患者及家属解释留取咽拭子标本的目的、方法和配合要点。

3. 评估操作环境是否安静整洁，温度、湿度是否适宜，光线是否充足。

（参考解释语）

您好，请让我核对一下您的腕带好吗？王先生您好，我是您的责任护士小张，由于您最近反复发热、咳嗽、咳痰，为明确病因协助诊断和治疗，现在遵医嘱需要给您留取咽拭子标本，请您不要紧张。王先生，那一会儿采集标本时请您尽量放松，我会指导您如何进行配合的，好的，请您稍候，我去准备一下马上过来。

二、操作过程

1. 携用物至患者床旁，核对医嘱检验单及患者的床号、姓名、住院号，向患者说明操作的目的、方法及配合要点，询问患者的需求并协助解决。

（参考解释语）

您好，王先生，请让我再看一下您的腕带好吗？医嘱检验单及标本容器信息核对无误，王先生，您这样躺舒服吗？好的，现在遵医嘱就要给您留取咽拭子标本了，留取咽拭子标本就是将您咽部或扁桃体处的分泌物留取在标本容器中，及时送检做细菌培养或病毒分离，协助临床诊断和治疗。咽拭子采集过程比较简单，可能会有点不舒服，请您放松就可以了，不要紧张，您只需要暴露您咽喉的部位，我会用无菌长棉签擦拭您咽部或扁桃体处的分泌物，放入无菌咽拭子标本容器中送检。咱们现在就开始准备留取咽拭子标本了。

2. 再次核对医嘱检验单及患者的信息，洗手，协助患者暴露咽喉部，收集咽拭子标本。

（参考解释语）

咽拭子标本的采集

王先生，请再让我核对一下您的腕带，医嘱检验单、标本容器信息和患者信息核对无误。王先生，请您张口，发“啊”音，必要时使用压舌板，用培养管内的长棉签擦拭两侧腭弓、咽及扁桃体上分泌物，标本试管口在酒精灯火焰上消毒，然后将棉签插入试管中，塞紧。

3. 洗手，再次核对医嘱检验单、患者及标本信息，协助患者取舒适体位，整理床单位。

（参考解释语）

王先生，请您放松，现在已经收集好咽拭子标本了，我现在需要再看一下您的腕带，核对医嘱检验单、患者信息和标本标签均无误。王先生请漱口，您这样躺着舒服吗？还有其他的需要吗？如果有需要请及时按呼叫器叫我，我也会经常来看您的，谢谢您的配合。

4. 按规范整理消毒用物，洗手，记录，将标本连同检验单立刻送检。

【操作流程图】

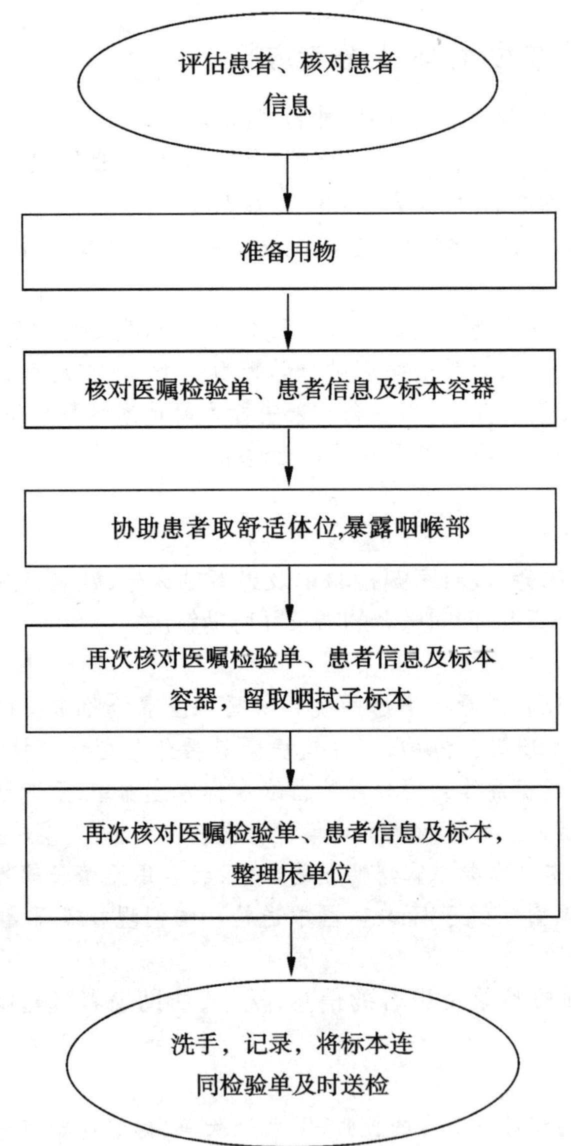

【注意事项】

1. 避免交叉感染,做真菌培养时,须在口腔溃疡面上采集分泌物。
2. 注意棉签不要触及其他部位,防止污染标本,影响检验结果。
3. 避免在进食后 2 h 内留取标本,以防呕吐。

【操作评分标准】

咽拭子标本的采集操作考核评分标准见表 15-6。

表 15-6 咽拭子标本的采集操作考核评分标准

项目	操作要求	分值	考试评分	备注
操作前准备（5 分）	护士准备:衣帽整洁,修剪指甲,洗手,戴口罩	2		
	用物准备:用物齐全、放置合理,符合无菌原则	3		
评估（5 分）	明确检验目的,了解患者的诊断、治疗和采集咽拭子前的准备情况	2		
	核对检验单,选择并检查标本容器是否完好,并将信息完整的容器标签正确粘贴在容器上	2		
	操作环境是否安静整洁,光线充足,室温是否适宜	1		
操作要点（70 分）	携用物至患者床旁,核对医嘱检验单及患者信息	5		
	告知患者采集咽拭子的目的、方法及配合要点,询问患者的需求并协助解决	5		
	再次核对标本容器是否完好,填写好标签信息	5		
	协助患者取舒适卧位,暴露咽喉部	5		
	点燃酒精灯	5		
	嘱患者张口,发“啊”音	5		
	再次核对医嘱检验单、患者信息及标本标签信息一致	5		
	用长棉签擦拭两侧腭弓、咽及扁桃体上分泌物	20		
	试管口在酒精灯火焰上消毒,然后将棉签插入试管中,塞紧	15		
操作后终末处置（5 分）	协助患者取舒适体位,整理床单位	1		
	整理用物,洗手	2		
	记录,将标本连同检验单及时送检	2		
操作后评价（15 分）	严格执行查对制度和操作流程	3		
	操作中关心患者,健康教育到位,体现人文关怀	3		
	操作熟练,符合操作规程,与患者沟通配合良好,采集标本过程顺利	3		
	咽拭子标本的采集方法、量、时间正确,记录内容完整,按时送检,用过物品处理符合要求	3		
	熟练掌握此项操作的注意事项、条理清晰,操作过程重点突出	3		
总分		100		

【选择题】

1. 采集咽拭子的部位一般选为 （ ）
   A. 舌面　　B. 舌下
   C. 两侧腭弓、咽及扁桃体上　　D. 上腭
   E. 口腔侧面
2. 采集咽拭子标本的目的为 （ ）
   A. 观察标本颜色　　B. 检查性状
   C. 做细菌培养或病毒分离　　D. 观察分泌物的量
   E. 细菌计数
3. 采集咽拭子标本时说法错误的是 （ ）
   A. 采集过程中避免交叉感染
   B. 采集时需动作迅速,防止标本污染
   C. 采集的标本需要及时送检
   D. 做真菌培养时,需要在口腔溃疡面上采集分泌物
   E. 采集时无菌棉签要尽量触及口腔全面
4. 下面说法错误的是 （ ）
   A. 正常人咽峡部位培养应有口腔正常菌群,而无致病菌生长
   B. 咽部的细菌均来自外界
   C. 正常情况下不致病
   D. 正常情况下咽部的是无细菌的
   E. 但在机体全身或局部抵抗力下降或其他因素作用下可以出现感染等而导致疾病
5. 采集咽拭子标本应该注意患者至少进食多长时间后再留取标本 （ ）
   A. 4 h　　B. 3 h
   C. 2 h　　D. 1 h
   E. 0.5 h
6. 咽拭子标本细菌培养能分离出致病菌,通常有助于多种疾病的诊断和治疗,下列哪类疾病除外 （ ）
   A. 腹部感染性疾病　　B. 白喉
   C. 化脓性扁桃体炎　　D. 急性咽喉炎
   E. 呼吸道感染疾病
7. 流感是通过呼吸道传播的,咽喉部是此类病毒聚集较多的地方,为了检验呼吸道疾病病毒类型,临床上往往通过什么可以方便快捷、准确地检测出该病毒类型 （ ）
   A. 静脉血标本　　B. 动脉血标本
   C. 大便标本　　D. 咽拭子标本
   E. 尿液标本

8. 咽拭子分泌物中可协助检测出多种致病菌，下列不是革兰氏阳性菌的是　(　　)

A. 金黄色葡萄球菌　B. 肺炎链球菌

C. β 溶血性链球菌　D. 嗜血杆菌

E. 念珠菌

9. 咽拭子分泌物中可协助检测出多种致病菌，下列不是革兰氏阴性菌的是　(　　)

A. 脑膜炎奈瑟菌　B. 莫拉菌

C. 百日咳杆菌　D. 白喉棒状杆菌

E. 铜绿假单胞菌

10. 急性咽喉炎、鼻部脓肿的患者取出的咽拭子标本可分离的细菌常见为　(　　)

A. 大肠埃希菌、念珠菌、莫拉菌

B. 嗜血杆菌、肺炎链球菌、大肠埃希菌

C. 金黄色葡萄球菌、溶血性链球菌、铜绿假单胞菌

D. 大肠埃希菌、结核分枝杆菌、卡他布兰汉菌

E. 念珠菌、结核分枝杆菌、肺炎链球菌

【选择题答案】

1. C　2. C　3. E　4. D　5. C　6. A　7. D　8. D　9. D　10. C

【评判性思考】

1. 如何与患者沟通交流，让其更好地配合咽拭子标本的采集？

2. 临床工作中咽拭子标本常可做细菌培养或病毒分离，哪些疾病常会需要首选采集咽拭子标本，以便快速协助诊断和治疗？

参考文献

[1]李映兰,王爱平.护理综合实训[M].北京:人民卫生出版社,2018.
[2]宋葆云.临床护理技术操作规范[M].郑州:河南科学技术出版社,2015.
[3]李晓松,王瑞敏.护理综合技能训练[M].北京:高等教育出版社,2013.
[4]李小寒,尚少梅.基础护理学[M].6版.北京:人民卫生出版社,2017.
[5]张红梅.临床护理技术操作规范[M].郑州:河南科学技术出版社,2017.
[6]姜小鹰.护理学综合实验[M].北京:人民卫生出版社,2012.
[7]尚少梅,李小寒.基础护理学实践与学习指导[M].北京:人民卫生出版社,2018.
[8]王泠,胡爱玲.伤口造口失禁专科护理[M].北京:人民卫生出版社,2018.
[9]李瑶林.卧床患者对床上洗头过程的效果评价[J].饮食保健,2016,3(20):126.
[10]周碧云,陈殷琴,彭碧文,等.改良床上洗头法在肝癌TACE治疗卧床患者中的应用观察[J].中国当代医药,2017,24(10):159-161.
[11]陈婷婷,金建芬,孙红娟.心内科开展优质护理服务的措施和成效[J].2016,24(13):158-159.
[12]吴钟琪.床上洗头法鼻饲法压疮的预防与护理生命体征测量法操作技能介绍[J].中国实用乡村医生杂志,2017,24(9):25-27.
[13]李瑜,李春,何君,等.新式手套式毛巾在床上擦浴中的应用[J].中华现代护理杂志,2012,18(10):1213-1214.
[14]周立松,杨静,刘燕青.床上沐浴与床上擦洗对于长期卧床老年患者舒适度并发症及满意度的影响[J].中外医疗,2018,37(28):127-132.
[15]徐晖.基础护理学实验指导与实验大纲[M].西安:第四军医大学出版社,2010.
[16]翟佳琪.灌肠法的临床应用[J].养生保健指南,2018(33):58,80.
[17]张铭光,杨小莉,唐承薇.消化内科护理手册[M].北京:科学出版社,2017.
[18]唐薇.老年功能性便秘患者的临床护理[J].健康周刊,2018(8):98-99.
[19]马美桂.改良小量不保留灌肠法在便秘患者中的应用[J].护理学杂志,2011,26(5):20.
[20]周俊,王琦,苏春香.保留灌肠插管深度对灌肠液在肠内保留时间影响的Meta分析[J].解放军护理杂志(电子版),2017,34(11):1-7.
[21]张会芳,刘妍,张宏娟.穴位按摩促进肛管排气法[J].当代护士(学术版),2014(05):72.
[22]李冰,朱江.护理技能操作标准与语言沟通[M].北京:人民军医出版社,2009.
[23]教育部医学教育临床教学中心专家组.中国医学生临床技能操作指南[M].北京:人民卫生出版社,2012.
[24]薛松梅.基础护理实训教程[M].郑州:郑州大学出版社,2016.
[25]姜小鹰,胡荣,陈明霞,等.护理综合实训[M].北京:人民卫生出版社,2012.
[26]王瑞含,刘久波.回收式自体输血在剖宫产术中的应用现状[J].临床输血与检验,2019,21(01):107-110.